ありがとう幹細胞

韓流再生医療 感動の体験

羅廷燦（ラ・ジョン・チャン）

中間健 監訳　石巻轡 翻訳

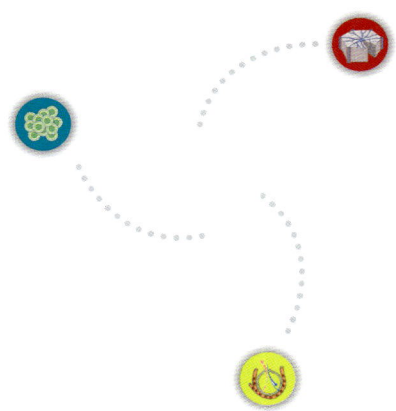

御茶の水書房

라정찬
고맙다, 줄기세포 (개정판)
(주) 위즈덤하우스
Copyright©2011 by Ra Jeong Chan

日本語版刊行にあたって

このたび『ありがとう 幹細胞 ── 韓流再生医療 感動の体験』が、韓国語版、英語版、中国語版に続き、日本語でも翻訳・出版されることになりました。

私は幹細胞の研究を通じて、細胞の生死老病が生命の原理や人体、そして自然のそれと同じメカニズムを持っていることを知り、この神秘的で偉大な生命現象は造物主の能力でなくては、説明できないことを悟りました。

2012年にノーベル医学生理学賞を受賞した京都大学の山中伸弥教授チームの研究によっても知られるように、人体は環境の影響を受けながら、場合によって体細胞が幹細胞へと逆分化することも明らかになりました。

むかし秦の始皇帝は、不老長寿の薬を手に入れるために、使者を出して探し回ったものの失敗したという伝説は有名ですが、私たちの体のなかに造物主が不老長寿の薬のような幹細胞を創造して、準備されたという事実を、人々はよく知らないようです。

筆者は、日本の読者にむけて、人体のなかの母細胞である幹細胞に

ついての正しい知識と、最先端医学としてその将来性が注目されている幹細胞医学に関する最新の知識をご紹介するとともに、現代医学では治せない、あるいは治療が非常に難しい、難病に苦しむ患者と家族に新しい治療の可能性を示し、希望を持っていただくために、日本語版を出版することにしました。

一部の医師が幹細胞に対して憂慮を抱いているのも事実ですが、筆者をはじめ世界中の幹細胞研究者によって、幹細胞、特に自家成体幹細胞の安全性と難病治療の効果が続々と報告されています。

本書をお読みになった方々が、新しい医学革命、幹細胞医学に対して信頼と確信をお持ちになれれば、なによりです。

そして、60兆個以上の細胞からなる人体のなかの老化した細胞や異常な細胞を、若く健康な細胞に取り替えることができるのは、自分の健康な幹細胞であり、幹細胞を健康に保つためにも、健全で前向きな精神生活が大切であることも、あわせて理解していただければと思います。

私たちRNLバイオ研究チームがいま最も重視している研究分野は、健康で長生きすることと、アルツハイマーなどの脳神経系疾患の幹細胞治療ですが、私たち研究チーム自身も驚くほどの幹細胞の効果が確認されており、この5年のうちに幹細胞治療は先進医療技術として、身近なものになることが予想されています。

また、自己免疫疾患、糖尿病性足部潰瘍、変形性関節症に苦しむ患者の皆さんは、いますぐにでも、日本で治療を体験することによって健康で新しい人生を取り戻すことができます。

幹細胞とは何か、なぜそれが重要なのか、そして私たちの現在と未来の健康管理にどのように活用できるのかを知り、生命に対する敬意をお持ちいただければ、幸いです。

今回、本書の出版に至るまで、ご尽力をいただいた監訳者の中間健博士、翻訳者 の石巻豊氏、御茶の水書房の橋本盛作社長に心からお

礼を申し上げます。
　また、毎朝のお祈りごとに、新しい研究アイデアを 私に授けてくださる偉大な聖霊に感謝を捧げます。

　2013年1月

　　　　　　　　　　　　　　　　　　　羅廷燦（ラ・ジョンチャン）

監訳者のことば

　体は60兆個もの細胞とその周辺環境から構成されます。もちろん幹細胞も細胞の1つの種類です。私たちの体は60兆個もの細胞が集まり、人体を構成します。
　細胞1つ1つには、役割分担があり、60兆個の細胞が共同で人体を維持します。
　細胞の役割は、1回決定するともう変更できないのが原則ですが、そのなかで幹細胞は、さまざまな役割ができる細胞です。
　そんな60兆もの細胞ももともとは、「受精卵」という1個の細胞からはじまりました。
　このただ1個の受精卵が、分裂を繰り返し、受精後5〜6日ほどで、100個ほどの細胞の塊となります。この塊になった胚を胚盤胞と呼び、この胚盤胞と呼ぶ内側の塊を内部細胞塊といいますが、これがいわゆる、「多能性細胞」で、これから万能細胞であるES細胞が作られます(つまり、内部細胞塊の細胞を取り出し、シャーレで培養した細胞)。ちょうどこの分裂5〜6日目あたりで、子宮内膜に着床し、そして4週ほどで心臓の拍動がはじまります。

胎児として生まれる頃には、たった1個だった細胞も1000億個ほどになり、18年以上かけながら60兆もの細胞の集まりになるわけです。
　人間の体は、知れば知るほど感動的な、壮大なドラマだと気づかされます。

受精卵	2細胞期	4細胞期	8細胞期	桑実胚				
受精後 0個	1〜2日	1〜2日	2〜3日	4〜5日	5〜6日	2週	3週	4週	18年
細胞数 1個	2個	4個	8個	16〜32個	100個前後				60兆
						外胚葉内胚葉ができる	中胚葉ができる	心臓が動きはじめる	細胞の完成をみる

　私たちが治療で使用するのは、成体幹細胞と呼ばれ、成人の体のなかで細胞を作り出す係です。幹細胞は、体の古くなったり傷ついたりした細胞を入れ替えるため新しい細胞に変化する役割を担います。この新しい細胞に変化することを「他の細胞に分化する」といいます。
　私たちの治療はまさに、この分化する力を利用することです。
　残念なことに人間は年をとり、幹細胞も老化から逃れることはできません。すなわち、幹細胞の数と質が低下するため次第に新しい細胞を供給できなくなることが、老化の大きな要因になります。
　それを補うのが幹細胞治療なのです。私たちは脂肪から脂肪由来の幹細胞を取り出し、時間をかけ、幹細胞の質を落とさず、量を増やしていき、最終的には点滴で体に戻します。点滴で戻すのが最高の方法とはいえませんが、2013年の現時点でいえば、この方法が最良な方法だと思います。

この本は、研究者の言葉ではなく、現場における患者さんの体験が書かれています。また、私も治療成果を数多く目撃しました、少しでもこの本が悩める人の助けになればと思います。

　なお、本書に用いられている名称はできる限り統一したつもりですが、監訳者の理解不足により表記の間違いが皆無であるとは望むべくもありません。お気づきの点があれば、ご指摘・ご教示頂ければ幸甚であります。この作業に携わったすべての方々、もちろん筆者である羅廷燦博士に対して、深く感謝いたします。

2013年1月

中間健（なかま・けん）

ありがとう幹細胞

韓流再生医療　感動の体験

CONTENTS

CONTENTS

日本語版刊行にあたって　羅廷燦（ラ・ジョンチャン）　3
監訳者のことば　中間健　6
図表一覧　14

第1部　疾病、老化、そして幹細胞　17

01　人間はなぜ老い、病気になるのか？　19
 1.1　老化と疾病の原因とは何か？　19
 1.2　幹細胞が疾病、老化への答え　21

02　幹細胞、その正体は何か？　27
 2.1　幹細胞とは何か？　27
 2.2　幹細胞の歴史　29
 2.3　成体幹細胞 vs ES細胞　31

03　幹細胞と疾病治療　39
 3.1　幹細胞治療の原理　39
 3.2　体のどこに幹細胞があるのか？　41
 3.3　幹細胞はどんな病気治療に用いられているのか？　62

第2部　幹細胞の能力と疾病予防・治療への適用 67

04 血管形成能力 69
- 4.1　血管とは何か？ 69
- 4.2　血管形成能力、心血管系疾患の予防と治療 71
- 4.3　心筋梗塞を治す成体幹細胞 76

05 神経系の再生能力 79
- 5.1　中枢神経の理解 79
- 5.2　神経系再生能力を活用した成体幹細胞の疾病治療 82
- 5.3　認知症と脳の機能障害への幹細胞の適用 88

06 腎臓損傷と回復 97
- 6.1　腎臓の機能と役割 97
- 6.2　腎臓異常疾患 98
- 6.3　急・慢性腎不全への成体幹細胞の適用 100

07 免疫系調節能力 107
- 7.1　免疫とは？ 107
- 7.2　自分の体が自分を攻撃する自己免疫疾患 111
- 7.3　自己免疫疾患への成体幹細胞適用の原理 112

CONTENTS

    7.4   アトピー　113
    7.5   自己免疫性難聴　116
    7.6   関節リウマチ　118
    7.7   全身性エリテマトーデス　122
    7.8   拒絶反応　124
    7.9   多発性硬化症　124
    7.10   自己免疫性皮膚疾患　128
    7.11   自己免疫性甲状腺炎　130
    7.12   ベーチェット病　132

08　皮膚再生と幹細胞　135

    8.1   皮膚の構造と役割　135
    8.2   皮膚再生および傷の治癒と間葉系幹細胞　136
    8.3   シワの改善と間葉系幹細胞　137

09　肝疾患と幹細胞　141

    9.1   肝臓の役割　141
    9.2   肝疾患と、幹細胞を利用した肝疾患改善　146

10　骨格系疾患と幹細胞　153

    10.1   骨と関節疾患への幹細胞適用　154
    10.2   軟骨・靭帯損傷への幹細胞適用　161

11　肺疾患と幹細胞　165
　11.1　肺の構造と機能　165
　11.2　慢性閉塞性肺疾患治療への成体幹細胞の適用　168

12　糖尿病と成体幹細胞　173
　12.1　糖尿病の正体と発生理由　173
　12.2　糖尿病治療のための成体幹細胞　177

13　がんと成体幹細胞　185
　13.1　がんとは何か？　185
　13.2　がんへの成体幹細胞の適用　188

14　幹細胞で人生によろこびを　193

　あとがき　213
　参考文献要約　217
　註、幹細胞関連論文　225

※本文中の註は、章ごとに番号順に掲載した。
※参考文献要約、註、幹細胞関連論文は原書どおりの表記とした。

図表一覧（章番号 - 図表番号 - タイトル - 掲載頁）

01	1	幹細胞が存在する部位　22
	2	脂肪由来幹細胞がら分泌される神経細胞　23
02	3	染色体とテロメア　28
	4	成体幹細胞の種類と分化可能な細胞　29
	5	老化による幹細胞の分化比較　30
	6	成体幹細胞を利用した治療概念図　32
	7	さまざまな幹細胞を作る方法　34
	8	幹細胞の長所と短所　35
03	9	脂肪由来幹細胞　42
	10	骨髄が採取される部位と造血幹細胞の構成　43
	11	骨髄採取方法　44
	12	毛嚢の構造　47
	13	毛嚢の成長周期 48
	14	脱毛臨床試験　49
	15	胎盤の構造　50
	16	羊膜由来間葉系幹細胞　51
	17	羊膜由来上皮幹細胞　51
	18	ヒトの神経系の構造　56
	19	神経系疾患 57
	20	神経細胞へと分化する脂肪由来幹細胞　58
	21	肝臓の構造　59
	22	筋肉の構造　61
	23	脂肪由来幹細胞で治癒が可能な疾病　64
04	24	心臓の興奮伝導系　73
05	25	ヒトの神経系、脳の構造、脊髄の構造、ニューロンの構造　80
	26	幹細胞治療２カ月後：脳卒中で倒れて以来、初めてステージに立つ　85
	27	幹細胞治療から１年６カ月後。いまでは立って歌をうたえる　86
	28	脳出血と糖尿による問題があった、治療前の様子　87
	29	治療後、立ったりしゃがんだりしている様子　87
06	30	腎臓の構造　98
	31	急性腎不全の成体幹細胞による治療模式図　101
	32	腎不全の成体幹細胞治療模式図　102
	33	治療後、慢性腎不全は回復に向かっている　106
07	34	免疫系を構成する免疫細胞と活性化した免疫細胞　109
	35	アトピー治療経過の様子　114
	36	幹細胞治療１１カ月後の聴力検査資料　117
	37	治療で聴力が回復した後のインタビューの様子　117
	38	関節リウマチの段階　119
	39	関節リウマチのよく起こる部位　120

	40	関節リウマチなどで苦しんでいた治療前　121
	41	治療後の創作活動の様子　121
	42	治療前、多発性硬化症の足の様子　127
	43	治療後の足の様子　127
	44	橋本病の幹細胞治療　132
08	45	皮膚再生への脂肪由来幹細胞の効果　138
	46	シワの改善　139
	47	シミの改善　140
09	48	肝臓の構造　142
	49	肝小葉の構造　143
	50	肝硬変の進行段階　147
10	51	脂肪由来幹細胞投与による軟骨再生　156
	52	繋靱帯炎だった競走馬ペックァン　162
	53	幹細胞治療後、１位でゴールインする模様　163
	54	変形性関節炎が好転した愛犬チョロンイの様子　164
11	55	肺の構造　166
	56	肺の役割と構造　167
	57	呼吸運動の原理　168
	58	慢性閉塞性肺疾患　169
	59	酸素吸入器なしでは動けなかった治療前の姿　172
	60	幹細胞治療後、健康を取り戻して孫たちと運動するジュディス　172
12	61	１型糖尿病と２型糖尿病の比較　175
	62	糖尿病の発病機制　176
	63	幹細胞投与後の糖尿病性足部潰瘍の治療写真　183
13	64	正常細胞とがん細胞の分裂　186
	65	良性腫瘍と悪性腫瘍　187
	66	脂肪由来間葉系幹細胞の皮膚がん（悪性黒色腫）に対する予防的／治療的抗がん効果（静脈内投与）　191
14	67	自己免疫性関節炎だったジョーンス博士　194
	68	股関節内への幹細胞投与前・後のレントゲン結果　195
	69	幹細胞治療後、健康になったジョーンズ医師夫妻　196
	70	ベーチェット病が改善したチャン・セホン院長　198
	71	糖尿病などが改善した中間健　201
	72	幹細胞投与前後の肝機能と血糖値変化表　202
	73	幹細胞投与前後の肝機能数値の変化グラフ　203
	74	幹細胞投与後の血圧の数値　205
	75	幹細胞投与後、若さを取り戻したという　208
	76	幹細胞投与後、人生の楽しみを取り戻した姿　209
	77	幹細胞投与により健康維持ができている　211

第1部

疾病、老化、そして幹細胞

01
02
03

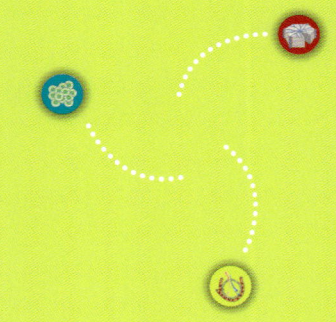

01　人間はなぜ老い、病気になるのか？

02　幹細胞、その正体は何か？

03　幹細胞と疾病治療

01
人間はなぜ老い、病気になるのか？

1.1 老化と疾病の原因とは何か？

　一般的には、若い頃のように体が正常に機能しなくなれば、それを「老い」という。体が本来の機能を発揮できない場合、いくつかの原因がある。そのうち最も有力な説明として、「工場理論」をあげることができる。すなわち、長い間酷使してきた機械に負荷がかかり、本来の機能をしなくなるのと同じ理由だ。人間の体はさまざまな機械が緊密に連携した大きな工場だといえる。工場内の機械が有機的にうまく働けば、健康な状態だといえるし、ある器官がうまく機能しなくなれば、病気になったといえる。老化とは、体に過重な負荷がかかったときに起こることである。すなわち、あまりに使いすぎたため、すり減り、正常な機能を維持できない状態になるのだ。そして体の一部が本来の機能を果たさなくなれば、ついには病気になってしまう。もちろん、若いからといって病気にならないわけではない。病気は生まれた瞬間から、一生涯つきまとう。病気の原因については、炎症理論に基づいて理解することができる。体に生じる炎症は、たとえば工場で

過剰な負担をかけた機械に支障が起こるのと同じことだ。このとき、過剰な負担をかけて支障をきたした場所に、適切な措置をすれば機械が再び動くように、炎症を治せば体の老化は緩和され、病も治る。

炎症理論について、もう少し詳しく見てみよう。最近の医学界は炎症性疾病について、既存の関節炎、喘息、ニキビなどのような目に見える急性の炎症だけでなく、自覚することが困難な慢性的な炎症が存在することを明らかにした。このような静かな炎症は、心臓病、アルツハイマー、糖尿病、ある種のがんなどを引き起こす。急性炎症は、捻挫、過労、骨折などの傷害や、細菌、ウイルス、アレルギー性疾患などが発生すれば、容易に自覚することができる。一方、潜伏的なものとされる慢性炎症は、潜伏している有害な遺伝子を活性化させて起こる。たとえば老化の過程は、特定の「老化遺伝子」が活性化することだ。この場合、炎症を最小化することが、人間の長寿のカギとなる。

テロメア（細胞の染色体の端にある遺伝子のかけら）理論は、いま最も多くの老化研究者が主張している理論である。生命体は細胞分裂を通じて絶えず新しい細胞を作り出す。ところが細胞分裂が起きるたびに、テロメアの長さは少しずつ短くなり、テロメアが一定程度まで短くなると、細胞はもう分裂できなくなり、寿命が尽きて老化が進むという理論だ。

活性酸素による損傷説もある。活性酸素とは酸化力が大きく、不安定な酸素で、細胞組織をひどく傷つける。初期にはこのような組織は自然治癒するが、一定の期間が過ぎると——つまり、年をとると、活性酸素に対する防御限界が低下し、体のあらゆる組織が錆びつき老化が加速する。

さらに、別の老化理論としては、ＤＮＡの損傷が蓄積して起こるというＤＮＡ損傷説、汚染された空気や放射能、重金属などの物質が細胞内の小さな分子団を結合させ、水に溶けにくくなり、細胞本来の機能を妨げるというクロスリンク説、不飽和脂肪酸が酸化して生じる過

酸化脂質が活性酸素を蓄積し、活性酸素のような働きをするという、過酸化脂質説などがある。

　こうした理論をもとに、老化を抑制するために、活性酸素など有害物質を減らす方法や、テロメアを復旧させる方法が研究されている。活性酸素は、人体に害を与えるだけでなく、外部の侵入者を除去する役割もあるので、なくてはならない存在だ。したがって、活性酸素の量を適切に調節する研究が進められている。テロメアを復旧するためのテロメラーゼ遺伝子を活性化させるホルモンを注射する方法が研究されている。こうした研究が進むにつれ、長寿の夢を実現することも、まさしく時間の問題だといえる。

1.2　幹細胞が疾病、老化への答え

　私たちがしばしば見る商品のコピーには、「細胞」と関連したものが多い。アンチエイジングをうたった化粧品には、「眠っている間に細胞がよみがえる」という表現を使ったものがあるし、健康補助食品にも細胞の活性化を助けるという製品が多い。健康に生きるためには、人間の体を構成する60兆個以上の細胞が健康に活動しなくてはならないからだ。組織や臓器を構成する細胞が健康でないことは、体のどこかに不具合があることを意味する。

　皮膚に傷ができれば、時間が経つに従い新しい皮膚が作られる。これは皮膚の下に皮膚細胞を作り出す幹細胞があるからだ。風邪にかかれば脳にある嗅覚神経細胞の機能が一時的に停止したり、細胞がなくなったりして、においがかげなくなり、風邪がまた治れば再びにおいがかげるようになるのも、嗅覚をつかさどる細胞が再生されるからである。

　ところが残念なことに、幹細胞は組織や臓器に少量しか存在しない。年をとり、あるいは環境要因によって、幹細胞が生成される数が減れ

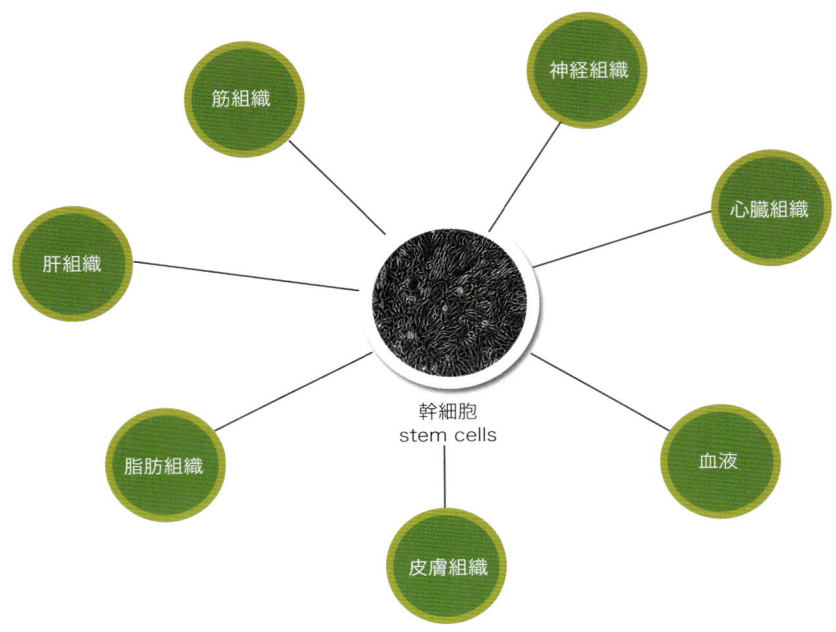

1■幹細胞が存在する部位

ば、成人病になることもあるし、傷の治りも遅くなる。1日に数十億個の細胞が酸化性物質によって破壊される。抗酸化剤はこれを防ぎ、予防する重要な役割をする。同様に、幹細胞は各種組織と臓器を維持、管理し、再生させる。幹細胞が人間の健康を左右するのだ。

　幹細胞は、出生後から体にあるさまざまな種類の組織に存在する成体幹細胞 adult stem cells と、生命のもととなる受精卵に由来するES細胞 embryonic stem cells に大きく分けられる。成体幹細胞は特定の組織を構成する細胞で、体内にごく微量だけ存在し、常に健康な状態を維持するのに必要な最小限の細胞を提供する。幹細胞は人間の体が自ら生き延びるために細胞を維持・管理し、機能しなくなった細胞を再生させる自己治癒力を発揮する。つまり、私たちがいま、息を

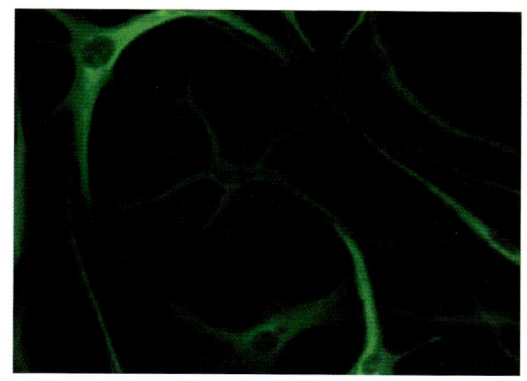
２■脂肪由来幹細胞から分泌される神経細胞

し、しゃべり、考えることができるのは、私たちの体内の幹細胞が活動している証拠なのである。幹細胞は人間の体を自ら治療する治療薬というわけだ。

　幹細胞は、まだ分化〔訳注：ほかの細胞に変わること〕していない未成熟状態の細胞だ。適切な条件を与えれば、幹細胞は多様な組織細胞に分化できる。言い換えれば、幹細胞はまだ運命が決まっていない細胞で、脳、骨、心臓、筋肉などのあらゆる細胞に変わる可能性を持っている。

　人間の体内のさまざまな組織に存在する成体幹細胞は、自分たちが存在する組織の細胞だけでなく、ほかの種類の細胞にも分化する能力を持っている。体の組織になんらかの損傷が発生したら、ほかの臓器にある幹細胞が集まってきて、損傷した組織に変わる柔軟性があるということだ。

　骨髄で生成される幹細胞は血液循環系を循環しながら、体の組織再生に必要な場所に行って、新しい細胞に分化することができる。たとえば、ある臓器に老化現象が起こったり、再生・回復が必要になった場合、臓器から幹細胞の生成場所である骨髄に幹細胞生成を要求する

物質を送り、血液を通じて幹細胞を送り、必要な場所の新しい細胞として分化する。

　成体幹細胞は、体内に存在する自然治癒物質だ。これをうまく活用すれば、疾病の治療よりも予防により効果を発揮する。つまり、人間の老化を遅らせ、健康な生活を維持するのに大きな効果を示すというわけである。

事例1　脳動脈瘤手術の後遺症を幹細胞治療で克服し、若さを取り戻したチェ・ヒヒョン牧師

　チェ・ヒヒョン牧師（1946年生）は2007年8月病院でMRI検査の結果、深刻な脳動脈瘤の診断を受けた。当時、彼の状態は時限爆弾を抱えているのも同然だった。いつ何時、発病して20〜30分以内に死亡するかもわからないとの話に、彼は大きな衝撃を受けた。さらに、彼が訪ねた2つの病院の神経外科専門医たちはいずれも、手術は困難だと診断を下した。一人の医師は、時限爆弾のような状態を傍観しているわけにはいかないと考え、運を天に任せて手術を受けるよう勧め、チェ牧師は難しい決定を下さざるを得なかった。結局、彼は担当医の執刀で、2007年10月30日午前8時から夜10時30分に及ぶ大手術を受けた。

　2日後に目覚めたとき、目を開けることもできず、目も見えなかった。記憶も正常に戻らず、人も物も見分けることが難しかった。その上、ひどいうつ病と認知症の症状まで現れた。毎日多くの薬を服用し注射を打つなど、数カ月間の治療を受け、ある程度まで改善はしたが、後遺症は消えなかった。薬物治療が続いたため、腸と肝臓、腎臓を損傷し、全体的に気力が衰弱し、手足がふるえ、ひとりで歩くことも困難だった。

こうした状況で、2009年2月16日、成体幹細胞の情報を知った。当時、ある体験者に会ってそのケースについて聞いたが、チェ牧師ほど状態のひどい患者はいなかったという。だが、彼はあきらめなかった。彼は、自分の成体幹細胞を若く強力な細胞に作り替えて、傷の部位を再生させるという説明を聞き、こうした治療法に副作用や悪化する可能性はまったくないという肯定的な判断を下した。そしてただちに幹細胞を採取し、2009年4月21日に投与を受けた。

　治療の第1の目的は、記憶力を回復させ、認知症の苦痛から解放されることだった。治療後、驚くべきことに記憶力がよみがえり、認知症とうつ病の薬をはじめとして、すべての薬の服用を中断することができた。ほかにも、思ってもみなかった疾病が治療された。

1. 脳の手術後からあった左目の周囲と顔の左側の痛みとしびれがなくなり、無感覚症状が治った。
2. リウマチ関節炎で指の関節がむくみ、痛みがあったのが改善された。
3. 膝の関節炎で車の運転時に痛みがひどかったのが治療された。
4. 尿道炎と前立腺炎で25年間にわたって抗生剤を使ってきたが、抗生剤の助けがなくても痛みが消えた。
5. 右肩の関節が痛くて腕を動かすことが困難で、手術を考えていたが、痛みが消えた。
6. 中学生のとき川で泳いでいて耳に水がたまったのが原因で慢性中耳炎になり、そのせいで炎症や水がたまる症状があったのが、きれいに消えた。
7. 2009年7月18日、飲酒運転の過失事故に巻き込まれ、車が大破して足首、膝、腰、首、胸にけがを負った。整形外科で2カ月以上の入院治療をすべきところを、幹細胞治療1週間で正常な活動ができるようになった。
8. 5年前に腰を痛めて一時は動くことすらできず、MRI検査をしたが、脊椎の3番と4番の骨がひどいヘルニア、4番と5番の間が狭窄症と

診断された。その結果、階段を上り下りは休み休みしなければならないほど痛みがひどく、乗車中も車が激しく動くたびに痛みがあり、シートに尻をつけられないほどだった。その苦痛によって毎週、現代治療・漢方治療・物理治療を受けて脊椎矯正をたえず受けてきたが、幹細胞治療後にはまったく治療を受けなくてもよくなった。
9. 思ってもみなかった30代の若さがよみがえった。

　チェ牧師のこうした好転を見て、最初は効果を疑っていた妻のパク・ウンヒさんも自ら幹細胞の投与を受け、10年来の膝関節の痛みから解き放たれた。そしてチェ牧師夫妻は若い頃の健康と活力を取り戻した。

02
幹細胞、その正体は何か？

2.1 幹細胞とは何か？

　人間の体は、皮膚細胞、肝細胞、脳細胞、筋細胞など、さまざまな形と機能を持つ細胞からなる。この細胞は、受精卵の段階では1種類だった細胞が、周囲の環境とホルモン、化学物質の影響で多様な種類の別々の細胞に分化したものだ。このように1つの細胞が枝分かれして違った細胞に分化するのだが、その前の段階のものを幹細胞という。この細胞を筋肉に移植すれば筋細胞となり、骨に移植すれば骨になるため、根幹となる細胞という意味で「幹」細胞と呼ばれる。

　真核生物の細胞にはテロメアがある。テロメアはギリシャ語のtelos（先）とmeros（部位）の合成語で、染色体の両端の一部分だ。特定の塩基配列が数千回以上繰り返される独特な構造を持っており、染色体の末端部分が分解したり染色体どうしが互いに融合したりしないようにする役割をする。また、体細胞（分化した一般細胞）は細胞分裂をするたびにテロメアが少しずつなくなるが、年をとって体細胞

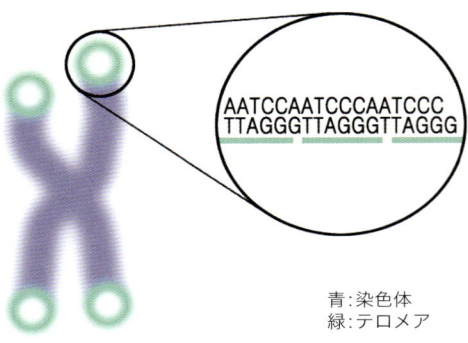

青:染色体
緑:テロメア

3■染色体とテロメア

の分裂が繰り返されるとテロメアの長さが短くなって体細胞は老化し、ついには死に至る。したがって、テロメアは老化の程度を知らせてくれる時計のようなものだといえる。

　一方、幹細胞は体細胞とは違ってテロメラーゼが発現しているため、テロメアの長さが保たれる。このテロメラーゼという酵素はテロメアの長さを維持し、保護する機能を持っている。テロメラーゼのおかげで幹細胞のテロメアが短くならないために、幹細胞は体細胞よりも多く分裂し、生存できるのだ。こうした性質が幹細胞の自己複製能力であり、これが一般細胞と幹細胞の最も大きな違いだ。

　幹細胞はまだ分化していない未成熟状態の細胞で、体外培養でも未分化状態のまま無限に分裂、複製する能力を持っている。すなわち、分化能力を持ってはいるが、まだ分化は起きていない「未分化」の細胞なのだ。未分化状態で適切な条件を与えれば、幹細胞は多様な組織細胞に分化できる。言い換えれば、幹細胞はまだ運命が決まっていない細胞で、脳、骨、心臓、筋肉などに転換しうる。したがって、幹細胞の分化能力を利用して、損傷した組織を再生する治療に応用するための研究は、いくらでも進めることが可能だ。

	存在する場所	分化可能な細胞
造血幹細胞	骨髄、末梢血液、臍帯と臍帯血	骨髄と血液
間葉系幹細胞	骨髄、末梢血液、臍帯血、脂肪、胎盤	骨、軟骨、神経などあらゆる組織
神経幹細胞	中枢神経系の脳室膜細胞とアストロサイト	神経、アストロサイト、希突起グリア細胞
肝幹細胞	胆細管末端部位	肝細胞
膵臓幹細胞	ネスチンnestin陽性細胞	ベータ細胞
筋肉幹細胞	筋束	筋束
皮膚幹細胞	表皮の基底層	表皮、毛囊

4 ■成体幹細胞の種類と分化可能な細胞

　ところが，幹細胞のこうした能力は、個体の加齢の影響を受けやすい。個体の老化、発がん物質、強制的な細胞分裂などにより、幹細胞は分化する能力が減退し、ついには最終分化細胞の個体数が減少し、特定組織の幹細胞による再生力が減退することになる。このように、幹細胞の能力が年齢とともに減退すると、破壊された細胞が再生されず、病気にかかることになるのだ。

2.2　幹細胞の歴史

　1800年代の半ば、胎芽embryoの研究がはじまり、ある細胞型が別の細胞を作ることができるという事実がわかった。そして1900年代初め、生体外にて哺乳動物の卵子を作る過程で、ある細胞が血液細胞を作る能力を持っていることが発見され、幹細胞に関する研究がはじまった。続けて1908年、ベルリンで開かれた血液学会でロシアの組織学者アレキサンダー・マクシモフAlexander Maksimovによって、「幹細胞」という用語の使用が提案され、「幹細胞」という単語が登場した。
　幹細胞の研究が本格化し成果が現れはじめたのは、1963年にマコ

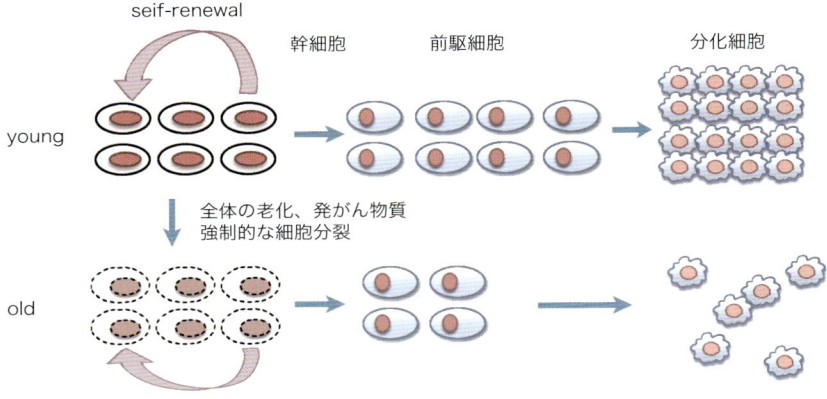

5 ■老化による幹細胞の分化比較

ラック McCulloch とティル Till がマウスの骨髄を使って、自己増殖する細胞の存在を明らかにしてからだ。[1]以降、1978 年にはヒトの臍帯から血液幹細胞が発見され、1981 年にはマウスの内部細胞塊から分離した胚の幹細胞をマーティン・エバンス Matin Evans、マシュー・カウフマン Matthew H. Kaufman が「ＥＳ細胞」と命名した。[2]以降、幹細胞と関連した研究は目を見張る成果を上げてきた。1998 年、ジェームス・トムスン James Thomson と彼の同僚がウィスコンシン大学でヒトＥＳ細胞株を確立し、2001 年にはＥＳ細胞を作るために初めてヒト胚性幹細胞が複製された。[3]2004 〜 2005 年、韓国の黄禹錫(ファンウソク)博士がヒトの未受精卵と体細胞を利用して患者ごとにカスタマイズされた複製胚性幹細胞を作ったと主張したが、この細胞株は捏造されたものであることがわかり、失望を与えた。だが、ＥＳ細胞と違い、成体幹細胞は動物実験を重ねて人間の疾病治療にも応用するための研究が粘り強く続けられてきた。

特に、ＲＮＬバイオ社は 2006 年、ヒトの腹部から得た脂肪由来間葉系幹細胞 adipose mesenchymal stem cells の分離培養法を標準化

することに成功し、ＧＭＰ生産センターの構築を通じて脂肪由来幹細胞の商用化の基盤を確立した。間葉系幹細胞 mesenchymal stem cells は 1970 年にフリーデンシュタインによって骨髄に存在することが明らかにされて以降[4]、1999 年にピッティンガー Pittinger らによって研究が進められ、骨髄と脂肪組織などに存在する間葉系幹細胞がＥＳ細胞のように人体を構成する多様な組織、すなわち神経や骨、軟骨、脂肪、筋肉などに分化可能であることがわかり、新たな細胞治療剤としての可能性が確認された[5]。脂肪組織に存在する間葉系幹細胞は骨髄に比べて 1000 倍程度多く存在することがわかっている。2000 年にはズーク Zuk らによって脂肪間葉系幹細胞の能力が究明された[6]。以降、脂肪由来幹細胞による疾病治療に関する動物モデル研究が続けられ、ついに 2006 年、ＲＮＬバイオ社が標準化された脂肪由来幹細胞培養法の基礎を作りあげた。

　2007 年 10 月、マリオ・カペッキ Mario Capecchi、マーティン・エバンズ Martin Evans、オリバー・スミシーズ Oliver Smithies は、マウスのＥＳ細胞に遺伝子技術を利用した業績を認められ[7]、2007 年にノーベル生理学賞を受賞し、2008 年 1 月、アドバンスト・セル・テクノロジーでロバート・ランザ Rovert Lanza と彼の同僚が胚を破壊することなくヒトのＥＳ細胞を作り出し[8]、2009 年 3 月にはアンドラス・ナジ Andras Nagy と梶圭介は正常な成人幹細胞から i ＰＳ細胞を作る方法を発見する[9]など、加速度的な発展を続けていると言っても過言ではない。

2.3　成体幹細胞 vs ES 細胞

　幹細胞という単語は、すでに目新しいものでない。特に人間まで複製できるというＥＳ細胞については、正確な意味を知らなくても、誰でも耳にしたことがあるほどになった。だが、私たちがここで語り、

多くの人の老化と疾病予防に力を発揮するのは、ＥＳ細胞ではなく、成体幹細胞だ。では、ＥＳ細胞と成体幹細胞とはどんな違いがあるのだろうか。

　卵子と精子が出会って最初に生まれた受精卵が分裂を繰り返し、細胞の数が増えていくと、どの細胞が骨になりどの細胞が脳になるのかが決まる時期がある。これが決定され、特定の細胞になっていくことを分化という。

　未分化状態で一定の条件を与えれば、幹細胞は多様な組織細胞に分化しうる。幹細胞のこうした分化能力を利用して、損傷した組織を再生するなどの治療に応用するための研究が進められている。これが成体幹細胞を利用した細胞治療だ。幹細胞はそれぞれ別の２種類以上の細胞に分化する能力だけでなく、自己複製能力を同時に備えている。

　幹細胞は２種類に分類される。受精卵が最初に分裂するときに形成され分化可能なＥＳ細胞と、成熟した組織と器官に存在する成体幹細

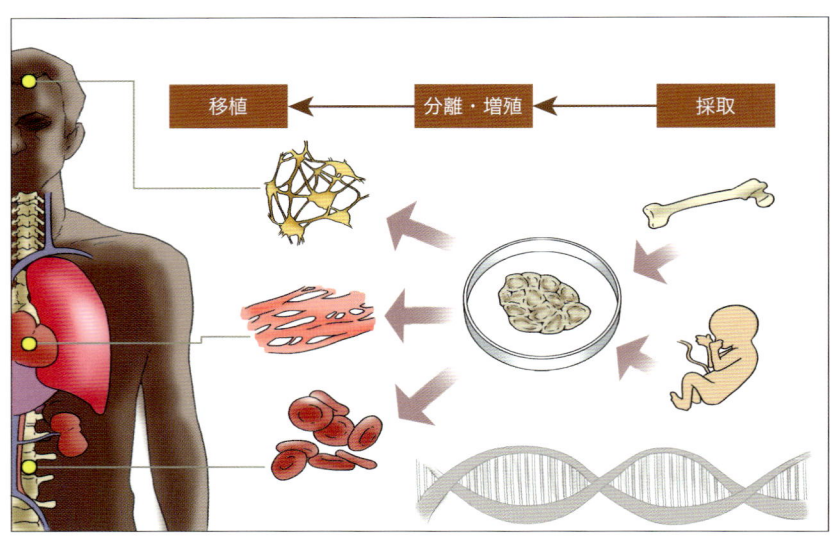

６■成体幹細胞を利用した治療概念図

胞だ。

　成体幹細胞は組織や臓器中にある未分化細胞で、再生することができ、その組織や臓器の主な機能をしている細胞へと分化する能力を持っている。また、受精卵の発生初期に得られるＥＳ細胞と区別され、発生過程の後で見いだされる幹細胞のことをいう。

　成体幹細胞は１種類ではなく、いずれも成長した成人の骨髄、臍帯血、皮膚、神経組織、肝臓、腸、膵臓、胆道などから発見される幹細胞の総括的集合体をいう。また、これは骨と肝臓、血液など具体的な臓器の細胞へと分化する直前の原始細胞だ。

　臓器から発見される成体幹細胞は、臓器ごとの起源にしたがってそれぞれ違った特性を示し、分化できる領域の上でも違いがある。過去には、ある組織にある幹細胞はその組織としてだけ分化すると考えられていたが、最近ではほかの組織の細胞としても分化するという研究結果が報告されている。

　成体幹細胞の種類には、造血幹細胞 hematopoietic stem cells と、再生医学の材料として脚光を浴びている間葉系幹細胞、神経幹細胞 neural stem cells などがある。

　ＥＳ細胞とは、胚の発生過程で抽出した細胞で、あらゆる組織の細胞に分化する能力を持っているが、まだ分化していない細胞だ。胚は生殖細胞である精子と卵子が出会って結合した受精卵を意味し、一般的に受精してから組織と器官への分化が完成する８週までの段階を指す。受精卵は細胞分裂を通じて胚盤胞を形成するが、その内側に内部細胞塊という細胞のかたまり inner cell mass があり、これが胚を形成する。この内部細胞塊を胚盤胞から分離して培養すると、分化は起こらず、依然として分化能力を持つＥＳ細胞になるのだ。

　受精して２週にならない胚芽期の細胞であるＥＳ細胞は、後に人体を作るあらゆる細胞と組織に分化するので、「全能細胞」「万能細胞」とも呼ばれる。

一定の条件下でES細胞を培養すれば、ES細胞は分化しない状態を保つが、ES細胞が互いに結合して育つように放置すると、胚状の細胞塊を形成し、自ら分化をはじめる。

　しかし、胚は将来胎児となる厳然たる生命の種だ。こうした点で、組織や臓器を作る幹細胞を得るために胚を利用するのは、「殺人行為に等しい」と主張する反対世論も強い。まさにこの点が、宗教界がES細胞に反対する理由だ。

　万能という単語がつくほど、ES細胞の役割は多様だが、短所もある。多分化能 pluripotency を持っているために、増殖能力が高く、多様に分化するが、コントロールが難しく、奇形腫（テラトーマ）のよう

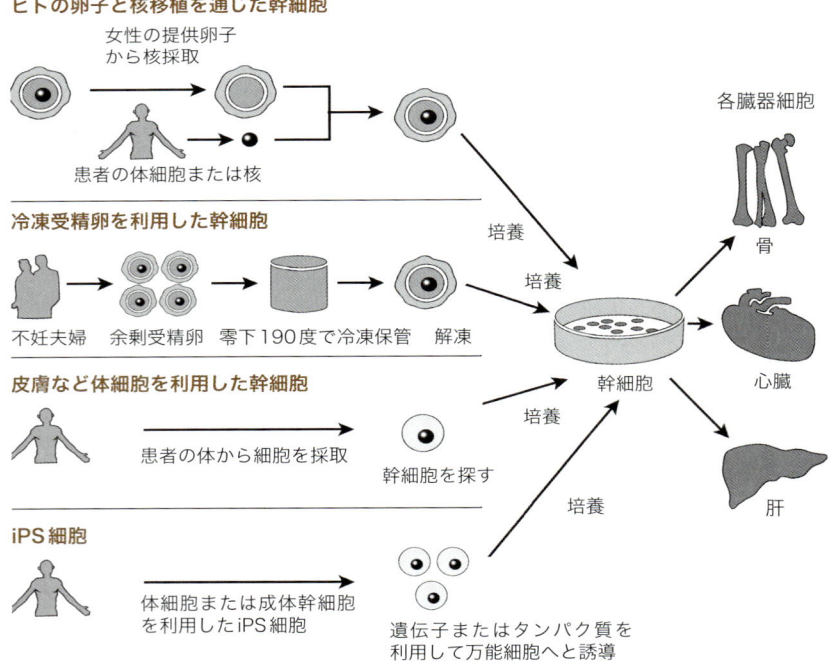

7■さまざまな幹細胞を作る方法

種類	長所	短所
クローンES細胞	・移植拒否反応がない ・理論上、患者の状態に合わせて作り、移植することができる ・黄禹錫博士が試みた方法	・まだ成功例がない ・卵子を大量に使用するため倫理問題が発生 ・人間複製の可能性
ES細胞	・多様な細胞に分化可能で、多くの研究成果がある ・幹細胞バンクを作れば免疫拒否反応がある程度解決	・受精卵を使用するため、生命倫理問題が存在 ・免疫拒否反応 ・がんが発生しうるので、現在は臨床に適用不可能
iPS細胞	・受精卵を使わないので倫理的問題は解決 ・多様な細胞に分化可能 ・免疫拒否反応なし	・がんが発生しうるので、現段階では臨床に適用不可能 ・分化過程で早期老化による分化と増殖能力に限界
成体幹細胞	・受精卵幹細胞の次に世界の主力研究分野 ・多様な研究成果がある ・免疫拒否反応なし（自己の成体幹細胞を利用） ・安全性が立証されており、臨床に適用済み	・ES細胞より分化能力は落ちるが、多分化能力は立証済み ・採取された部位によって幹細胞増殖能力が制限される

8 ■幹細胞の長所と短所

ながん細胞化の可能性もある点や、世代を重ねると変異が現れる点が、最も決定的な短所だ。こうした短所によって、現段階では人間の臨床に適用されていない。

これに対して、成体幹細胞は骨髄、臍帯血、脂肪組織などから得られ、倫理的問題は避けられるが、ES細胞よりも分化の能力が落ちるという短所があると考えられてきた。

ところが、かつては、組織の成体幹細胞はその組織の細胞としてのみ分化すると思われていたが、最近ではほかの組織の細胞へと分化可能だという研究結果が報告され、特に脂肪組織に存在する成体幹細胞である間葉系幹細胞は、分化能力が非常に優秀であることが明らかになった。

このように多様な組織に分化可能な成体幹細胞は、人間の胚から抽出したES細胞と違って、脂肪、骨髄、もしくは脳細胞など、すでに成長した身体組織から抽出することができ、治療に利用する場合、治

療の対象となる患者自身から成体幹細胞を得られるため、ES細胞に比べて倫理的な問題がなく、患者自身の細胞を利用するため免疫拒否反応もないという長所があり、現段階でも幹細胞治療の臨床に適用されている。成体幹細胞は、臨床医学で必要とされる臓器再生を可能とするだけでなく、移植した後に各臓器の特性に合わせて分化するという特徴を持っている。

> **奇形腫**
>
> 　テラトーマとは、非正常に分化した細胞のことだが、腫瘍学では「奇形腫」という意味を持つ。
>
> 　幹細胞の概念において、奇形腫とは皮膚、筋肉、神経細胞など多様な細胞と組織にできる腫瘍のことだ。普通の腫瘍は単一の細胞から構成されるのに対して、テラトーマは多様な細胞と組織からなり、生殖細胞にできる場合が多く、女性の卵巣や男性の精巣に主に現れる。
>
> 　普通、がんは外形上、こぶのように見える。だが、テラトーマは爪ができ毛が生えるなど、奇形的形態が観察される。ES細胞の場合、がんのように無限定に増殖する特性を持っている。そのため、これを免疫欠損症状を持つマウス（重度複合免疫不全マウス）に注入すると、テラトーマが作られる。
>
> 　そのため、テラトーマはES細胞の分化能力を検証する際によく利用され、あらゆる組織の細胞に分化する特性のために、実験動物にES細胞を注射すると、多様な種類の細胞と組織に分化してテラトーマを形成する。ES細胞は倫理的に問題があるだけでなく、テラトーマという奇形腫を誘発する深刻な問題を抱えている。こうした奇形腫形成によってES細胞は現段階では、臨床に適用されていない。これに対して、成体幹細胞はがんが発生しないことが明らかになり、その安全性が報告されるに伴い、現在ではさまざまな難治性・変性疾病の治療のために臨床適用されている。

人工多能性幹細胞（iPS 細胞）

　ES 細胞の倫理的問題、免疫拒否反応、成体幹細胞の能力の限界を克服するための新たな細胞開発の必要性が提起されるにともない、研究者たちは成体細胞を逆分化させて人工多能性幹細胞（iPS 細胞）を作った。

　1997 年、クローン羊のドリーが誕生して、細胞のリプログラミングの可能性が生まれた。2007 年には京都大学の山中伸弥教授[10]とアメリカのウィスコンシン大学のジェームズ・トムソン James A. Thomson 教授[11]がウイルス媒介体に 4 種の遺伝子を結合させて成人の皮膚細胞に注入し、成人皮膚細胞を ES 細胞と同じ能力を持った幹細胞へと誘導することに成功し、これを「誘導多能性幹細胞」と命名した。

　すなわち、iPS 細胞とは、幹細胞の能力を持っていなかった細胞が、人為的な方法によって幹細胞の能力を持つ細胞へと作り替えられたものだ。誘導多能性幹細胞は分化した成体細胞から作られるため、法的・倫理的問題がなく、ES 細胞と同じように自己再生産能力が高く、多量の細胞を供給することができ、分化能力が優れているため、細胞治療に活用される可能性が高い。なによりも誘導多能性幹細胞は患者の細胞を利用して作るので、移植される細胞が免疫学的に患者と一致しなければならないという免疫適合性の問題をクリアし、ES 細胞で起きる免疫拒否反応を克服することができる。

　iPS 細胞は、疾病治療のための細胞治療剤に適用できるだけでなく、新薬の毒性を評価する細胞としても活用が可能であり、新薬開発の過程で動物実験を画期的に減らすことが予想される。

　初期に作られた iPS 細胞は、使用されたウイルスと遺伝子ががんやさまざまな疾患を誘発するという危険性が提起され、臨床適用に限界があった。以降、多くの研究を通じて、2008 年に山中伸弥教授による非ウイルス性媒介体を利用する方法[12]、2009 年にジェームズ・トムソン博士によってゲノム中に遺伝子を挿入しないウイルス媒介体を利用する方法[13]、アメリカのスクリプス Scripps 研究所のシェン・

ディン Sheng Ding 博士による化学物質を利用する方法[14]、イギリスのケンブリッジ大学のオースチン・スミス Austin Smith 博士とトロント大学のアンドラーシュ・ナジ Andras Nagy 博士によってゲノム中に挿入された遺伝子を除去する方法などが開発され、iPS 細胞を利用した難病治療の可能性が示された[15]。

　だが、現在までに開発された iPS 細胞も ES 細胞と同様に、奇形腫を発生させるので、実際に臨床に適用するには、がんを発生させない iPS 細胞の開発が必要だ。ＲＮＬバイオ社は、既存の iPS 細胞研究に使用された皮膚細胞ではなく、成体幹細胞である脂肪幹細胞を、ウイルスを利用しない方法によって iPS 細胞へ転換することに成功した。現在、こうした研究結果をさらに発展させて、がん細胞と染色体異常のない、個々の患者の状態に合わせた脂肪幹細胞由来の iPS 細胞を開発する研究を進めている。

　こうした iPS 細胞研究をリードしている日本は、2008 年に京都大学の山中伸弥教授を中心とする iPS 細胞研究センター CiRA ＝サイラを設立して以来、2014 年まで 1000 億円の研究費を 30 の有望な研究チームに支援することにした。このうち iPS 細胞の国際標準化および日本人の 90％に移植可能な細胞バンクの構築に 50 億円の研究費を支援した。京都大学 iPS 細胞研究センターを拠点に、慶応大学の岡野栄之、東京大学の中内啓光、理化学研究所の佐々木義輝の 4 グループを通じて iPS 細胞ネットワークを形成し、再生医療実現化プロジェクトを発足させ、27 億円を投じた。こうした研究開発を通じて、日本は iPS 細胞を人間の疾病治療の細胞治療体として活用する計画だ。

　韓国は 2009 年から 2011 年まで逆分化誘導物質の開発および逆分化幹細胞株の確立のため、予算 10 億ウォンのプロジェクトを通じて、人間の体細胞を利用した逆分化誘導技術、免疫適合性幹細胞技術の開発、幹細胞を基盤とした新薬開発支援と薬効・毒性検索技術、幹細胞を基盤とした組織工学技術などを開発するという。

03

幹細胞と疾病治療

3.1 幹細胞治療の原理

　人間が健康に生きていくためには、人体を構成している60兆個以上の細胞が健康に生きて機能しなければならない。もし、ある組織や臓器を構成している細胞が健康でなければ、私たちの体も健康になれない。これはまさに細胞の活動こそが、人間生命の源だからだ。
　人間の体は自ら健康を保つために、細胞を維持・管理し、壊れた細胞を再生させる自己治癒能力を発動する。こうした自己治癒能力は、人間の体内で作られる幹細胞を通じて行われる。幹細胞は人間の体を自ら治療する治療薬というわけだ。
　ところが年をとると、組織内の幹細胞の数が減少し、活力もなくなる。そのため成人病になったり、傷が治りにくくなったりする。これは1日に数十億個以上の細胞が酸化性物質によって破壊されるが、抗酸化剤がこれを防ぎ、予防する意味で重要であるように、各種の組織と臓器を維持・管理して、再生する能力を持っているのが、まさに幹

細胞である。幹細胞が人間の健康を左右しているのだ。

　幹細胞は、ホーミング効果 homing effect といって、体内に注入されると人体の損傷した器官、再生が必要な部位に移動して、細胞を再生する特徴を持っている。こうした幹細胞のホーミング効果と再生能力により、脊髄を損傷して足の筋肉が麻痺したマウスに幹細胞を注入して、足の機能をある程度回復させる治療や、脳、心臓、膝関節の軟骨など、特定器官や身体の一部損傷を治療するために幹細胞治療を試みる研究が、いまや世界的な流れになりつつある。

　成体幹細胞については、風呂場で落とす体の垢のことを考えればすぐわかるだろう。繰り返し垢を落としても、なぜ皮膚はすり減らず保たれるのか。それは表皮のすぐ下にある皮膚幹細胞のおかげだ。これによって、私たちの体から古くなった皮膚が消え、新しい皮膚が生まれて、一生維持される。皮膚だけではなく、人間の体のほとんどすべての組織は、このように古い細胞は消え、新しい細胞が生まれて生存し続けている。新しい細胞が持続的に生まれるのは、まさに幹細胞が健康に根を下ろしているからである。つまり、健康な幹から新しい枝が伸びるように、幹細胞はたえず新しい細胞生成の源となっているわけだ。

　幹細胞の概念が生まれたのは、造血幹細胞 hematopeietic stem cells が最初だ。1945年8月6日、広島に原爆が投下された。そのとき、人口の3分の1にあたる7万人以上が即死し、生き残った人々のうち半分は深刻な病気にかかり、徐々に死んでいった。当時は人々が死んでいく理由がわからなかった。研究を重ねた結果、原爆が爆発したときに放出された放射能によって血液細胞に問題が生じたために死んでいくことが明らかになった。動物実験の結果をもとに、健康な人の骨髄を患者に移植してみると治療に成功したため、骨髄のなかにある造血幹細胞の存在が確認された。不幸な歴史的事件だったが、これをきっかけに造血幹細胞が世に知られるようになり、幹細胞は自分とまった

く同じ細胞を生産（自己複製能力）するだけでなく、赤血球、白血球など、さまざまな血液細胞を作る能力（分化能力）を持っている細胞として定義づけられた。

　成体幹細胞は、骨髄、臍帯血、皮膚、脂肪組織、神経組織、肝臓、膵・胆道などから発見される、あらゆる幹細胞を包括した名称だ。成体幹細胞のうちで最も古くから研究されてきたのが造血幹細胞であり、臨床的に骨髄移植に広く利用されている。

　一方、成人の脳組織で神経幹細胞、膵・胆道で膵臓の幹細胞などが確認されたが、これらの細胞を得る過程で多くの困難が伴う。これに対して、相対的に細胞を得やすい骨髄、臍帯血、脂肪由来幹細胞が関心を集めており、肝臓、神経、心臓、腎臓細胞などの多様な細胞に分化できる可塑性が確認された。脂肪、骨髄、臍帯血から得た幹細胞は、韓国の食品医薬品安全庁から臨床許可を受け、治療を通して実際に人間に適用されている。

3.2　体のどこに幹細胞があるのか？

脂肪

　脂肪組織は人体の比較的広い範囲に分布しており、脂肪細胞、血管、神経、水などからなっている。この脂肪組織は栄養素を蓄えるだけではない。脂肪組織には骨髄の1000倍に達する幹細胞が存在している。これが間葉系幹細胞である脂肪由来幹細胞だ。間葉系幹細胞は線維芽細胞の形をしており、試験管で無限増殖が可能だ。次頁の図【9】の線維性結合組織 fibrous CT の間に赤く表示された核が脂肪由来幹細胞だ。

　脂肪由来幹細胞は脂肪細胞よりも、脂肪組織内の血管の周囲に最も多く存在している。脂肪組織は腹部の皮下脂肪に集中しており、多くの場合この部分から採取するが、それ以外にも腹腔内、膝の内側、大

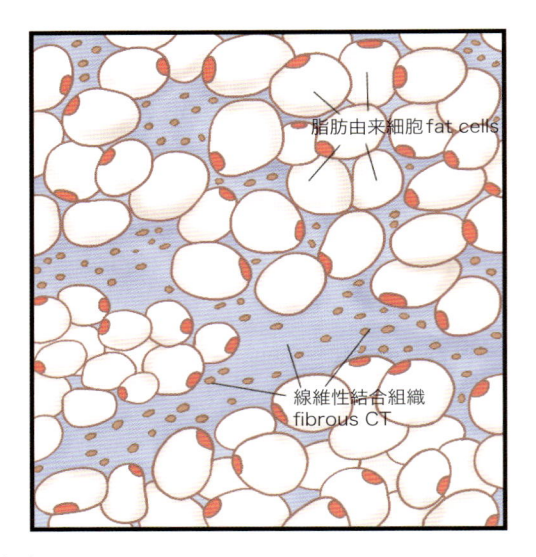

9 ■脂肪由来幹細胞

　腿部の内側、脇腹、臀部、胸などからも、脂肪組織を採取して脂肪由来幹細胞を得ることができる。個人個人で体脂肪の量は違うが、細胞成分の量には違いがない。
　面白いのは、同じ方法で採取しても、採取部位によって脂肪由来幹細胞の濃度が違うという点だ。『PRS Plastic and Reconstructive Surgery』（2008年）に掲載された論文によれば、腹部、膝の内側、大腿部の内側、脇腹、臀部から脂肪を採取して実験した結果、腹部と大腿部の内側から採取した脂肪に幹細胞が最も多く存在しており、下腹部の幹細胞濃度が上腹部より5倍も高かった事実を確認できる。

骨髄

　骨髄は赤血球や白血球、血小板のような血液細胞を作り、供給する、骨の間の空間を埋めている柔らかい組織だ。骨髄はどのように血液細胞を作るのだろうか。骨髄は2種類の幹細胞を持っている。骨髄の血

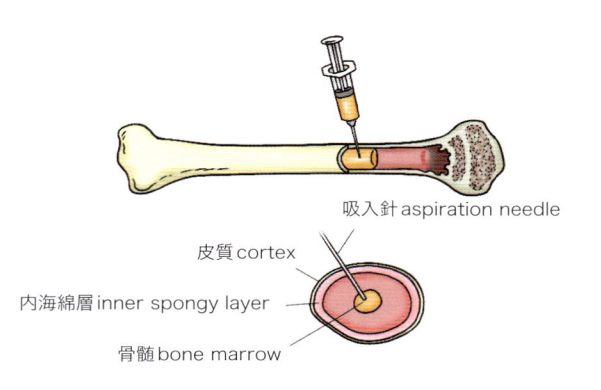

吸入針 aspiration needle

皮質 cortex

内海綿層 inner spongy layer

骨髄 bone marrow

10■骨髄が採取される部位と造血幹細胞の構成

液には造血幹細胞が約1％存在するが、これはすべての血液細胞を作り出す能力を持っている。造血幹細胞は自己と同じ細胞を作り出すことができる自己複製能力と、酸素を運搬する赤血球、人間の体に侵入する菌などを防ぐ白血球、止血を担当する血小板に分化しうる血球分化能を持っており、血液疾患や免疫疾患などの難病を治療するのに有用だ。こうした造血幹細胞は、末梢血液や臍帯血からも得ることができる。末梢血液に存在する造血幹細胞は、骨髄に由来するものだ。

　造血幹細胞の数が足りないと再生不良性貧血になったり、過度な放射線に露出した後で貧血が起こることがある。このような場合には、同種移植をして他者の造血幹細胞を移植して治療しなければならない。造血幹細胞に問題が起きた場合、急性・慢性白血病と骨髄異形性症候群などを発病する可能性がある。

　骨髄にはもう1種類の幹細胞が存在する。すなわち間葉系幹細胞である。間葉系幹細胞は骨髄だけでなく、脂肪、胎盤、臍帯血からも採取可能だ。

骨髄採取法

　骨髄を採取する主な目的は造血幹細胞を抽出し、移植するためだ。造血幹細胞が最も多く存在している場所は腸骨で、ドナーの腸骨から骨髄液を注射器で採取する。骨髄採取をする場合、採取日の4週前から総合検診、自己血液の採取と保管などの必要な過程を踏まなくてはならない。骨髄採取の過程は次の通りだ。

　造血幹細胞の採取前日には入院して夕方から絶食し、簡単な検診を受け、翌朝早く手術室に移動して全身麻酔をした後、うつ伏せの姿勢で腸骨のなかから採取用注射器で1回に数mlずつ、約1〜2時間をかけて骨髄液を抜き取る（全身麻酔をしているため、ドナーはまったく痛みを感じない）。

　造血幹細胞の採取量は、患者の状況とドナーの健康状態によって、

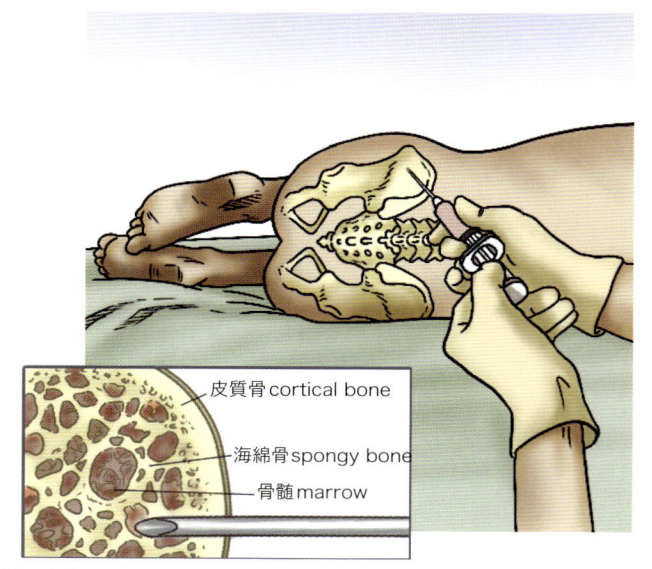

11 ■骨髄採取方法

約 800 〜 1200ml を採取し、同時に貧血予防のためにあらかじめ用意しておいた自己血液の輸血を受ける。

　造血幹細胞の採取後、病室に戻って止血のために 3 〜 4 時間ほど安静にしていなければならず、また、麻酔から覚めると採取部位に多少の痛みがでることもあるが、鎮痛剤を投与して時間が経てば治る。ドナーは当日の夕方から活動が可能だ。

　普通は採取翌日に退院するので、入院期間は 2 泊 3 日と、無理のない範囲で活動可能だが、早期回復のためには 1 週間以上の特別休暇を取ることが望ましい。

　採取する造血幹細胞はごく一部であり、2 〜 3 週以内に原状回復するので、ドナーの健康と造血幹細胞の機能には問題が生じない。後遺症はほとんどないが、体質によってたまに痛みと熱がでる場合がある。だが、こうした症状はすぐに治まる。

臍帯血
<small>さいたいけつ</small>

　胎児は、母親の子宮で母胎の胎盤とつながったへその緒（臍帯）を通じて生命を維持し、発育に必要な必須栄養分と酸素を供給される。臍帯血は母と子の生命線の役割をするへその緒から採取した血液のことで、臍帯血には大部分の血液細胞を生成する造血幹細胞と、ごく微量の軟骨と骨、筋肉、脂肪、神経などを作る間葉系幹細胞が含まれている。

　白血病や再生不良性貧血のように、正常血液細胞の生成に問題がある場合の治療は、かつては造血幹細胞を骨髄からしか採取できなかったため、骨髄移植と呼ばれたが、現在では骨髄だけでなく末梢血液と臍帯血からも採取可能になったため、造血幹細胞移植といわれる。造血幹細胞移植とは、骨髄、臍帯血、末梢血液から採取した造血幹細胞を静脈から注入し、その注入された造血幹細胞が患者の骨髄内で生存できるようにすることである。移植された造血幹細胞が骨髄内で生存

できれば、正常な血液細胞を再び作ることができるため、抗がん療法で悪性細胞を除去した後、貯蔵されていた造血幹細胞を移植することで、白血病などの疾病を完治させることができる。このように造血幹細胞はたえず自己複製と分化を通じて健康な血液を作り続けることで、白血病や免疫疾患などの難病治療において重要な役割を果たしている。

　新生児が産まれると、母胎の胎盤とへその緒（臍帯）が残るが、このとき、へその緒から臍帯血を採取する。まず、へその緒を消毒してから、母胎の血液が臍帯血と混ざらないようにした後、採血バッグをへその緒より下に置いて注射器をへその緒の静脈内に挿入し、重力によって血液が採血バッグに入るようにする。こうした方法は普通100ml程度の血液を採取でき、このなかに入っている造血幹細胞の数や機能は骨髄1000mlに入っているものと同程度の水準だ。採取された臍帯血は移植されるまで冷凍保管される。

　同じ量の臍帯血と骨髄を比較したとき、臍帯血には成人の骨髄の約10倍にあたる造血幹細胞が入っていることがわかっている。こうした特性から、臍帯血はその重要性が強調されている。臍帯血は骨髄に比べて採取過程が安全で簡単だ。

　臍帯血に入っている造血幹細胞は骨髄に入っている造血幹細胞より未成熟であるため、骨髄造血幹細胞では遺伝因子（HLA: 組織適合抗原）6個がすべて一致しなければ移植できないが、臍帯血造血幹細胞は3～4個の遺伝因子さえ一致すれば移植が可能であり、移植手術後に免疫学的な副作用がはるかに少ないという大きな長所がある。このように骨髄造血幹細胞より未成熟な臍帯血造血幹細胞を移植すれば、一部の遺伝因子が一致しない移植でも合併症と副作用が少ない。臍帯血造血幹細胞は骨髄造血幹細胞に比べて採取しやすく、血液細胞としての分化能力と自己複製能力に優れ、骨髄に代わる造血幹細胞資源として脚光を浴びている。

毛嚢

　毛嚢は哺乳動物だけが持っている皮膚の付属器官で、上皮と間葉系の間の相互作用によって、胎生期から発生がはじまり、形成される。毛髪は成熟毛嚢から毛嚢毛基質細胞と毛乳頭細胞が毛嚢の基底膜を通して起こる相互作用によって、毛基質細胞の特化された分化によって生成され、成長する。毛嚢には皮膚とは区別されるメラニン細胞が存在し、これが毛髪の色を決定する。

毛嚢の構造

　毛嚢を断面から見ると、頭皮の上皮層の下に向かって毛孔部、峡部、下半部、毛球に区分される。そして峡部と下半部に毛嚢の幹細胞貯蔵庫である膨隆部、皮脂腺、立毛筋が存在する。そして毛嚢の毛球は成長期には皮下脂肪層に位置する。毛球は毛乳頭細胞とマトリックス細胞、メラニン細胞などを含んでおり、毛嚢の構造と生物学的特性を維持する場所だ。成熟した毛嚢の構造をみると、下部の毛乳頭を成長部

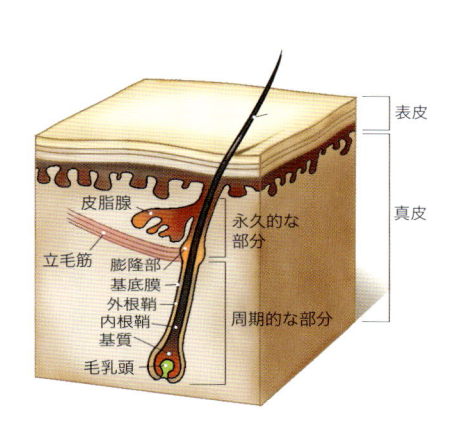

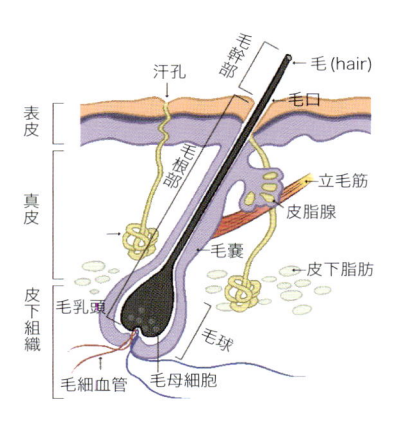

12 ■毛嚢の構造

の毛基質細胞が覆っており、その上に毛髪が形成されている。この中心部の毛髪を内毛根鞘と外毛根鞘、結合組織鞘が順々に覆っている。

毛髪の成長と維持

毛髪の成長は毛基質細胞の角質化を通じて行われる。まず外毛根鞘(がいもうこんしょう)の細胞が毛球上部に移動して毛幹上皮を構成する。毛髪の成長は毛球にある毛乳頭と毛基質細胞の間の相互作用からはじまる。相互作用によって毛基質細胞の細胞質にケラチンの量が増加し、細胞小器官は次第に退化して細胞外基質の間に大きな線維がぎゅっと詰まった形に変化し、毛髪の成長が起こる。

毛周期は、毛乳頭まで浸透している毛細血管から栄養供給が円滑で毛基質細胞の分裂が活性化して毛髪が成長する成長期、毛細血管の退

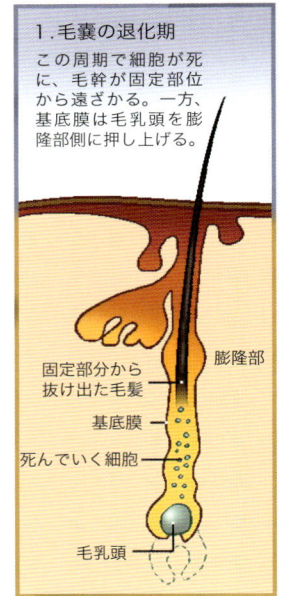

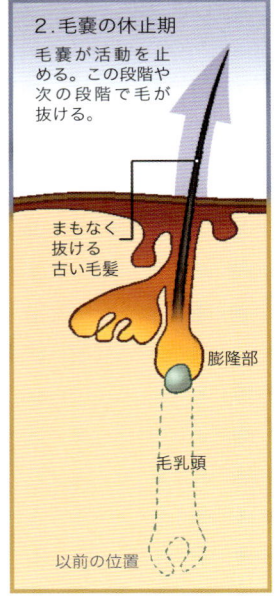

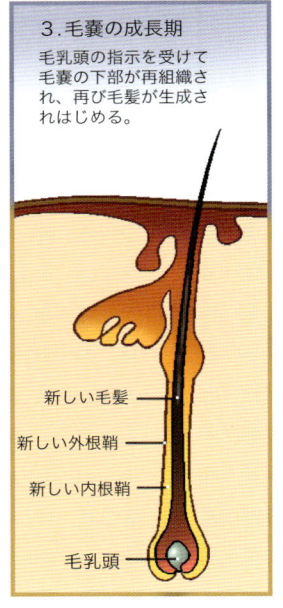

1.毛嚢の退化期	2.毛嚢の休止期	3.毛嚢の成長期
この周期で細胞が死に、毛幹が固定部位から遠ざかる。一方、基底膜は毛乳頭を膨隆部側に押し上げる。	毛嚢が活動を止める。この段階や次の段階で毛が抜ける。	毛乳頭の指示を受けて毛嚢の下部が再組織され、再び毛髪が生成されはじめる。

13 ■毛嚢の成長周期

1. 発毛効果（左：幹細胞投与前、右：幹細胞投与3カ月後）

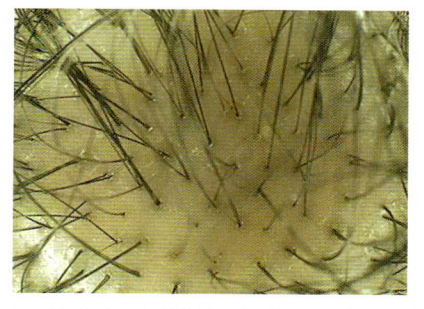

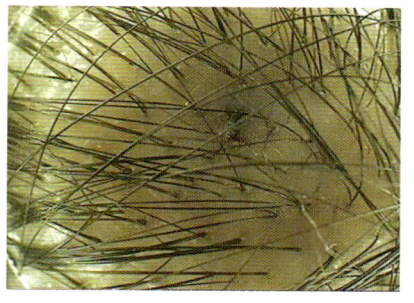

2. 毛髪が太くなる効果（左：幹細胞投与前、右：幹細胞投与3カ月後）

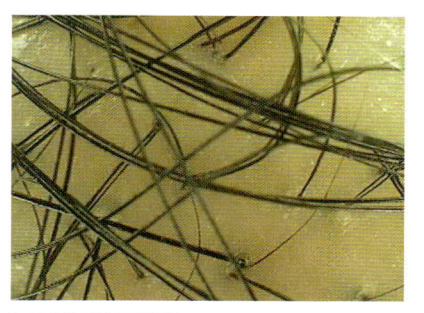

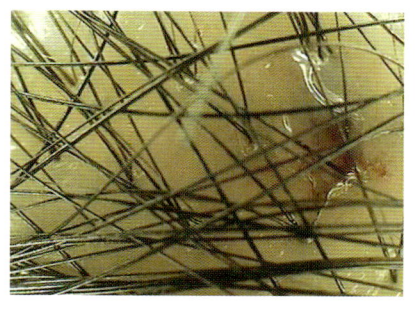

14■脱毛臨床試験

化によって栄養供給が制限され毛髪の成長が止まり、毛嚢構造が退化しはじめる時期である退行期、毛髪が互いに分離して脱落する休止期からなる。

毛包幹細胞

近年、次第に脱毛患者が増えている。脱毛の治療や改善のため、さまざまな方法が使用されているが、最近では幹細胞を利用した脱毛治療法が開発され、話題を呼んでいる。毛嚢には毛嚢突出部 bulge、外毛根鞘および毛乳頭部分に幹細胞が存在することが知られている。こうした毛嚢幹細胞は動物モデルで脱毛を予防し、毛髪形成を促進することが報告されている。

毛包幹細胞は毛嚢細胞再生に関与するだけでなく、脊髄が損傷したマウスに投与した結果、神経細胞に分化し、脊髄損傷を改善した。こうした結果は毛包幹細胞が脳卒中、パーキンソン病、多発性硬化症、筋萎縮性側索硬化症などの治療に適用できることを物語っている。また、毛包幹細胞は皮膚再生にも関与することが明らかになっている。つまり、皮膚に傷ができたとき、皮膚を再生する原初的な幹細胞が毛嚢に存在するということだ。毛包幹細胞は患者自身の毛嚢から採取して使えるため、移植したときに拒否反応がなく、ＥＳ細胞と違って倫理的問題を避けることができるという利点がある。

胎盤

　胎盤は、妊娠中に胎児のために特別に作られるもので、重さ500g、直径5～20cm、厚さ2～3cmほどの円盤型をしている。胎盤の片方は母体、もう片方は胎児に触れており、その間の空間に母体の血液が入っていて、胎児に栄養分を供給する。胎盤は羊膜と絨毛膜、脱落膜から構成されており、胎児の成長を助け、未成熟な胎児の心臓、肺、

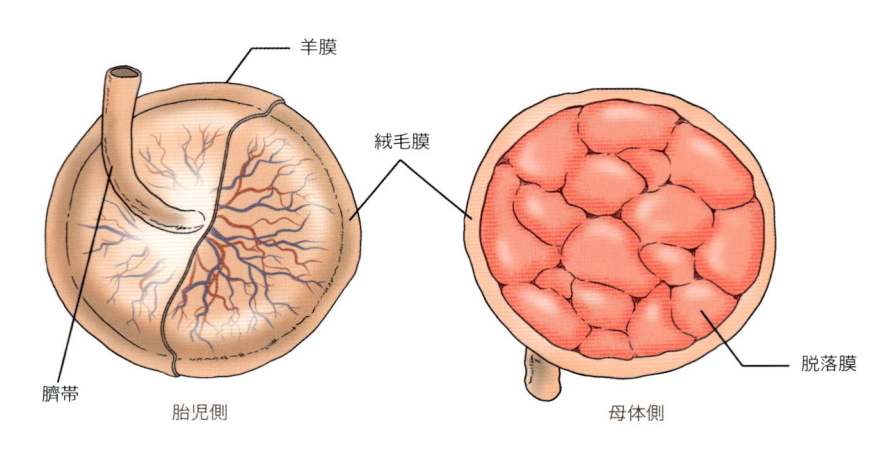

15■胎盤の構造

肝臓、腎臓などの機能を代替し、有害な物質の侵入を防ぐ役割をする。

　胎盤にある幹細胞を胎盤幹細胞という。胎盤には臍帯血の1000倍に達する多くの間葉系幹細胞がある。したがって胎盤幹細胞は何回もの使用が可能だ。よく増殖し、ほかの細胞に分化も可能である。こうした特徴によって、胎盤幹細胞はさまざまな疾患に利用することができる。胎盤幹細胞は存在する位置によって、羊膜由来幹細胞、絨毛膜由来幹細胞、脱落膜由来幹細胞に分けられる。

1）羊膜由来幹細胞

　羊膜は胎児を包む薄い膜で、妊娠初期に形成され、羊水が入っていて胎児を物理的衝撃から保護し、さまざまな活性因子を分泌する。羊膜には2種類の幹細胞 ── 脂肪由来幹細胞のような間葉系幹細胞と上皮幹細胞がある。羊膜上皮細胞が多能性幹細胞の能力があることは、さまざまな研究によって立証されており、羊膜由来間葉系幹細胞からも3種類の生殖細胞である外胚葉、中胚葉、内胚葉に分化可能だということが立証された。羊膜由来幹細胞は抗炎症機能、傷の形成抑制、

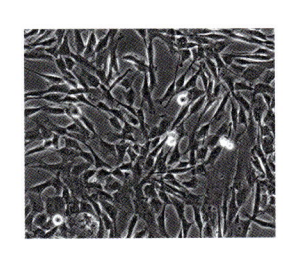

16■羊膜由来間葉系幹細胞 Mesenchymal stem cells
治療薬として使える十分な細胞数の確保が容易。

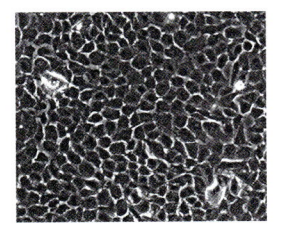

17■羊膜由来上皮幹細胞 Epithelial stem cells
傷の治療、神経分化、表皮組織分化の能力が優れている。火傷の治療、眼科領域、脊髄損傷、パーキンソン病などに適用可能だが特別な培養技術が必要。

痛みの抑制などの特性がある。

２）絨毛膜由来幹細胞

　絨毛膜とは、受精卵から発生し、胎児や羊水を包んでいる卵膜の一部で、羊膜と脱落膜の間にある薄い膜だ。絨毛膜には脂肪由来幹細胞のような間葉系幹細胞が存在し、脂肪組織、軟骨組織、骨組織、筋肉組織、神経組織に分化する能力があることが明らかにされており、幹細胞としての能力が立証されている。

３）脱落膜由来幹細胞

　　脱落膜とは、受精卵が子宮に着床できるよう子宮の上皮細胞が変形して形成される膜で、胚が子宮内膜に入れるようにし、胎児を母体の免疫反応から保護し、胚の形を支持するなどの機能をする。

　　脱落膜には、脂肪や骨髄にもある間葉系幹細胞が存在し、こうした幹細胞は多様な細胞に分化する能力がある。

　　胎盤幹細胞を利用した治療は無尽蔵にある。現在、研究中または臨床中の疾患は次の通りだ。

　　・白血病や各種血液がん：急性白血病、単球性白血病、リンパ腫、
　　　　　　　　　　　　骨髄異形成症候群、神経芽細胞腫、乳がん

　　・悪性血液疾患：再生不良性貧血、ファンコニ貧血、地中海貧血、
　　　　　　　　　無巨核球性血小板減少症

　　・先天性代謝異常：ゴーシェ病、ハーラー症候群、ハンター症候群
　　　　　　　　　　など

　　・免疫異常疾患：重症複合免疫不全症、ＡＤＡ欠損症など
　　・自己免疫疾患：重症型関節リウマチ、全身性エリテマトーデス、
　　　　　　　　　多発性硬化症
　　・細胞損傷疾患：口唇口蓋裂、脳性麻痺、熱傷など

4）胎盤由来幹細胞を利用した疾病治療

　妊娠初期と妊娠末期の羊膜由来間葉系幹細胞と絨毛膜由来間葉系幹細胞は、HLA-A、Bが低い水準で発現し、HLA-DRは発現しない免疫学的特性がある。こうした胎盤由来幹細胞は、最近の研究を通じて、脂肪由来幹細胞のようにさまざまな疾病を治療する細胞治療体としての可能性が明らかになりつつある。

肝細胞の再生

　2010年、リーLeeらは肝細胞の破壊と線維化を起こす四塩化炭素という薬物を投与したマウスにヒトの胎盤由来間葉系幹細胞を投与した結果、幹細胞を投与しない動物より絨毛膜胎盤由来幹細胞を投与したグループで肝臓の線維化進行が少なかったことを確認した[2]。

心筋梗塞の回復

　心筋梗塞に対する研究としては、生まれたばかりのマウスの心臓を羊膜由来間葉系幹細胞といっしょに培養した結果、羊膜由来間葉系幹細胞が心臓組織内に入って心筋細胞に似た細胞に分化することが確認された。マウスの心臓に心筋梗塞を起こさせた後、羊膜上皮由来幹細胞を投与した結果、羊膜上皮由来幹細胞が心筋組織内で2カ月間生存し、心筋細胞と類似した細胞に分化したことが確認され、治療効果も確認された。

肺の損傷の回復

　2009年、カグノニCargnoniらは、肺細胞の破壊と肺の線維化を引き起こすブレオマイシンという薬物を投与して肺の損傷を誘発したマウスに、胎盤由来幹細胞を投与したとき、肺組織内への白血球の浸潤程度と肺の線維化が有意に減少し、ブレオマイシンによる肺の炎症と線維化を防止したと報告した[3]。

神経損傷に対する効能

2010年、クランズ Kranz らは脳卒中を起こしたマウスに胎盤由来間葉系幹細胞を投与し、脳の損傷程度と行動学的機能の改善を評価した。機能的検査で脳卒中誘発から8時間後と24時間後に2回にわたって胎盤由来幹細胞を投与したとき、24時間後に1回投与した動物よりも、8時間後と24時間後に2回投与した動物において、脳の機能が向上したことを観察した。[4]

骨の損傷に対する効能

2010年、リー Li らは分娩後に排出されるヒトの胎盤から分離した間葉系幹細胞の多発性骨髄腫に対する効能を調べるために、ヒトの胎盤由来幹細胞を骨の内部に投与した結果、多発性骨髄腫の成長を抑制し、骨の生成を促進し、骨の消失を防止したと報告した。[5]

糖尿

2010年、カダム Kadam らは胎盤から間葉系幹細胞を分離し、こうした細胞が間葉系幹細胞の特徴である脂肪分化、骨分化、軟骨分化、神経細胞分化することを確認した。[6] そして胎盤由来間葉系幹細胞がランゲルハンス島細胞と類似した細胞に分化することを確認し、ランゲルハンス島細胞と類似した細胞に分化させた細胞、あるいは分化させなかった胎盤由来間葉系幹細胞を、糖尿病を起こしたマウスに投与した結果、正常血糖を維持する効果があることを報告した。

免疫調節

2005年、リー Li らは胎盤由来間葉系幹細胞が胎芽由来臍帯血内のリンパ球の増殖を抑制する能力を持ち、造血幹細胞移植時に発生しうる拒否反応に対する調節能力があると報告した。[7] 2008年、プラター Prather らは胎盤間葉系幹細胞が臍帯血移植後、臍帯血の生着を促進

したと報告した。[8]

神経

神経系は、各種の刺激を受け、それを速やかに伝達し、刺激に対する反応を生成する機能を持ち、人間の体全体を統轄する非常に重要なシステムだ。

神経系は中枢神経系と末梢神経系に大きく分けられる。中枢神経系は、入ってきた刺激を知覚し、反応を電気的な信号の形に生成する神経系だ。末梢神経系は、中枢神経系から受け取った電気信号を伝達する役割をする。脊椎動物において中枢神経系は脳と脊髄にあたり、末梢神経系は神経線維の形態をとっており、感覚器官と筋肉および内臓などを中枢神経系とつなぐ役割を担う。中枢神経系は主に連合ニューロンからなり、末梢神経系は動物が意識的に調節することのできる作用を受け持つ体性神経系（運動神経と感覚神経からなる）と、意識的に調節できない作用を受け持つ自律神経系に区分される。自律神経系はさらに互いに反対の作用を持つ交感神経系と副交感神経系に分けられる。

神経系は、「神経細胞」という非常に特殊な細胞からなっている。神経細胞は。基本的にニューロンという信号伝達の中心となる細胞と、そのほかに補助的な役割をする神経膠細胞 glial cells で構成される。神経細胞は長い線維状で、樹枝状突起 dendrite と軸索 axon という2つの突起が神経細胞体 soma から伸びている。普通、軸索を神経線維 nerve fiber といい、こうした理由のために、一般には神経を、神経線維束を指す言葉としても使う。樹枝状突起は細胞体が枝状に広がっているが、ほかの細胞から送られる情報を受ける受信機の役割をする。ほかの神経細胞と交流する方法は次の通りだ。軸索の先にある小さな空間であるシナプス（接合部）から神経伝達物質（化学成分：代表的なものにアセチルコリンがある）が放出され、隣接する細胞の

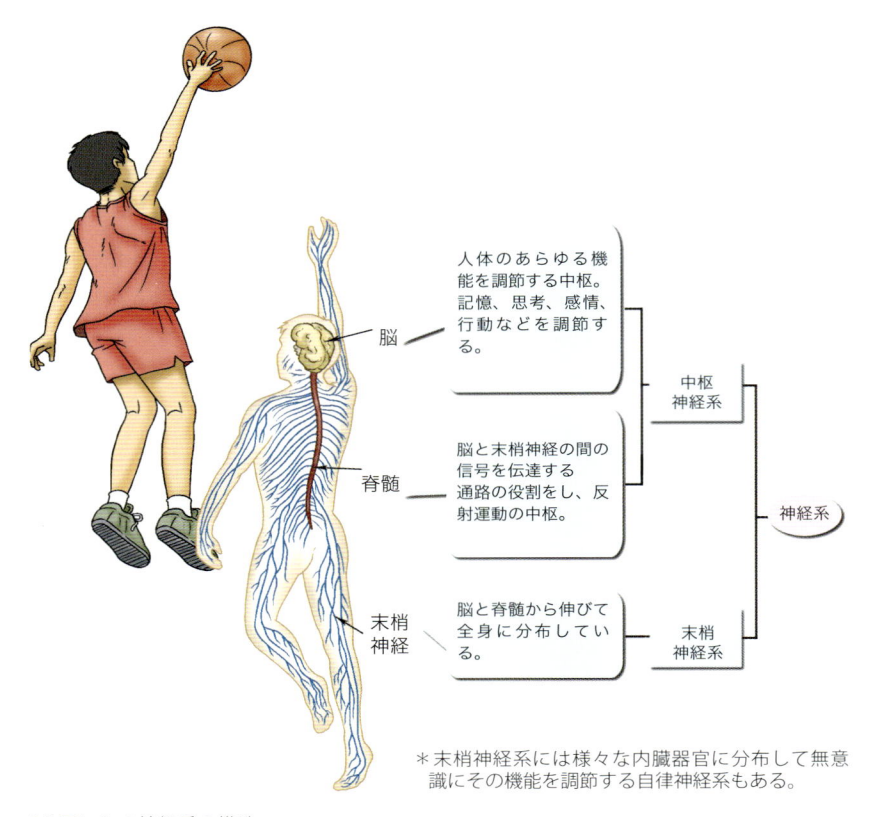

脳	人体のあらゆる機能を調節する中枢。記憶、思考、感情、行動などを調節する。	中枢神経系
脊髄	脳と末梢神経の間の信号を伝達する通路の役割をし、反射運動の中枢。	
末梢神経	脳と脊髄から伸びて全身に分布している。	末梢神経系

右側の括弧全体：神経系

＊末梢神経系には様々な内臓器官に分布して無意識にその機能を調節する自律神経系もある。

18■ヒトの神経系の構造

樹枝状突起に送られ、信号伝達がなされる。神経細胞の神経伝達の方式は、一言で、電気信号を科学的信号として伝達するものといえる。刺激ごとに放出される神経伝達物質が異なり、これによって刺激に対する多様な反応が起こる。

　神経細胞と併せて、人間の思考や感覚の伝達に関与する神経膠細胞は、支持細胞としてさらに星形をしたアストロサイト astrocyte

と、細胞体に樹枝状突起に似た突起がいくつか付いた希突起膠細胞 oligodendrocyte からなる。神経膠細胞は神経細胞に比べてその数が約9倍と多く、神経細胞の生存に必要な栄養分を供給する機能を持つ。

神経系疾患

神経系は人体の活動を全体的に調節し、規制する非常に精巧なシステムである。したがって、神経と関連した疾病は、体全体に現れる。神経系に該当する器官は、脳や脊髄などとともに非常に重要な役割をする。ゆえに神経系に異常が現れた場合、深刻な病気になる可能性が高い。

分類	種類
血管障害 vascular disorder	脳卒中 (stroke) 一過性脳虚血症 (TIA:transient ischemic attack) 脳出血 (cerebral hemorrhage) 血腫 (hematoma)
感染 infection	脳髄膜炎 (meningitis) 脳炎 (encephalitis) 小児麻痺 (polio)
構造的障害 structural disorder	脳と脊椎の負傷 (brain and spinal cord injury) 顔面筋肉失調 (bell's palsy) 脳と脊椎の腫瘍 (brain and spinal cord tumors) 末梢神経障害 (peripheral neuropathy)
機能性障害 functional disorder	頭痛 (headache) てんかん (epilepsy) めまい (dizziness) 神経痛 (neuralgia)
退行性病変 degenerative disorder	パーキンソン病 (Parkinson's disease) 多発性硬化症 (multiple sclerosis) 筋萎縮性側索硬化症 (ALS:amyotrophic lateral sclerosis、ルーゲーリック病) ハンチントン病 (Huntington's disease) アルツハイマー型認知症 (Alzheimer's disease)

19 ■神経系疾患

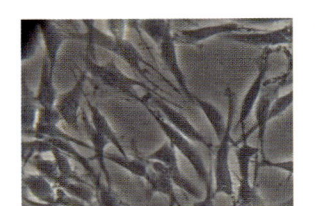

未分化の脂肪由来幹細胞

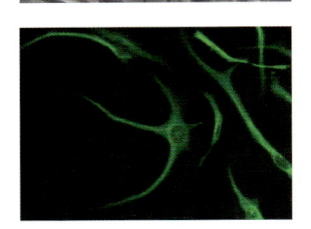

分化中の脂肪由来幹細胞
脂肪間葉系幹細胞が特定の条件の下で神経細胞に分化している。神経細胞、特に蛋白質の発現が免疫蛍光染色によって確認される。

20 ■神経細胞へと分化する脂肪由来幹細胞

　特に、神経変性疾患の場合、その大部分は発病原因が解明されておらず、確実な治療法がほとんどないため、いったん発病すると患者が死亡するまで持続的に病気が進行するケースが多い。

　最近、こうした神経変性疾患の治療のために、多様で活発な研究が進められている。そのなかでも、特に脳に存在する神経幹細胞を含めて、脂肪、骨髄など、多様な組織から得られた幹細胞を利用した治療が活発に進行中であり、いくつかのよい実験結果が得られている。それだけ幹細胞を利用して神経変性疾患を治療できる可能性が高くなったといえる。

　成体内部に入った幹細胞は、体内で神経細胞に分化したり、周辺の神経細胞再生を促進したりし、神経細胞の機能を活性化させる。したがって、神経細胞損傷による疾病を治療することができる。これが幹細胞治療法の原理だ。写真【20】は脂肪由来幹細胞が体外で神経細胞に分化する様子を示している。

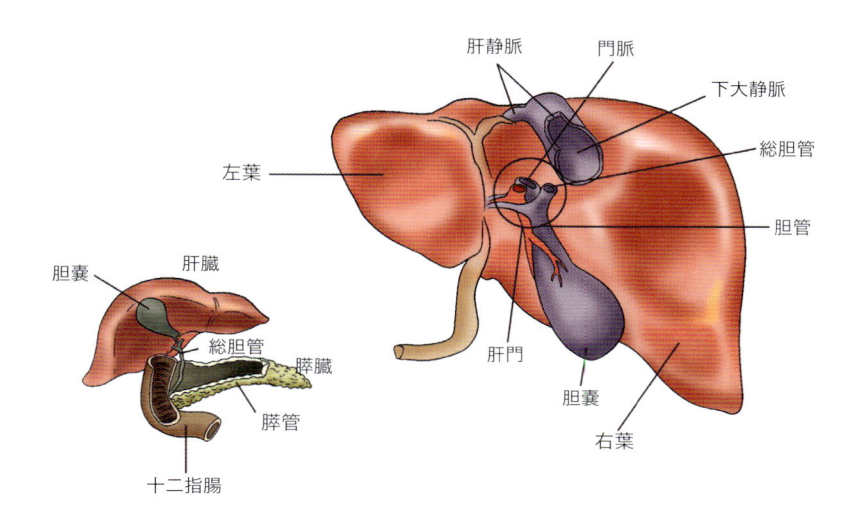

21■肝臓の構造

肝臓

　肝臓は、脊椎動物の消化管に総胆管を通じて開かれた器官である。発生学的には十二指腸の部位から膨出して形成された内胚葉性器官である。肝臓は、人体で最も大きな臓器で約 1.2 〜 1.4kg の重さがあり、右横隔膜の下の腹部に位置し、肋骨で守られている。

　肝臓は多くの細胞で構成されており、その間を胆管と血管が通っている。肝臓は肝細胞が列をなして肝細胞索という組織を構成しており、門脈 portal circulation は肝臓内で分かれて洞様毛細血管網をなし、再び集まって肝静脈となる構造となっている。

　門脈は、肝臓に必要な栄養素と酸素を供給するための血管だ。人間が食べた食物は消化器官によって消化、吸収され、心臓に入る前に大部分の栄養素が門脈を通じて肝臓に入る。肝臓はこの栄養素を使って生命維持に必要な物質を生産、貯蔵、転換する機能を持つ。肝臓は体外から入ってきたり体内で生み出されたりした有毒成分を、無毒の物

質にして血液に送る作用をする。

　肝臓は、すでに成熟した肝細胞とオバール細胞 hepatic oval cell, hepatic progenitor cell という２つの代表的な幹細胞を内包しており、このうち成熟した肝細胞は卓越した再生力で自己増殖し、肝再生に重要な役割をするので、以前から幹細胞として定義されてきた。肝臓内部の２つ目の幹細胞であるオバール細胞は、少量の幹細胞で、門脈周囲の部位の胆管表皮に存在し、肝実質に移住し肝再生過程に関与する。化学物質の投与、肝切除術、四塩化炭素 CCL4 を利用して肝損傷を誘導すると、オバール細胞が活性化し、肝細胞と胆道細胞に分化して、肝臓の損失した量を回復させて損傷した肝臓を救う。一般的にひどい肝損傷で肝細胞自体の増殖限界点に達した場合、肝臓内部の幹細胞が活性化する（ペ・シヒョン「肝疾患における幹細胞臨床適用の展望」『大韓肝学会誌』大韓肝学会、2008 年[9]）。

皮膚

　皮膚は、表皮、真皮、皮膚組織で構成されており、そのなかに神経、血管、汗腺、皮脂腺、アポクリン腺、および体毛が存在する。また、表皮の角質細胞 keratinocyte と角質細胞の間の脂質により、体液の消失を防止し、外部の有害物質から体を保護する障壁の役割をする。

　表皮幹細胞は損傷されていない成熟した表皮、すなわち毛嚢、毛嚢上皮の角質細胞、皮脂腺に存在する。角質細胞は皮膚の損傷に備えた第１の防御障壁で、活性化された角質細胞は多様なサイトカインと成長因子を分泌する。

　表皮幹細胞は表皮を完全に回復し、再生させる能力があり、適切な刺激が与えられればほかの種類の細胞と組織にも分化が可能であることがわかっている。すなわち、最近の研究では、ヒトの皮膚から派生した幹細胞が神経細胞への分化能を持つことが明らかにされ、皮膚幹細胞は皮膚回復能力とほかの疾患への適用可能性が示されている。

人工皮膚の再生においては、皮膚細胞を利用する方法と、脂肪に存在する成体幹細胞が使用されてきたが、両者の違いを比較した結果、脂肪由来成体幹細胞を利用した人工皮膚においては、既存の方法で培養された人工皮膚に比べ、顆粒層がよりはっきり形成されているのがわかる。つまり、脂肪由来成体幹細胞を使って培養した人工皮膚表皮の分化状態の方が、皮膚線維芽細胞を使って培養した人工皮膚の表皮より、実際の皮膚とより似ているのだ。この理由について調べた結果、皮膚線維芽細胞に比べて脂肪由来幹細胞の方が、多くの皮膚再生関連因子を分泌していることが明らかになった。

筋肉

　筋肉運動の主体となるのは筋を構成する筋細胞（筋線維）であり、個々の筋細胞が収縮することで筋全体の収縮活動となる。骨格筋は、筋細胞が集まって筋束を作り、それがいくつか集まって1個の筋個体

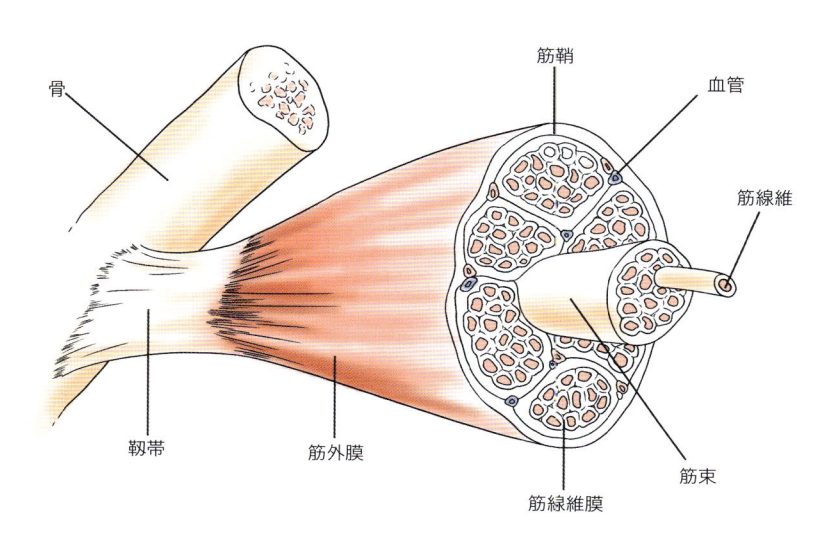

22 ■筋肉の構造

を形成するが、個々の筋個体は筋膜と呼ばれる結合組織によって覆われている。骨格筋はある骨ともう1つの骨の間にかけて付着しているが、この付着は筋組織から移行する腱によってなされる。

　1個の骨格筋を観察してみると、表面は筋膜で覆われ、両端は腱で骨に付着している。1個の筋肉は多くの筋細胞の束である。したがって、1個の筋細胞を筋線維という。筋線維の直径は約100μmだが、長さは筋肉によって違う。筋線維と筋線維の間には毛細血管や神経が入っており、その隙間は結合組織で満たされている。

　筋肉由来幹細胞は、筋肉損傷時に筋肉組織の再生に関与する筋芽細胞 myoblast と筋衛星細胞 satellite cell の一部分から分離されることが知られている。筋肉幹細胞は、短時間に多量の細胞を培養でき、ウイルスやそのほかのバクテリアによって遺伝子伝達 trasfection が容易だ。また、細胞と細胞の接触時に筋肉線維に分化して成長が止まるため、過分化による副作用やがん細胞への転化がないという特徴がある。

　最近、筋肉由来幹細胞が骨、軟骨、脂肪、靱帯、筋肉などのさまざまな組織の細胞に分化するという研究が報告され、特に筋肉から分離された幹細胞と前駆細胞が神経系に類似した細胞に分化したという報告がある。動物実験では、人体の筋肉由来幹細胞を末梢神経欠損部位に移植した結果、移植された細胞が神経細胞と神経支持細胞に分化して神経再生能力を向上させることが知られている。

3.3　幹細胞はどんな病気治療に用いられているのか？

幹細胞による治療が可能な疾病は何か？

　成熟した組織と器官には成体幹細胞がある。成体幹細胞は多様な神経細胞に分化可能な神経幹細胞、骨髄細胞に分化可能な造血幹細胞、骨・軟骨・脂肪・筋肉・神経などに分化可能な間葉系幹細胞、肝細胞

に分化可能な肝幹細胞などを含む。

　そのなかでも間葉系幹細胞は、骨細胞だけでなく、軟骨細胞、脂肪細胞、筋細胞、線維細胞、神経細胞など、人体を構成するさまざまな細胞に分化する能力を持っている。間葉系幹細胞は臍帯血と骨髄などに存在するが、脂肪と胎盤には骨髄より1000倍も多くの間葉系幹細胞がある。

　現在、幹細胞が適用される神経疾患にはパーキンソン病、アルツハイマー病、脊髄損傷、脳卒中、筋萎縮性側索硬化症、多発性硬化症などがある。こうした疾病に対して、幹細胞治療法が活発に研究されており、特に患者自身の脂肪から得られた脂肪幹細胞を利用する神経疾患治療のための幹細胞研究が進行中だ。

　現在、心血管関係および内分泌疾患による心筋梗塞と心不全などに利用できる幹細胞療法が研究中である。また、1型糖尿病の治療に幹細胞を移植することもできる。幹細胞移植は膵臓移植に比べて非常に簡単である。糖尿病患者には実に喜ばしいニュースだ。患者の脂肪から分離した幹細胞を利用して、血管を再生することで、バージャー病 Buerger's disease、重症下肢虚血性疾患、動脈硬化症の治療にも適用されている。

　骨と関節疾患にも幹細胞治療は適用可能だ。変形性関節症を治療するために適用されている自家軟骨細胞治療（患者自身の正常軟骨組織から細胞を分離した後、試験管内で軟骨細胞を増幅し変形性関節症の部位に投与する技術）は患者者から得られる組織量の限界、患者の年齢、軟骨細胞の特性変化などにより、適用に限界がある。

　自家軟骨細胞治療の限界を克服する方法として台頭しているのが、患者自身の脂肪から分離して培養して、幹細胞を関節腔内に注入して関節炎を治療する方法だ。現在、臨床試験が進行中であり、治療効果も良好との報告がある。閉経期女性の骨粗しょう症に対しては、脂肪や骨髄由来の間葉系幹細胞を骨細胞に分化させた後に患者の体に移植

分類	種類
神経系疾患	パーキンソン病、認知症、アルツハイマー、脊髄損傷、脳卒中、筋萎縮性側索硬化症、多発性硬化症など
心血管系および内分泌疾患	心筋梗塞、心不全、バージャー病、重症下肢虚血、動脈硬化、糖尿病など
骨および関節疾患	変形性関節症、無菌性骨融解（人工関節移植後）、骨粗しょう症、骨融合不全、頭蓋骨損傷、軟骨損傷、腱・靭帯損傷など
自己免疫疾患	全身性エリテマトーデス、自己免疫性甲状腺炎、リウマチ関節炎、自己免疫性内耳疾患、アトピー性皮膚炎、喘息など
がん	乳がん、皮膚がん（カポジ肉腫、メラノーマ）、肺がんなど
その他の疾患	肝硬変、尿失禁、腎不全、網膜疾患、熱傷、創傷、慢性閉塞性肺疾患など

23 ■脂肪由来幹細胞で治癒が可能な疾病

して、骨粗しょう症を治療することができる。骨折後の癒合不全に対しては、患者自身の正常な骨を使う自家骨移植の欠点である激しい痛みと骨の不足などを克服するため、脂肪由来間葉系幹細胞を分離培養して骨形成細胞に分化させた後に移植したり、脂肪由来間葉系幹細胞と骨細胞を同時に移植したりする研究が進行中だ。人工関節の施術後に発生する人工関節のゆるみを減少させるため、脂肪由来間葉系幹細胞を培養して人工関節の表面で育ててから、患者に手術する方法が適用されている。

　自己免疫疾患の治療にも脂肪由来幹細胞が利用されている。自己免疫疾患とは、体に存在する免疫体系が異常に活性化して、自分自身の細胞を攻撃し殺すことにより発生する疾病である。全身性エリテマトーデス（全身性紅斑性狼瘡）、自己免疫性甲状腺炎、リウマチ関節炎、自己免疫性内耳疾患、アトピー性皮膚炎などが、自己免疫疾患である。

こうした疾患の治療に自分自身の腹部から抽出し分離培養した脂肪由来幹細胞が適用され、効果が立証されている。

　血液がん以外のがんでは、特に乳がんにおける幹細胞治療が最も活発だ。幹細胞を利用した抗がん療法は化学療法や放射線利用法の副作用も軽減してくれる。最近は、脂肪由来幹細胞が皮膚がんの一種であるカポジ肉腫の成長を抑制し、がん細胞を持つ動物の生存率を高めたという報告がある。

　それ以外にも脂肪由来間葉系幹細胞を肝硬変、尿失禁、心不全、網膜疾患、熱傷、創傷、脱毛の治療に利用しようという努力が重ねられている。このように脂肪由来幹細胞を多様な疾病治療に利用する理由は、脂肪由来幹細胞がほかの幹細胞とは違って脂肪から容易に分離培養でき、自己の細胞を利用するため免疫拒否反応がなく、ＥＳ細胞と異なってがんを誘発しないという、臨床的にたいへん重要なメリットを持っているためだ。

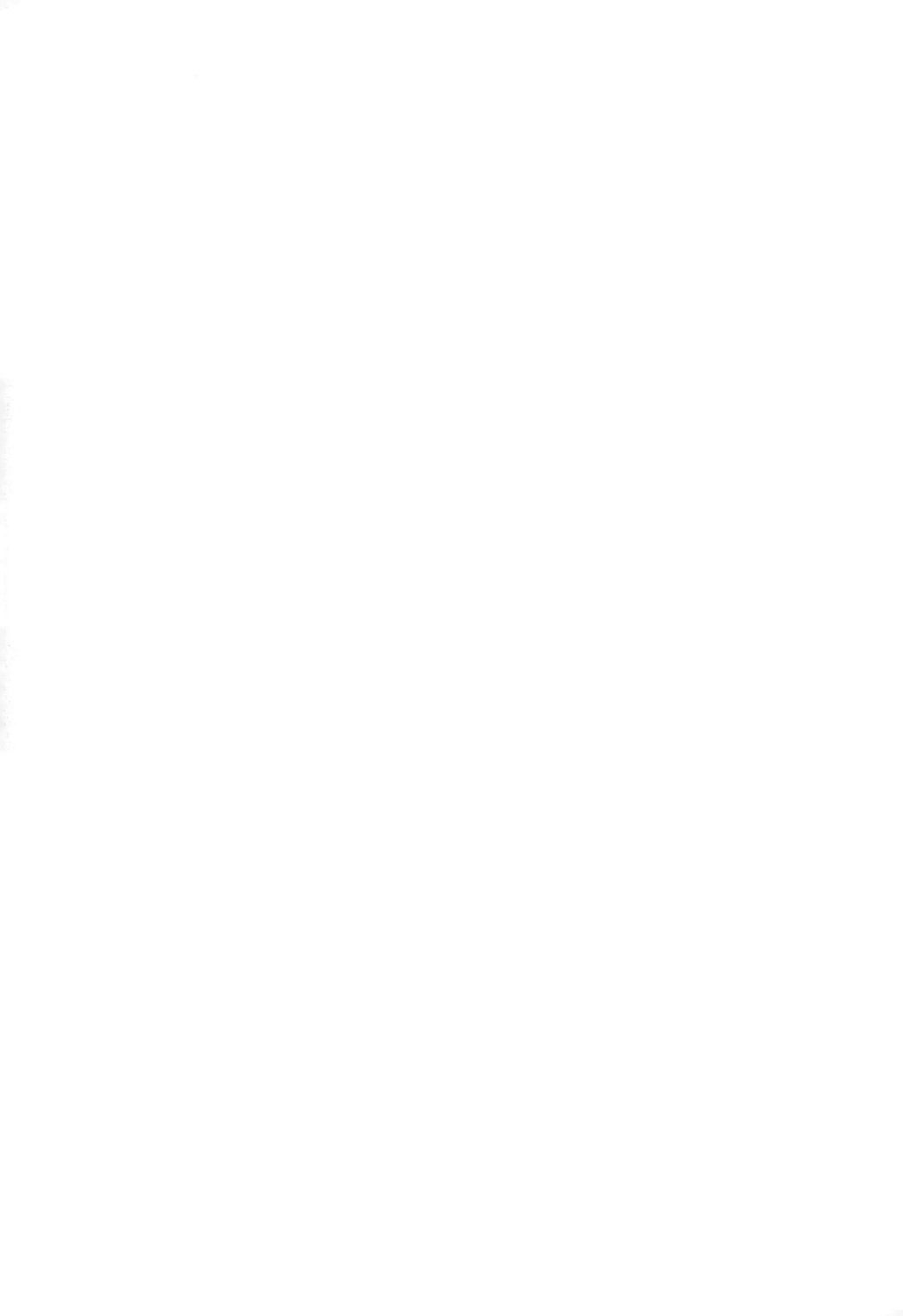

第2部

幹細胞の能力と疾病予防・治療への適用

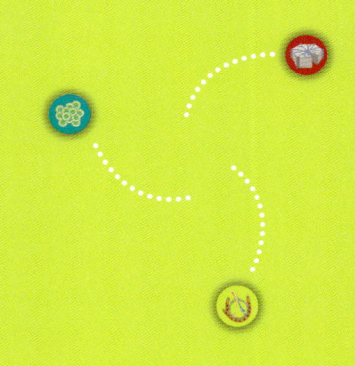

04　血管形成能力	09　肝疾患と幹細胞
05　神経系の再生能力	10　骨格系疾患と幹細胞
06　腎臓損傷と回復	11　肺疾患と幹細胞
07　免疫系調節能力	12　糖尿病と成体幹細胞
08　皮膚再生と幹細胞	13　がんと成体幹細胞
	14　幹細胞で人生によろこびを

04

血管形成能力

4.1 血管とは何か？

　食生活の西欧化、高齢化が進むにつれ、心筋梗塞、脳血管疾患、末梢血管性疾患などの虚血性疾患 ischemia、すなわち血管が詰まって誘発される疾患が急激に増加している。今後、その発病率はさらに増加することが予想される。

　薬物療法と手術療法の発達にもかかわらず、虚血性損傷が発生すれば損傷した組織はごく一部しか再生されないため、深刻な後遺症を招く。血管類と損傷した組織の保存が中心の既存の治療法の限界を克服し、より根本的で完全な治療のために幹細胞を利用した細胞治療剤の開発が活発になっている。その中心となるのは自家脂肪由来間葉系幹細胞だ。

血管はどのように作られるか？

　人体内の血管が作られる過程は、大きく分けて2つの経路がある。既存の血管から血管内皮細胞 endothelial cells が周囲の組織内に移

動・成長した細胞によって形成される血管新生 angiogenesis 機転と、血管内に循環する細胞が組織内に回帰して血管を作る脈管形成 vasculogenesis 機転である。1997 年、タフツ Tufts 大学のエリザベス・メディカルセンター St. Elizabeth Medical Center の浅原孝之らが、血管内皮前駆細胞（EPCs: endothelial progenitor cells）によって血管が生成されるという事実を明らかにした[1]。

血管内皮前駆細胞の定義

　ウルビッヒ Urbich らは、骨髄、末梢血液、そして臍帯血のような造血系起源、あるいは脂肪、骨格筋、心筋、神経のような非造血系組織起源の幹細胞をすべて含め、血管内皮細胞に分化する能力を持つ細胞を血管内皮前駆細胞と定義した[2]。

　血管内皮前駆細胞は、起源組織と細胞によって形態学的特性と生物学的特性に多少の違いはあるが、究極的には血管内皮細胞への分化能力を持つ。血管内皮細胞の分化が可能かどうかは、血管内皮細胞固有の機能を確認し、分化した細胞が血管内皮細胞の表面抗原を持っているかどうかを確認することでわかる。すなわち、Ac-LDL（acetylated low density lipoprotein）を細胞質内に摂取する能力および一酸化窒素生成能力、そして、成熟した血管内皮細胞でのみ発現するタンパク質の一種 PECAM-1（platelet-endothelial cell adhesion molecule-1: 血小板-内皮細胞結合蛋白質-1）、VE-cadherin vascular endothelial cadherin、vWFvon Willebrand Factor、KDR（kinase insert domain receptor=vascular endothelial growth factor receptor 2: 血管内皮性成長因子受容体2）が発現するとき、血管内皮細胞に分化したと定義できる。

血管内皮細胞に分化可能な脂肪由来間葉幹細胞

　ヒトから血管再生効果を得るには、最小 1000 万個から 1 億個の血管内皮前駆細胞が必要とされ、この程度の容量を得るためには 12 リットルの末梢血液が必要だが、脂肪組織は簡単な麻酔と処理で腹部や大腿部の内側などから十分な量の組織を容易に得られるというメリットがあり、自己由来の幹細胞治療剤を製造するための現実的で理想的な組織源である。

　韓国のＲＮＬバイオは、わずか 5g の脂肪組織から数億個の間葉系幹細胞を 2 〜 3 週間で培養できる標準工程を確立した。この工程を通して作られた間葉系幹細胞が血管内皮細胞に分化し、実際に虚血性疾患を治療する能力があることをさまざまな実験を通して証明した。脂肪由来間葉系幹細胞を人工基底膜マトリックス matrigel に播種した後、物理的な力を加え血管成長因子を添加した結果、毛細血管と類似した網状の構造を形成した。脂肪由来幹細胞から分化した血管内皮細胞から VEGFR-2（vascular endothelial growth factor receptor 2）、vWFvon など血管内皮細胞の細胞表面マーカーが発現し、UEA-1（ulex europaeus agglutinin-1）および Ac-LDL（acetylated low density lipoprotein）など血管内皮細胞が持つ能力が観察され、脂肪由来幹細胞が血管内皮細胞に分化したことが確認された。このような脂肪由来幹細胞の血管形成 angioplasty 能力は、血液循環と関連した各種疾病の予防と治療に効果的であるといえる。心筋梗塞、虚血性疾患、脳卒中、狭心症、バージャー病、糖尿病性足部潰瘍などの疾病治療に、脂肪由来幹細胞の血管形成能力が適用されている。

4.2　血管形成能力、心血管系疾患の予防と治療

　血管形成能力は、結局、幹細胞が心血管系疾患の予防と治療に積極的に活用できることを意味する。そして、全身の血液循環を管轄する心臓は、心血管系統の健康と老化、疾病に大きな影響を及ぼす。

　心臓は、心血管系のなかで最も重要な器官だ。ポンプ機能によって

約 1 分間に 1 回ずつ血液系のすべての構成物を循環させ、全身に必要な血液を供給する。このようにして栄養素と酸素を器官と組織に提供すると同時に、溜まった老廃物を取り除いてくれる。循環器系統は、心臓を出た血液が動脈と毛細血管を通じて全身に供給され、小静脈と静脈を通じて心臓に戻るという閉鎖された回路で構成される。

　心臓は、自分自身のこぶし程の大きさで、200〜420gの重さがあり、胸の中央部で両側を肺に囲まれ、3分の2程度が胸骨の左側に位置する。心臓は心嚢という独特な線維性の膜に包まれており、心嚢と心筋の間には心嚢液があり心臓が拍動するときの摩擦を減らす潤滑液の役割をする。ヒトの心臓は、2心房2心室、すなわち4つの独立した部屋で構成されている。各部屋は隔膜という筋肉の壁によって分離されている。心臓上部の両側の空間を心房と呼ぶ。心房は、全身と肺から入ってくる血液を受け取る場所だ。心臓下部の空間には、心房より大きく強力な筋肉でできている心室がある。心室から大動脈を通じて全身に、肺動脈を通じて肺に血液が流れていく。心血管系統は、心臓内から血液が互いに混ざらず連続して一方向に循環するシステムだ。線維組織からなる弁膜は、このような機能を可能にし、血圧で作動する血液が漏れないように密封弁を作り、血液の逆流を防止する。

心臓は自ら脈打つ（心臓の自動能）

　心臓は、自ら規則的・持続的に収縮と弛緩を繰り返す特殊な不随意筋である心筋からなる。心臓は脳の支配を受けず、たえず運動し器官と組織に新鮮な血液を供給する。心臓は生命維持に必須の器官である。

　心臓は、順序を守って規則的に収縮運動をする。心臓が自ら拍動する能力を、自動能 automatism という。電気的な刺激は正常に右心房上部の洞房結節からはじまり、ここから心筋を通して両側の心房と心室に伝達される。心臓から発生する電気刺激を別のところに伝達する役割をする特別な細胞が伝導系である。洞房結節は、心臓の拍動をつ

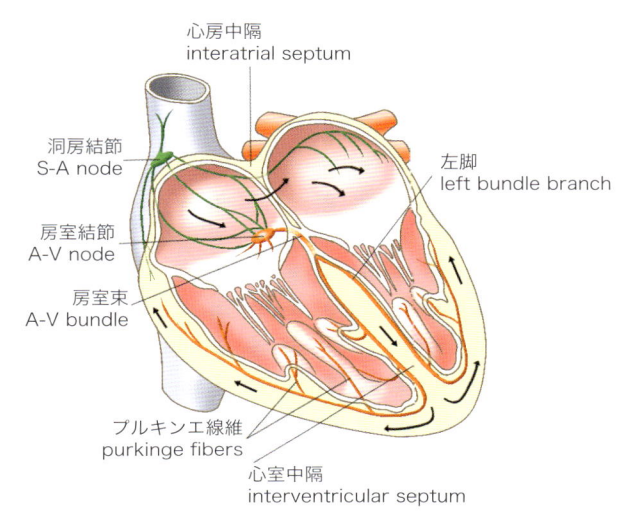

24 ■心臓の興奮伝導系
心臓活動電圧は洞房結節から始まり矢印方向に心筋に広がっていく

かさどる場所であり、調節しながら規制するので、心臓のペースメーカー pacemaker といわれる。洞房結節が病気で機能しなくなったら、心臓伝導系の別の部分が点火の責任を持つことになり、心臓のリズムが不規則になる不整脈 arrhythmia を発生させる。心臓の拍動速度を調節する中枢は延髄にあり、自律神経系の拮抗作用（ある器官に分布しながら、一方の神経が機能を促進させれば、もう一方の神経が機能を抑制して、その器官の機能を一定に維持すること）で調節される。

　心房の収縮期（0.11秒）→左右心室の収縮期（0.27秒）→心房心室の拡張期（0.42秒）という順に、収縮期と弛緩期、そして次の収縮期がはじまるまで、約0.8秒周期（心臓周期）で拍動する。心臓の拍動によって血液が循環するとき、動脈の血管も収縮と弛緩を反復するが、これを脈拍といい、体表面の動脈で感じとることができる。安定した状態で、心臓は1分間に約70〜72回収縮し、約4.5〜5リッ

トルの血液量を全身に押し出し、運動するときには最大200回まで速く拍動する。成人の正常な脈拍は60〜80回、子どもの正常な脈拍は90〜100回程度だ。脈拍が不規則な場合は不整脈という。

> **脈拍を測る方法**
> 1段階：左側の手のひらを上にして、手首の親指の付け根の部分に右手の人差し指と中指をそっと置く。
> 2段階：脈拍が感じられたら、しばらく心を落ち着けてから、脈拍を1分間測る。
> 3段階：上の方法で3回以上脈拍を測定し、その平均値を計算する。

心臓が病気になったら？

少し運動しただけで息切れしたり呼吸が激しくなったり、心臓が締めつけられるような痛みを感じ、動悸やめまいがしたら、心臓が病気になったという信号を送っている。

人間の体は、常に酸素が豊富に含まれた血液を必要とする。心臓には少しも休む暇はない。心臓は人間の体のなかで最も一生懸命働く筋肉ポンプだ。

しかし、心臓は完全に独立した器官として機能しているのではなく、ほかの臓器と効率的に助け合いながら、その役割を果たしている。人間の脳と神経センターは、その置かれた環境や運動状態をたえずモニタリングし、変化する環境に心血管系統が適切に適応するよう調節している。人間が動くと心臓の拍動は速く、強くなって、心筋に血液を供給する冠状動脈（心臓動脈）の直径が拡大し、さらに多くの血液が心臓に供給される。人体の循環器系統は、激しい運動にも耐えられるように通常時より心拍出量を5〜6倍まで増加させることができる。また、動脈と小動脈は、血流を増やしたり減らしたりして血圧を調節

> **心臓細胞は毎年1％再生**
> 　一般的に、心臓細胞は一生のうち早期に分化が止まるといわれている。医療関係者は、心筋幹細胞というマスター幹細胞があることは知っているが、いったん心筋が損傷すれば傷ついた組織は決して完璧に再生できないと考えている。
> 　しかし、スウェーデンのカロリンスカ研究所の研究チームが2009年、『サイエンスジャーナル』に発表した50名を対象にした研究によれば、人体が毎年1％程度の速度で心臓細胞を再生する能力を持つことがわかった。4年にわたる研究から、研究チームは心臓細胞が絶対に再生されないのかどうかを見極めるために、炭素-14放射線同位元素を用いた検査を進めた。検査の結果、患者の心臓が患者の実年齢を下回る数値が示された。研究チームは、新しい心臓細胞が生成される速度が人体の老化に伴って遅くなり、20代の場合は約1％のスピードで再生されるが、75歳頃には0.5％程度にまで再生スピードが遅くなることを明らかにした。

することができる。中程度〜太い動脈の壁は、平滑筋組織が血管内膜で覆われており血液の流れを円滑にしている。

　心臓は一生にわたって私たちの生命を守ってくれる筋肉ポンプだ。心血管系統は心臓と血管以外にも脳、肺、腎臓など、さまざまな器官が互いに調和し、完璧に機能しなければならない器官だ。ひとたび心臓の構造や機能に異常が生じ、血液循環系統に一瞬でも致命的な異常が生じれば、生命に危険が及ぶ。

　心血管系の医学は目覚しい発展を重ねているが、一度損傷した心臓はその機能を回復させるのがとても難しく、心臓発作（heart attacks: 医学的には心筋梗塞 myocardial infarction）と鬱血性心不全 congestive heart failure は最も深刻な疾病として認識されている。心筋細胞が損傷を受ける主な原因には、高血圧、冠状動脈疾患による

心筋への血液供給の慢性的不足、心臓発作、心臓に酸素を供給する血管が突然詰まることによる心臓の血液供給不足などがある。

損傷した細胞を新しい健康な細胞に代替して疾病を治療するために、幹細胞を利用した心臓再生の可能性が提示されている。

4.3 心筋梗塞を治す成体幹細胞

心筋梗塞を含む心血管系疾患は、主要な成人死亡原因の1つだ。韓国では、この10年間で虚血性心臓疾患による死亡率が4倍に増加した。食習慣の西洋化、運動不足、平均寿命の延長などは、心筋梗塞のような心血管系疾患の発生を増加させた。

心筋梗塞の治療法には、薬物治療法、外科的手術、心臓移植などがある。しかし、このような方法はあくまで次善の策だ。心臓移植のドナーも非常に少ない。したがって、幹細胞を利用した心筋梗塞の治療法が医学的に大きな関心を集めている。

心筋梗塞の治療の新技術として評価されている幹細胞治療法は、既存の治療法の短所を克服しようとする努力が築き上げた快挙でもある。心不全のための細胞治療剤は血管形成の増進、再生された活動性を持つ心筋細胞の増進と、心筋細胞の死滅を防ぐことで心機能を回復させることができる。心血管系治療に適用可能な幹細胞は、脂肪、骨髄、神経組織、肝臓などから得られる。特に脂肪と骨髄に存在する幹細胞は、心筋組織と血管内皮細胞に分化する能力が立証され、現在、動物とヒトに適用されている。

動物実験では、富田伸司らがマウスの心臓に冷凍損傷を加えた後、骨髄から分離した幹細胞を心筋に直接注射した結果、損傷した心筋組織の心筋細胞数が増加し、新生血管が形成され心機能が好転したことを確認した[4]。

ヒトには、2001年にストラウアーStrauerらが、急性心筋梗塞の患者自身の骨髄単核球細胞BM-MNCsを用いた心筋再生と新生血管

再生のための幹細胞移植治療を世界で初めて実施した。10人の急性心筋梗塞患者に細胞を移植した結果、移植3カ月で心筋梗塞が小さくなり、心機能が好転したと発表された[5]。

　RNLバイオとカトリック大学のペク・サンホン教授チームは、脂肪由来幹細胞を心筋梗塞が発生した動物に投与した結果、心筋梗塞が好転したことを確認し、その結果は2008年成体幹細胞シンポジウムを通して発表された。このように成体幹細胞の移植治療が心筋梗塞の治療に適用可能であることが報告されて以来、多くの科学者たちが成体幹細胞を利用した心筋梗塞治療を試みている。

> **脂肪由来間葉系幹細胞による心筋梗塞治療法**
>
> 　心血管疾患で心筋損傷を復旧させるために、機械を利用して心筋に幹細胞を投与する方法と、外科的手術によって心筋に直接、幹細胞を注射する方法が試みられている。
>
> 　しかし、このような方法は胸を切開するなど幹細胞投与の危険と不便という短所がある。このような短所を解決するために、脂肪由来成体幹細胞の分化能を向上させ、手術することなしに静脈に投与する心筋梗塞治療法がRNLバイオで開発されつつある。
>
> 　RNLバイオでは心筋梗塞疾患動物モデルを制作し、ヒト脂肪由来幹細胞を損傷部位の心筋や静脈に投与した後、機能回復の程度を測定した。心臓超音波検査と組織検査の結果、脂肪由来幹細胞の静脈内投与も、心筋内に直接投与するときと同様、心筋梗塞に効果があることが確認された。

無痛で狭心症患者の歩行を改善させる成体幹細胞

　アメリカ人の100万人以上が慢性または重症の狭心症（血管が詰まって発生する胸の痛み）を患っているという。このうち30万人は、既存の治療法である血管形成術、ステント留置術、心臓バイパス手術などによる治療が困難な難治性狭心症を患っている。

　2009年に開催された米国心臓学会議 American College of Cardiologyで、重症の狭心症患者の心筋に自分の成体幹細胞を注射すれば痛みが和らぎ、運動許容力が向上するという結果が発表された。6カ月にわたる今回の第2相試験の結果は、患者自身の幹細胞が心血管疾患の治療に利用できることを示した。したがって、現在治療が難しい狭心症の患者たちの痛みを軽減しながら、より活動的にする可能性を示唆した。この臨床試験は、前向き研究と二重盲検により26カ所の臨床センターで167人の患者を対象に行われたが、彼らは血管形成、ステント留置術、心臓バイパス手術などが不適切な難治性心臓疾患者だった。

　患者から血液中の幹細胞が収集され、注射で患者の心筋10箇所に幹細胞が投与された。プラセボ群は、同一の方式で生理食塩水が投与された。研究チームは、複雑な電気化学的マッピングmapping技術を利用して、心筋のどの部位が、生きるために十分な血液供給を受けられず、本来の機能を発揮できないのかを調査した。

　幹細胞移植から6カ月後、患者たちはプラセボ群の患者たちに比べて、ランニングマシーンで平均60秒も長く歩くことができ、運動中に痛みを感じる比率がより少なく、休息をとる時間も遅くなったという。また、アメリカのエモリー大学のアルシェド・キユミ博士は、心臓麻痺の後でステント施術を受けた患者たちの詰まった冠状動脈部位に、自己由来幹細胞を注入した結果、注入した幹細胞の量が多いほど心臓機能が改善したと報告した。

05

神経系の再生能力

5.1 　中枢神経の理解

脳とは何か？

　人間の脳は千数百億個のニューロンからなっており、3重の脳膜に覆われている。脳と脳膜の間は150mlほどの脳脊髄液に満たされており、脳が脳脊髄液に浮かんでいる。脳脊髄液は、脳に加わる衝撃を吸収し和らげる役割を果たしている。

　脳の重さは体重の2〜2.5％にあたる1200〜1500gほどだが、体が使う全酸素量の20〜25％を占めるほど、そのエネルギー消費量は最も多い。したがって、短時間でも脳に行く血流が途切れると、脳細胞の機能を失うことになる。脳自身はエネルギー源をほとんど貯蔵できないので、ブドウ糖や酸素の供給をすべて血流に頼っている。脳が1日に使用するエネルギーは、筋肉全体が使うのと同じくらいの量で、ほかの器官に比べて多くのエネルギーを消費している。

　血流が完全に遮断されると、脳は機能停止状態に陥る。頸動脈を圧

迫して脳に行く血流を完全に止めると平均 6.8 秒で意識を失い、血液供給が遮断された脳内の残存血液がなくなると、脳は取り返しのつかない損傷を受けて脳細胞が死滅するが、その時間はわずか3分ほどだ。

　脳は大脳、小脳、脳幹に大別される。大脳は脳の機能を総括する部位で、性格、判断力、推理力、記憶力を担当する。左右2個の大脳半球からなり、両半球は中心部の脳梁という部分で連結されている。一般的に左脳は論理的な問題の解決や言語の処理、図形の理解、計算の

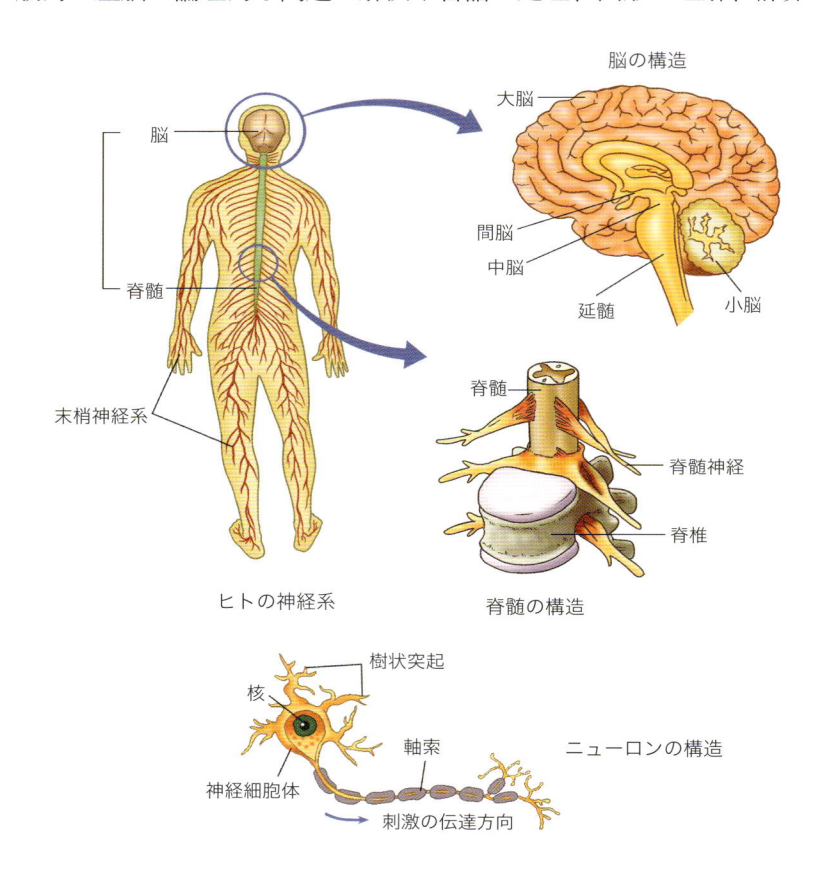

25■ヒトの神経系、脊髄の構造、ニューロンの構造

ような領域を担い、右脳は空間認識、感覚的な問題処理、音楽の理解など、創造的な発想を担う。

小脳は運動学習の中枢であり、体のバランスと細かな運動を調節する。脳幹は延髄、橋、中脳、間脳を総称した部位で、呼吸、血圧、心拍、意識の維持など、生命維持の根幹となる場所だ。脳幹が機能を発揮できなければ、脳死状態に陥る。

中脳の下に位置する延髄は、脊髄とつながっている。延髄の白質では脳と脊髄の間をつなぐ神経線維が交差しており、左脳は右半身を、右脳は左半身を支配している。そして灰白質には呼吸運動、心拍、消化運動および消化液の分泌、せき、くしゃみ、あくび、嘔吐、涙の分泌などをつかさどる反射中枢がある。

間脳は、小脳と大脳の間にあり、視床と視床下部に分けられる。視床下部には脳下垂体が付属している。視床はあらゆる感覚神経が通る通路で、脊髄や延髄から来る興奮がシナプスによって中継される。そして視床下部は自律神経最高の調節中枢であり、体温、浸透圧、血糖量などを調節し、脳下垂体を支配してホルモンの分泌を調節することで、体内環境の恒常性維持に重要な役割をする。

脊髄の構造と機能

脊髄は、延髄につながり脊椎のなかへと降りていく中枢で、皮質は白質、髄質は灰白質である。脊髄の腹側（前方）には運動神経が集まってできた束が左右に１個ずつ出て、前根をなし、背中側（後方）には感覚神経が集まってできた束が左右に１個ずつ入り、後根をなす。後根には感覚神経の細胞が集まってできた後根神経節がある。

脊髄の前根と後根はあわさって１組の脊髄神経をなし、体の各部分に分布していく。したがって、皮膚のような感覚器から来る興奮は後根の感覚神経を通じて脳に伝達され、脳からの命令は前根の運動神経を通じて反応器に伝達される。

このように脊髄は、脳と感覚器、脳と反応器の間の興奮伝達の通路となり、排尿、排便、膝の反射、母乳と汗の分泌をつかさどる。

5.2 神経系再生能力を活用した成体幹細胞の疾病治療

　成体幹細胞を利用した神経系疾患の治療は、成体幹細胞が特定の条件下で神経細胞に分化することが確認されるとともにはじまった。成体幹細胞を神経系疾患のある人に移植すると、どのような効果が現れるかみてみよう。

　移植された幹細胞が神経細胞に分化して神経細胞が破壊された患者の脳に新しい神経細胞を供給したり、成体幹細胞が移植された部位の周辺に元からあった神経細胞を再生し活性化したりすることで、患者の破壊された脳神経が再生され、疾病が治癒する。成体幹細胞を利用した神経系疾患治療は、こうした科学的根拠によるものだ。

成体幹細胞を利用した脳卒中治療

　脳卒中に対する成体幹細胞治療は、内因性アプローチと外因性アプローチに分けられる。内因性アプローチとは、もともと体内の中枢神経系や造血系に存在する成体幹細胞を利用するものであり、外因性アプローチとは、中枢神経系、造血系、脂肪組織、骨髄などから得られた成体幹細胞を培養して分離し、局所的または全体的に投与する方法をいう。

　わずか数十年前まで、中枢神経系は再生しないと思われてきた。ところが、最近になって中枢神経系でも神経再生が起こっていることが明らかになった。神経再生は2つの領域、すなわち脳室下帯と歯状回の顆粒細胞下層でなされることがわかっている。また2つの領域のほかにも、中枢神経系の別の領域に神経幹細胞が存在することが明らかになったが、これは線条体、中枢神経、内皮質などだ。脳室下領域と

歯状回に由来する神経幹細胞は自己再生と神経細胞やグリア細胞に分化する特徴を持っており、ヒトを含む哺乳動物では一生存在し続けることが知られている。

成体の神経再生を調節する因子としては、身体運動、ストレス線維芽細胞増殖因子、血管新生因子、エリスロポエチンなどが知られている。こうした神経再生調節物質を利用して、脳に存在する神経幹細胞を活性化させることが内因性アプローチである。

ところが、このように体内の幹細胞を利用して脳卒中を治療するには限界があり、最近では体外で培養した幹細胞を投与する方法が試みられている。骨髄間葉系幹細胞を培養してこれを不滅化し、脳梗塞モデルのマウスの静脈内に注入した結果、脳梗塞が縮小して神経学的機能が好転したとの報告がある[1]。治療効果を高めるために骨髄間葉系幹細胞に脳由来神経栄養因子が過剰発現するよう遺伝子を操作した後、この細胞を脳梗塞モデルのマウスに注入した結果、遺伝子操作をしていない幹細胞だけを投与した場合よりも効果が高かったという報告もある[2]。

このように多くの動物実験を通じて幹細胞を投与する治療法が脳梗塞を好転させることが証明された。キムKimらは動物モデルに脳出血を誘導した後、ヒトの脂肪組織由来間葉系幹細胞を脳出血発生から24時間後に静脈内に投与した結果、脳の水分量が脂肪由来幹細胞を投与した動物モデルから顕著に減少するとともに、脳出血後4〜5週に神経学的欠損が減少し、6週目には脳萎縮とグリア細胞の増殖が抑えられた。結論的にいえば、キムらは脳出血動物モデルにおいて脂肪由来幹細胞の投与が急性脳炎と慢性的な脳の変性（後遺症）を抑え、長期的に機能回復を促進することを証明した[3]。

ジラルディ‐ギマラエスGiraldi-Guimaraesらは骨髄幹細胞を局所虚血モデル動物の大腿静脈に投与した後、感覚や運動の改善、神経の変性の変化、構造的な可塑性などを評価した。その結果、骨髄幹細胞

投与群では対照群に比べて虚血後14日、21日、28日目に機能がより早く改善したことが確認され、骨髄幹細胞投与群において損傷の周辺部にある神経の変性が減少したことが確認された[4]。

デンDengらは、虚血性脳卒中動物モデルの静脈内に骨髄幹細胞を投与した後、神経学的機能および神経細胞の死滅と増殖を評価した。その結果、対照群に比べて骨髄幹細胞投与群で14日と28日目に神経学的欠損の明確な改善が確認され、組織学的評価を通じて骨髄幹細胞の投与が虚血性境界部位において神経細胞の生存と増殖を促進することが確認された[5]。デンらの研究結果は、骨髄幹細胞を静脈内に投与することが神経学的機能を回復させるとともに、神経細胞の死滅を減少させ、神経細胞の増殖を促進するということを証明した。

ルーLeuらは、動物モデルに脳の損傷を加えて虚血性脳卒中を起こした後、食塩水（1ml）を静脈内に投与したグループと、脂肪由来幹細胞を静脈投与したグループを、21日後に観察した。観察の結果、脂肪由来幹細胞を投与したグループは脳梗塞部位が小さくなり、感覚運動の機能障害も改善した[6]。

以後、人間の脳卒中を治療するときにも幹細胞が利用されている。バンBangらは、中脳動脈領域内の脳梗塞と著しい神経学的欠損を持つ患者30人を、骨髄間葉系幹細胞を投与（静脈内に1億個を投与）したグループ（5人）と対照群グループ（25人）に分け、患者の脳機能を1年間にわたって比較した。その結果、対照群に比べて間葉系幹細胞投与グループでバーセル尺度と改訂ランキン尺度が一貫して改善され、幹細胞投与による異常反応や血清学的・画像診断上でも問題はなかったと報告している[7]。

リーLeeらは、中脳動脈領域に梗塞のある52人の患者を無作為に2つのグループに分け、片方のグループ（16人）は自己骨髄間葉系幹細胞を静脈内に投与し、もう片方のグループ（36人）は対照群として幹細胞を投与せず、5年にわたって追跡観察を行った。観察の結

果、間葉系幹細胞はなんらの副作用も起こさず、安全で、脳卒中患者の累積生存率を高めた。最近、ＲＮＬバイオでも脂肪由来幹細胞を脳卒中患者に適用したところ、治療効果があったと報告されている。

事例1　第2の歌の人生を夢見るようになった歌手、チョ・ドクペさん

『夢に』『君が僕の心に入ってきたら』などの歌でおなじみの歌手、チョ・ドクペです。

私は2009年4月23日、妻が運転する車のなかで電話をしていて、突然倒れました。脳出血でした。妻の素早い対応で命には別状がありませんでしたが、意識を取り戻したときには口がひきつって言葉が出ず、腕も伸ばせないなど、深刻な後遺症がありました。日がたつに従い、冷静を保つことができず、対人恐怖症にもなりました。医者は現代医学では治療が不可能だと言って、リハビリで治そうという言葉を繰り返すばかりでした。

脳出血という病気自体も恐ろしいものですが、死ぬまで治らないという事実に絶望していたとき、知人の紹介で脂肪由来幹細胞を知りました。

2009年5月、中国の延吉にある朝陽再生病院で2億個の細胞を投与してもらいました。1次幹細胞投与後、睡眠障害と慢性疲労がかなり改善されました。また歌をうたえるかもしれないという希望を持つようになりました。

その後、6月25日に中国の延吉で静脈に2億個の細胞を投与し、右腕と右足の麻痺が解消し、言語障害もかなり改善しました。7月30日に3次投与を受けてからは、もう車椅子に頼ることもなくなりました。

日常生活に支障のない程度に回復し

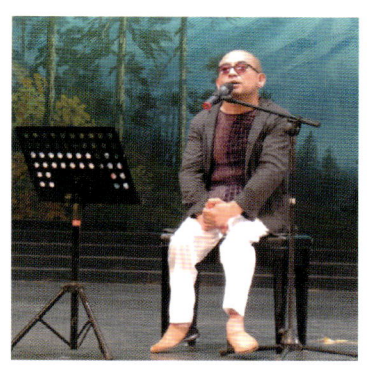

26■幹細胞治療2カ月後：
脳卒中で倒れて以来、初めてステージに立つ

てからは、感謝の気持ちで2009年8月19日に延吉で開かれたコンサートに参加し、『夢に』『君が僕の心に入ってきたら』『アメイジング・グレイス』の3曲を歌いました。『アメイジング・グレイス』を歌ったときには、思わず熱い涙がこぼれました。私の人生で一番出来の悪いコンサートでしたが、再びステージに立てたことがありがたかったのです。私に人生を取り戻してくれた幹細胞に「ありがとう」と、心の中から叫びました。

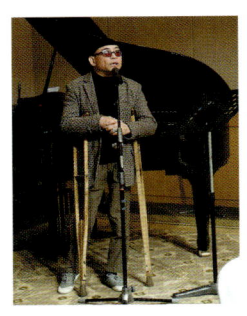

27■幹細胞治療から1年6カ月後。いまでは立って歌をうたえる

　新しいアルバムを準備している今、私は幸せです。好きな歌を歌え、愛する家族とともに過ごす時間が貴重だからです。幹細胞を通じて希望を持てるようになった毎日がありがたく、こうした経験がよい音楽につながるだろうと思います。

　第2の歌手人生を開くのに手を貸してくれたすべての方々に、深い感謝を捧げます。

事例2　脳出血と糖尿でできたしこりを解いてくれた幹細胞
　　　　キム・ギヒさん（63歳、男性）

　糖尿：1998年診断。当時はインシュリン治療中。

　脳出血：2002年1月に発病。脳出血当時、薬物治療と漢方療法を受けていた。3カ月ほど入院治療後、自宅でリハビリを行う。

　2008年12月、幹細胞治療日の状態：右腕と右足の麻痺で歩行障害があり、杖に頼っており、言語障害も深刻で、簡単な会話でも一般人にはまったく聞き取れないほど不明瞭だった。

・幹細胞治療日

1回目：2008年12月17日、自家脂肪由来幹細胞5千万個を静脈に投与

2回目：2009年2月14日、自家脂肪由来幹細胞2億個を静脈に投与

3回目：2009年5月5日、自家脂肪由来幹細胞2億個を静脈に投与

・治療後の変化

　右足の筋力が向上し、歩行可能時間が増加した。治療前には町内を一回りするのに1時間30分ほどかかっていたが、治療6ヵ月後、30〜40分に短縮した。家の近くの低い山に登ることもできるようになった。しゃがんだ姿勢をとったり膝を曲げたりすることも可能になった。施術前には植木ばさみを使う筋力もなかったが、右手の筋力が向上して庭いじりが可能になった。言語機能も向上し、はっきりした発音で簡単な会話ができるようになった。右半身の神経痛としびれも緩和した。

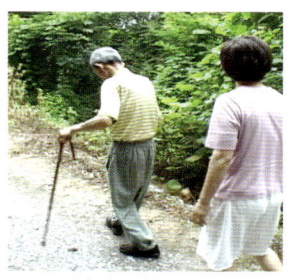

28■脳出血と糖尿による問題があった、治療前の様子

・妻が見守る夫の変化

　夫の変化に誰よりも喜んでいるのは、もちろん私だ。2002年1月、夫が突然、脳卒中で倒れた。あまりに急なことで、ただ泣くばかりだった。

　当時は倒れたままで、何もできなかった。だが、治療を受ければよくなるかもしれないと考えた。まさか障碍者になるとは思っていなかった。夫は右の腕と脚が麻痺して杖に頼らなくてはならず、言語障害のために、ほとんど会話ができなかった。

　幹細胞治療法を知ったときは、病気になってかなり経っていたため、大きな期待はしなかった。だが、少しでもよくなるならぜひ試してみたいと思い、幹細胞投与を決めた。ところが、予想以上によくなった。

　初めて検査を受けたとき、主治医は夫の右腕の筋力がないと言ったが、

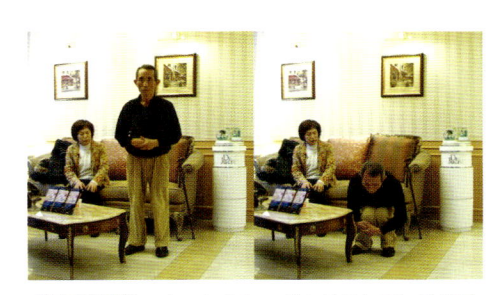

29■治療後、立ったりしゃがんだりしている様子

幹細胞治療を受けて３カ月で筋力が２〜３段階上がった。夫の筋力検査を担当した医師は、筋力が大幅に回復したと、とても驚いていた。

　また、以前は不可能だった行動が可能になった。不思議だった。ひとりで膝を曲げたり、しゃがんだり立ち上がったりすることがまったくできなかったのに、いまでは自由自在にできる。おそらく筋力が向上したからだろう。歩行能力も上がった。以前は右足を引きずりながらだったのに、いつの間にか足を上げて歩けるようになり、遠い距離でもさっさと歩けるようになった。いまでは低い山なら一緒に登れるまでになった。一番不思議だったのは、ひどかった右脚の痛みが軽くなったことである。

　脳出血と糖尿による問題を幹細胞がきれいに解きほぐしてくれた。夫は私に、いつまでも健康で暮らそうと言ってくれる。私はその言葉に感動し、感謝するばかりだ。幹細胞が私たち夫婦の希望になった。

5.3 認知症と脳の機能障害への幹細胞の適用

認知症とは？

　韓国は2018年に老齢人口が全体の14％を占めると予想されるほど、世界で最も早く高齢化社会に進入しつつある。ちなみに、2004年の老齢人口は全人口比で8.7％だった。これに伴い、老化によって発生する退行性病変に対する不安と社会的負担が増加している。平均寿命が延びるにつれ、美しく年をとって、健康で堂々とした老後を迎えることが、高齢者の主な関心事となった。

　一般に認知症とは、日常生活を正常に行っていた人が、脳の機能障害によって後天的に知的能力を失うことをいう。しばしば年をとってかかる知的機能障害と考えられてきたが、最近はストレスによる神経学的ショックと心身のアンバランスなどの原因で20〜30代の認知症患者の数も増えている。

　認知症は、人間が持っている最も高貴な精神を破壊し、コントロールできない症状の進行が家族と隣人との関係を荒廃させ、周囲の愛

する人々に大きな苦痛を与える。2008年、韓国認知症家族協会の調査によれば、認知症患者を扶養する家族の53%が苦痛を感じており、扶養者の10人中6人がうつ病になったことがあるという。さらに恐ろしいのは、認知症患者は自分が苦痛の原因だという事実すら自覚できないことであり、家族への謝罪や感謝の気持ちを表現できず、人間としての尊厳を失ったまま、いつ終わるともしれない苦痛に耐えなくてはならないことだ。

認知症は慢性進行性疾患で、学習と記憶障害、言語障害、行動障害、知的判断力の消失などの認知機能障害を起こす臨床症候群である。脳を直接侵す機能障害や肝炎、炎症、内分泌疾患、代謝性疾患を含む多様な内科的疾患、外傷、腫瘍、血管性疾患など、90余種類の原因によって発生する。そのうちアルツハイマー病、脳卒中、脳梗塞による血管性認知症、パーキンソン病、レビー小体型認知症などがしばしば発生する。アメリカではアルツハイマー型認知症が認知症患者全体の50～70%を占めるほどだが、韓国では脳血管障害が原因の脳血管性認知症との混合型が多い。

アルツハイマー型認知症

1906年、ドイツの神経科医師アロイス・アルツハイマーが発見したことに由来して命名されたアルツハイマー病は、遺伝子の異常によってアミロイドβという異常な毒性タンパク質構造物からなる老人斑と神経細胞の内部に、神経原線維などが異常に集まった神経線維のもつれができ、脳神経細胞が死ぬことで発生する。

異常なタンパク質構造物は、健康な高齢者にも見られる一種の老化現象だが、アルツハイマー病はどの年齢にも現れる。アルツハイマー病と診断されてからの平均生存期間は、男性は4.2年、女性は5.7年とされている。

血管性認知症

　血管性認知症は、脳の血管が詰まったり、出血によって脳細胞が死滅したりして発生する。西洋では認知症患者の15〜20％だが、韓国ではアルツハイマー型と有病率がほぼ同程度で、認知症の原因として最も一般的なものだ。高血圧、糖尿、高脂血症、喫煙、肥満、脳卒中を持つ人に多く発生するため、生活習慣の改善によっても予防が可能で、早期に発見すればそれ以上の進行を防ぐことができる。

パーキンソン病

　進行性の脳の機能障害の１つであるパーキンソン病の患者のうち、30〜40％程度が末期に認知症の症状を現わす。パーキンソン病は体と腕、脚が固縮し動作が鈍くなり、主にじっとしているときに手が震え、ろれつが回らなくなり、歩幅が狭くなって歩みが遅くなるなどの症状が見られる。また、アルツハイマー病患者の一部は病気の進行とともにパーキンソン病の症状を示すこともある。

レビー小体型認知症

　分子生物学と臨床的診断方法の発展によって、パーキンソン病とアルツハイマー病で見られる認知症の症状の関連を研究した結果、科学者たちは３番目に多い認知症の原因疾患をレビー小体 Lewy body 型認知症、または、びまん性レビー小体（DLB）症と命名した。
　レビー小体は、壊れていく神経細胞内で発見されるタンパク質のかたまりで、パーキンソン病患者の主要病変部位である脳幹の黒質部位で多く観察される。レビー小体型認知症は病気の進行様相がアルツハイマー病と違って、認知障害の激しい変化を示しながら、しばしば意識障害が現れることもある。

ロナルド・レーガンとアルツハイマー病

ロナルド・レーガン元アメリカ大統領は1994年11月、アルツハイマー病と診断されたと発表した。彼はアルツハイマー病に対する関心と認識が高まることを願った。彼は治療方法を求めて、ナンシー夫人と国立アルツハイマー病財団とともに、ロナルド・ナンシー・レーガン研究所を1995年に設立し、2004年6月10日に死去するまでの10年間、消えてゆく記憶との闘いを公開することで、アルツハイマー病に対する認識を広めた。以下は、彼が1994年にアルツハイマー病にかかった事実を発表した内容の一部だ。

「私は最近、自分がアルツハイマー病にかかった数百万のアメリカ人のなかの1人であるという話を聞かされました。ナンシーと私は、この事実を個人的な秘密にするか、あるいは多くの人たちに知らせるかを決めなくてはなりませんでした。以前、ナンシーは乳がんにかかったことがあり、私もがんの手術を受けたことがあります。そのとき、私たちはこの事実を世に知らせることでがんに対する一般の人々の意識を高めることができると考え、その結果、多くの人たちががん検診を受けたことをうれしく思いました。がんの早期治療を受けた人々は、正常で健康な生活に戻ることができました。

私たちは自分がアルツハイマー病にかかった事実を皆さんにお知らせすることで、この病気に対してより多くの関心が呼び起こされることを心から望んでいます。そうすれば、この病気で苦しんでいる患者とその家族たちへの理解も深まることでしょう。

まだ自分は大丈夫だと感じているいま、私は神から授かった地上での残りの人生の旅程を、愛する妻ナンシーら家族とともに過ごしたいと思います。また、私は、支持者の皆さんとともに集まりを持つ計画を持っています。不幸にも私のアルツハイマー病が次第に進行していけば、家族に大変な苦労をかけることでしょう。私は妻のナンシーをその苦難から救うことのできる、なんらかの方法があることを望んでいます。そのときが来れば、皆さんの助けで彼女は信念と勇気を持って立ち向かうことだろうと信じています。」

事例３　自分の脂肪由来幹細胞で改善効果をみる
　　　　　1948年生まれのイ・ジェシクさん

　私は62歳になります。パーキンソン病を患ってから4年目です。初めてパーキンソン病の診断を受けたときは、テレビ画面のなかでぶるぶると震えていたボクシングの元世界チャンピオン、ムハマド・アリのことを連想し、"自分もあのようになるのだ"と思って茫然としてしまいました。

　2007年のある日、登山に行ったのですが、昼食中に自分の意志とは関係なく右手が震えました。そのときは深刻に考えなかったのですが、その後、レム睡眠行動障害にもなりました。それがパーキンソン病の前触れだったのです。その後、ソウル市内の汝矣島の聖母病院で、4人の神経外科専門医からパーキンソン病と診断されました。また、延世大学で行われた「世界脳週間」で講義を聞き、黒質ドーパミン産生細胞によるドーパミンの不足でパーキンソン病が発病することを知りました。しかし問題は、いまのところ確実な治療薬がないという点でした。

　そんな私に希望が生まれました。その講義では、車イスに乗ったパーキンソン病患者が幹細胞手術を受けて独りで立ち上がる姿がスクリーンに映し出されました。それを見て主治医に幹細胞治療について問い合わせましたが、現在は不可能で命を落とす恐れもあるが、10年後には可能になるだろうと聞かされただけでした。幹細胞治療の希望を抱いてソウル大学病院のパーキンソンセンターに転院し、幹細胞治療ができるかどうか確認しましたが、そこでも検証されていない方法だと言われただけでした。一刻を争う私は、難病患者にとっては検証という言葉の前に、可能性さえあるならまず治療を受けるべきだと切実に思いました。

　その後、幹細胞投与を受けるためにいくつかの方法を探した結果、ＲＮＬバイオの成体幹細胞治療のことを知りました。なんとか問い合わせをして、ＲＮＬバイオを通じて幹細胞静脈投与を4回にわたって受けることになりました。最初の治療後は特に効果がない感じでした。ですが、2回目の施術から効果が出はじめました。体が震える振戦現象が減り、睡眠障害

が軽くなりました。3次、4次投与を受けると、体の状態が目に見えてよくなりました。いまでは振戦現象が80％ほど改善し、睡眠障害は完全に解消しました。また、治療への期待で、気持ちがとても落ち着いています。困難と恐れでさまよっている多くの患者たちに、幹細胞治療が1つの希望となることを心から願っています。

ストレスが認知症を誘発する

　心配と慢性的なストレスがストレスホルモンの分泌を持続的に増加させ、行動と記憶をつかさどる脳の部位に損傷を加える。ストレスは老人の認知症の発症と関係があることがわかっている。

　2003年12月、アメリカのシカゴにあるラッシュ大学医療センターのロバート・ウィルソン博士が、認知症の症状のない平均年齢75歳以上の老人851人を対象に、平均5年間の追跡研究を行った。その結果、ストレス点数が1点増加するたびにアルツハイマー病発生の危険が6％程度増加するとともに、精神機能は7％程度減少し、最も高いストレス点数を示した人の場合、点数が最も低い人よりアルツハイマー病の危険度が2倍も増加したことを『アメリカ疫学ジャーナル』に報告している。

　スウェーデンのストックホルムにあるカロリンスカ研究所のワング・ホイ-シン博士のチームが老人506人を対象に性格のアンケート調査し、6年後に認知症発症率を調査した。その結果、外向的だが落ち着きがあり、ゆったりしている老人たちの認知症発症率は、孤独でストレスをよく受ける老人に比べて半分ほどだったという。常に感謝し幸福感を噛みしめるなどして心身の安定に努めることが、認知症にかからない美しい人生を過ごす方法だというわけだ。

幹細胞を利用した認知症の治療

　成体幹細胞を患者に投与すると、脳に定着して損傷した神経細胞

に分化したり、周囲の神経細胞を活性化したりして、認知症患者を治療することができる。こうした幹細胞を利用した認知症治療の可能性が、最近の動物モデルで確認されている。

2007年、ラ・ファーラ La Ferla 博士の研究チームは、脳の構造のうち新しい記憶を形作る際に重要な部位である海馬 hippocampus を、ジフテリア毒素を使って選択的に破壊して記憶喪失と記憶障害を誘導した形質転換マウスに、マウスの神経幹細胞を移植した結果、移植した幹細胞が神経細胞、アストロサイト astrocytes、希突起膠細胞 oligodendrocytes に分化し、幹細胞移植から3カ月後に記憶障害が改善されたという内容を学術誌で報告した[10]。移植された幹細胞がニューロトロフィン neurotrophins というタンパク質を分泌し、移植部位周辺の神経組織を破壊から保護したり、神経細胞を再生したりすることで、記憶障害の改善効果を示したことを確認した研究結果である。これは、認知症などの記憶喪失を伴う疾病に対する幹細胞治療の可能性を動物モデルで示し、記憶喪失を伴う疾病の効果的治療のために幹細胞移植とともに体内の幹細胞の活性を増加させる物質を投与すれば、疾病治療の効果が増幅されるという新たな治療法を提示している。

幹細胞が認知症治療に効果的であることを立証した事例は、ほかにもある。アルツハイマー性の認知症に幹細胞治療が効果的であるという報告がなされたのだ。埼玉医科大学総合医療センターの森隆准教授とアメリカの南フロリダ大学の共同研究チームがアメリカの医学雑誌『stem cell development』に発表した論文によれば、先天的にアミロイドベータが蓄積しやすい実験用マウス10匹の静脈に、24週間隔でヒトの幹細胞を合計8回注射したところ、幹細胞を注射しなかったマウスに比べて、脳内のアミロイドベータ量が約70％も減少したという研究結果が発表された[11]。

研究陣は、幹細胞を利用してアルツハイマー病の原因物質が脳に蓄

積されるのを抑制する治療剤を開発できると展望している。脳に多く存在するＡＰＰ（amyloid-precursor protein）というタンパク質が、移植された幹細胞が脳神経細胞に分化することを妨害するので、幹細胞だけを移植する既存の細胞治療法には限界があると報告された。したがって、移植された幹細胞が脳神経幹細胞に分化してアルツハイマー病を治療する効果を高めるには、アルツハイマー病患者の脳でＡＰＰ生成を抑制しなくてはならない。

　こうした科学的根拠をもとに、アルツハイマー病治療の新しい方向として、既存のアルツハイマー病治療剤と成体幹細胞を併用して治療効果を増進させる方法が示されている。菅谷公伸博士のチームはアルツハイマーモデルのマウスにＡＰＰフェンセリン APP phenserine というコリンエステラーゼ cholinesterase 抑制物質を投与してＡＰＰ生成を抑制するとともに、幹細胞を移植した結果、フェンセリンとヒト神経幹細胞を並行して処置をした群で成功裏に神経細胞が形成されたと報告した。[12]

動物をモデルにした臨床試験のケース

　ヒト神経幹細胞を分離培養して老いたマウスの脳に移植すると、移植された幹細胞が神経細胞に分化し、老いたマウスの認知能力を向上させるという研究が学術誌に発表された。

　しかし2001年に菅谷博士のチームが研究で使用したヒト神経細胞は、流産した胎児から得たという倫理的な問題があった。これを克服するため、成体神経幹細胞を利用したアルツハイマー病治療が代案として提出された[13]。2004年、菅谷博士の研究チームは、ヒト骨髄由来間葉系物質を利用して幹細胞をDNAと類似した構造を持つ化学物質で処理した後、実験用マウスに移植した結果、移植された幹細胞が脳神経細胞にうまく分化することを確認した[14]。

　2008年、タンTan博士の研究チームは、幹細胞を利用してアルツハイマー病の炎症反応を遮断することでアルツハイマー症状が顕著に減少し、アルツハイマーモデルマウスに幹細胞を投与したとき、アミロイドベータの量が62％減少したという研究結果を学術誌に発表した[15]。アミロイドベータによって活性化したミクログリアとアストロサイトの炎症反応がアルツハイマー疾患を招く原因の1つであり、この過程で幹細胞が作用し、アミロイドベータの蓄積が減少することが確認された。

　韓国のRNLバイオは、アルツハイマーモデルマウスの静脈にヒトの脂肪由来幹細胞を13回投与しておくと、認知症の症状が発見されず、アミロイドベータが蓄積されないことを観察した[16]。これは、健康な高齢者があらかじめ自身の脂肪由来幹細胞を保管しておき、長期的に投与を受ければ、認知症を予防できるということを意味する。

06

腎臓損傷と回復

6.1 腎臓の機能と役割

　人間は、たえず活動を維持していくために、持続的なエネルギー供給を必要とする。人間はそれを主に食べ物に依存しているが、ほとんどの食べ物には純粋な栄養分だけがあるわけではない。人間が摂取する食べ物には、不要なものや有害な成分もたくさん入っていて、それ自体が人間の体に有害な場合や、体内の代謝過程で有害な中間産物やアンモニアなどに変わる場合もある。そのため、これら有害物質の吸収を防ぎ、体外に適切に排出する方法として、腸を経由して不必要な物質の吸収をできる限り抑え、吸収された物質は肝臓の解毒作用を経た後、腎臓を通じて体外に排泄している。腎臓は、人体の浄水器のような役割を果たす。

　腎臓は、重さ150ｇ程度で、約100万個のネフロンからなる。心臓から送り出される血液は、腎動脈を通って腎臓に入り、ろ過作用によって血液内の過剰な水分と老廃物を取り除く役割をする。具体的に

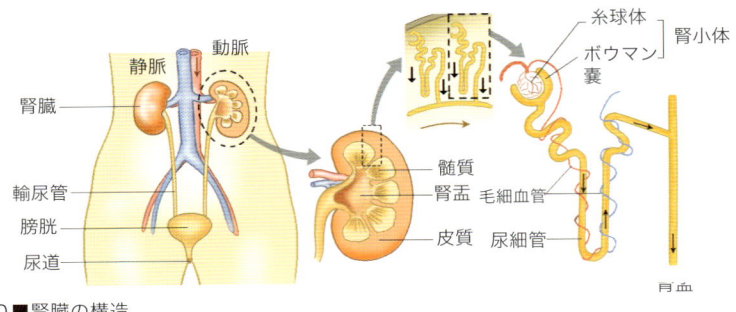

30 ■腎臓の構造

は、体液調節、排泄、血圧調節、造血促進、代謝調節などの機能を担っている。

けがや病気で腎機能が減退すると、体内で代謝される老廃物が蓄積する。その結果、むくみ、尿量の減少がみられ、ひどい疲労感と貧血とともに、吐き気や嘔吐、頭痛、不安感、呼吸困難、出血、視力低下等が生じることがある。現在、腎不全の治療法には、食事療法、薬物療法、人工透析、腎臓移植手術などがある。

6.2 腎臓異常疾患

急・慢性腎不全

腎不全 renal failure は、腎臓機能の異常によって起きる。発病の進度に従い、急性と慢性腎不全に分けられる。

急性腎不全とはその名の通り急に発病するもので、数日間で進行し、急激な腎機能低下によって急性の尿毒症を発症することを特徴とする。適切な治療を施せば腎臓機能は回復が可能である。原因としては、腎臓に行く血流量がショック、脱水、心臓疾患、重篤な感染あるいは急な出血によって低下したり（prerenal 腎前性：55～60％）、腎臓にとって有毒な薬物によって腎実質に損傷が生じたり（renal 腎性：

35％）、後腎で生成された尿の排出路である尿路が、結石や腫瘍、前立腺の影響でふさがる（postrenal 腎後性 5％以下）ことによって発生する。さまざまな要因が複合して相互に誘発し、急性腎不全を起こすこともある。急性腎不全の場合、適切な治療が施されれば、腎臓の機能も正常化する。

慢性腎不全とは、腎臓の糸球体ろ過機能の減退により、糸球体ろ過率が50％以下に低下して、それが3カ月以上持続し、機能が永久に損傷して回復不可能な状態を指す。しかし、腎臓が悪くなったと自覚したときには、すでに腎機能の80〜90％以上が損なわれている。そのため、長期的に腎機能検査を受けておく必要がある。

末期腎不全

腎機能が10％以下に低下すると、末期腎不全となる。回復は不可能なので、人工透析あるいは腎臓移植による腎代替療法なしには生命の維持が困難だ。しかし、10年にわたって人工透析を受けた患者の生存率は10％にすぎない。

大韓腎臓学会の調査によれば、新しく発生した末期腎不全の原因は、糖尿病（38.5％）、高血圧合併症（16.9％）、慢性糸球体腎炎（14.5％）であり、糖尿病性の原因が最も高い比率を占めている。糸球体腎炎による発病は減り続けているものの、糖尿病と高血圧による発病は増え続けている。末期腎不全患者が20年間で15倍も急増し、糖尿病合併症による末期腎不全患者の5年生存率（2001〜2005年）は39.9％となっている。これはがん患者の平均生存率（49.5％）よりも低い水準である。

> **腎臓移植**
>
> 　透析療法などの腎代替機能が不可能な場合、腎不全患者は腎臓移植を待つほかない。しかし、世界的に腎臓移植待機者数は年々増加を続けており、ドナーは少なく、透析患者の腎臓移植比率は減少する傾向にある。
>
> 　腎臓移植を受けたとしても、腎臓移植患者は拒絶反応を防ぐ免疫抑制剤を生涯にわたって服用しなければならないので、感染の危険が増す。しかも、臓器移植を受けた人は、移植拒絶反応とは関係なく、一般の人に比べて5〜10倍も死亡率が高い。適切な免疫抑制治療をしたとしても、20〜30％の確率で拒絶反応が発生する。
>
> 　移植後の腎臓生着率は1年間で80〜90％、5年間では60〜80％だ。2004年にアメリカで実施された調査によれば、腎臓の再移植待機者数は、腎臓移植待機者全体のうち17％で、このうち5年以上移植を待っている患者は30％を占めるという。

6.3　急・慢性腎不全への成体幹細胞の適用

　成体幹細胞を利用して腎臓損傷を治療するメカニズムは、まず、幹細胞移植が行われると、体内で幹細胞が分泌する多数の物質が周辺の細胞や全身に作用して免疫調節効果を現し、これを通じて周辺の細胞の活性度を調節して、損傷した細胞を活性化させるものがある。

　次に、幹細胞を直接損傷部位に投与したり、血管を通じて損傷部位に移動させて挿入したりすると、腎臓関連のさまざまな細胞に分化し損傷部位を再生させて治療をするものがある。一例として、幹細胞を実験用マウスの静脈に投与した場合、サイトカインの一種であるSDF-1 (stromal cell-derived factor-1)、ケモカイン (chemokine: 走化性を持つサイトカイン) の一種であるCXCR4（CXCchemokine receptor）が反応して、血管を通過し、損傷した尿細管細胞に挿入され尿細管を再生させる。ここでサイトカインとは、身体の防御システ

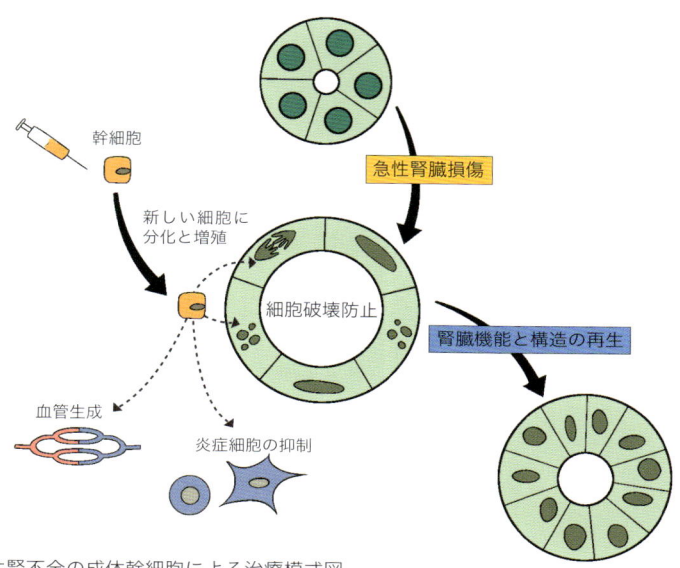

31■急性腎不全の成体幹細胞による治療模式図

ムを制御し刺激する信号物質に使用される糖タンパク質である。ペプチドの一種であるサイトカインは、免疫、感染予防、造血機能、組織回復、細胞の増加と成長に重要な役割を持ち、抗原に対して抗体の生成を誘導し、外部の侵入に対して人体の防御システムを制御し刺激する。また、ケモカインはヘパリンに結合する小さなタンパク質で、白血球が炎症や損傷のある部位に移動できるようにする。ケモカインとその受容体はかつて、主に炎症反応に重要な役割を持つものとして考えられていたが、現在では単核細胞 mononuclear の体内移動決定と獲得性免疫反応の発生に中核的役割を果たし、多様な疾患の病理に寄与することが明らかになっている。

　脂肪幹細胞をはじめとする成体幹細胞の腎保護作用について、多くの研究結果が報告されている。脂肪由来幹細胞の腎保護作用は、血管新生能と免疫調節機能によるもので、脂肪由来幹細胞の投与が血管新生と損傷した血管の再生を助け、腎臓細胞の破壊を軽減するものであ

```
        幹細胞治療
           ↓
      ┌─────────┐
      │ 急性腎不全 │
      └─────────┘
         ↓    ↘
  ┌─────────┐ ┌─────────┐  ┌───┐      ┌───┐   ┌─────┐  ┌─────┐
  │ 慢性腎不全 │ │ 末期腎不全 │→│腎臓│ --→ │腎臓│ → │急性移植│ │慢性移植│
  └─────────┘ └─────────┘  │透析│      │移植│   │拒絶反応│ │拒絶反応│
       ↑       ↑     ↑    └───┘      └───┘   └─────┘  └─────┘
                                               ↑         ↑
         幹細胞治療                              幹細胞治療
```

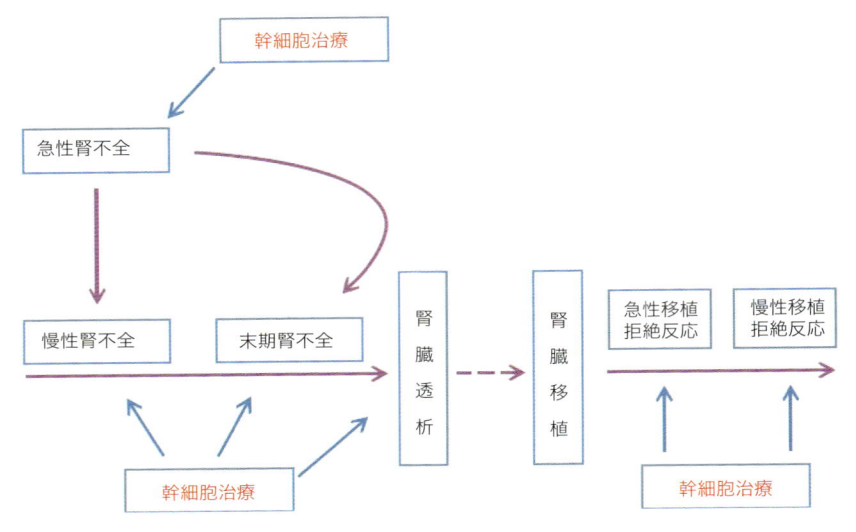

32■腎不全の成体幹細胞治療模式図

る。そして、細胞の再生と増殖を促進させて腎機能を保護し、血中の尿素窒素BUNとクレアチンの濃度を下げ、腎糸球体の再生と治癒を促進することが報告されている。ある実験報告によれば、幹細胞の投与によって、持続的な腎臓損傷を起こした動物の糸球体の損失を防いで腎臓組織が線維化するのを防止し、糖尿病性腎不全を起こした動物においても腎臓の構造と機能が保護されたという。

　末期腎不全患者は、免疫力の減退のため感染に弱く、非正常な免疫反応によって残腎機能の損傷が加速する。したがって、脂肪由来幹細胞の免疫調節機能を利用すれば、体内の免疫力減退と非正常な免疫反応を調節し、残存腎機能がそれ以上破壊されるのを防止し、全身の状態を好転させることで、糖尿病や心血管系疾患など腎不全を原因とする疾患と合併症の発生を緩和し、QOLを改善することができる。脂肪由来幹細胞移植は、腎臓移植時の免疫抑制剤の使用量を減らして副作用を抑えることができる。

骨髄由来と臍帯血由来間葉系幹細胞が腎臓損傷に適用された研究結果をみると、脂肪由来幹細胞と似たメカニズムによって腎臓を回復させることが報告された。

　テーゲル Tögel らは、骨髄間葉系幹細胞を急性腎不全動物モデルの頸動脈内に投与した結果、腎機能が改善され、細胞増殖指数が増加し細胞死滅指数は減少したと報告した[1]。また、腎臓損傷指数は下がり、白血球浸潤の点数は変化せず、損傷して24時間後の腎臓において炎症性サイトカインの合成が明らかに減少し、抗炎症性サイトカインは増加したことが報告されている。

　クンター Kunter らは、骨髄間葉系幹細胞を進行性糸球体腎炎動物モデルに投与した結果、糸球体腎炎初期に投与した間葉系幹細胞の70％以上が糸球体にとどまっており、急性腎不全が改善されることを確認した[2]。幹細胞投与の50日後、蛋白尿が対照群に比べ顕著に低く、幹細胞を投与したグループの60日目の腎機能は、対照群に比べて有意に良好であった。

　セメド Semedo らは、腎臓損傷動物モデルの幹細胞が炎症を調節するかどうか調べるために、動物モデルに腎臓損傷を誘導した後、骨髄間葉系幹細胞を6時間後に投与した。その結果、間葉系幹細胞の投与は損傷した腎臓を回復させたが、24時間以後、血清クレアチニンと血漿尿素の値が明らかに減少し、幹細胞投与グループでは腎臓組織の再生がより速く進行した。腎臓組織におけるサイトカイン発現分析の結果、幹細胞投与グループで抗炎症性サイトカインが高い数値を示していることが確認され、幹細胞が炎症を調節し損傷した腎機能を回復させることが立証された[3]。

　チェ Choi らは、間葉系幹細胞を利用した治療が慢性腎不全において、腎機能を改善し損傷を復旧させることができるという仮説を評価するために、慢性腎不全動物モデルの尾静脈を通じて100万個の骨髄間葉系幹細胞を投与した後、腎機能改善を評価した。幹細胞投与の

４カ月後、対照群に比べて間葉系幹細胞投与群の体重が明らかに増加し、幹細胞投与群で蛋白尿が対照群に比べて少なかったことが確認された。このような実験結果を通じて、チェ Choi らは間葉系幹細胞が糸球体硬化症の緩和に効果的に働くとしている[4]。

　カオ Cao らは、臍帯血由来間葉系幹細胞を急性腎不全動物モデルの左頸動脈に投与した結果、対照群に比べて血清クレアチニンと尿素窒素の値がそれぞれ 4.8 倍と 3.6 倍減少し、幹細胞投与部位の腎臓組織で充血と炎症が緩和したと報告した[5]。

臓器移植、免疫抑制剤そして成体幹細胞

　免疫抑制剤に関する最も歴史的な出来事は、1976 年にボレル Borel らが開発したシクロスポリン cyclosporine を、1978 年にクレイン Clane らが臨床試験に利用したことだ。臓器移植手術が施行された初期には単に手術の成功の可否が最も重要であったが、シクロスポリンの開発以後、臓器移植の成功率は高まり、腎臓移植後 5 年生存率は 90％前後にまでなった。

　臓器移植後の拒絶反応を調節して治療の成功率を高める免疫抑制剤には、その反面、さまざまな副作用がある。ローマ神話に登場する、2 つの顔を持つ'ヤヌス'といったところだ。免疫抑制剤は生涯にわたって服用しなければならず、長期間の服用は患者に経済的な負担となるし、感染危険率、悪性腫瘍の発病率と高血圧、糖尿病、高脂血症のような合併症の発病を増加させる。臓器移植後、レシピエント（移植患者）の糖尿病発生率は正常な人に比べて 3〜4 倍も高い[6]。

　また、ある研究では移植 15 年後、約 23％の患者に虚血性心疾患が、15％の患者に脳血管疾患が、15％の患者に末梢血管疾患が発生したと報告されたことがある[7]。

　さらに、免疫抑制剤は急激な骨損失を招く。1978 年から 1998 年までに腎臓移植を受けた患者を対象にした研究結果によれば、腎臓移植後 1 年間に脊髄部で 8％、大腿部で 5.6％の骨損失が生じ、2 年

目には脊髄部5.9％、大腿部3.6％の骨損失がみられた。それ以後には、毎年3％の骨損失が生じた。

　免疫抑制剤の多くの副作用のため、レシピエントは移植拒絶反応とは関係なく、一般の人に比べて5～10倍程度高い死亡率を示す。[8] これらの理由から、免疫寛容の誘導が臓器移植患者のＱＯＬを向上させる新たな方法として提示されている。特に、成体幹細胞の免疫反応の調節機能が新しい代案として示されている。[9] 臓器移植時に脂肪由来間葉系幹細胞を同時に注入すれば、免疫寛容効果によってレシピエントの免疫系が移植した臓器を攻撃するのを防げることが、さまざまな動物実験で立証された。すでに、研究者たちによって、ランゲルハンス島細胞移植や皮膚移植、心臓移植時に間葉系幹細胞を利用した場合、細胞移植生着率の向上に効果があることが確認されている。[10] 成体幹細胞の免疫反応調節機能は、臓器移植の拒絶反応を緩和してレシピエントの身体に適合させ、免疫抑制剤の使用を控えることで免疫抑制剤による毒性、感染のリスクを減らすことができる対案を示している。

事例1　幹細胞に希望を見出す慢性腎不全患者
　　　　ユ・ヨンジョン氏（専門医　医学博士）

　全世界の腎臓病患者数は5億人という統計があるが、韓国に限ると、透析患者数は5万人で、毎年5千人ずつ増加しているという新聞記事を見た。高血圧、糖尿病、糸球体腎炎、心血管系異常、うっ血性心不全が腎臓に合併症を引き起こしている。私はソウル近郊の城南市（ソンナム）で1975年から12年間、1日も休まず、毎日100人以上の患者を診察するという生活を続けた結果、体重が74キロにまで増え（現在は58キロ）、狭心症になって、2003年には心血管にステントを3本挿入する手術まで受けた。そのとき、すでにクレアチニン値が1.8だった。クレアチニン値は腎機能を示す基準になるが、正常が0.6～1.35で、1.5からは慢性腎不全となる。数値が2まで上

がるのに10年かかったとしても、その後は急速に悪化し、4までは通常の生活が可能だが、それ以上数値が上がれば、最後は透析を受けねばならなくなる。

透析のお世話にならないよう、10年にわたって徹底的に管理をし、健康食品など良いと言われるものはすべて試した。しかしクレアチニン値は上がり続け、2009年5月に2.55まで上昇すると、主治医には、これから3年後の2012年からは透析が必要になるだろうと言われた。私も医者として腎臓に関連する数多くの学会に参加し、勉強もした。だが、病気の進行をある程度遅らせることは可能でも、腎臓再生は不可能だ。

そうしたとき、知人の紹介で偶然、幹細胞のことを知って、最後の望みをかけ疑いを持たずすぐに投与をはじめた。投与を受ければ必ず正常に戻るという確信を持って、生活習慣、食習慣などの健康管理も徹底した。2008年12月から幹細胞を投与しはじめ、5回の投与の後、2010年3月には、クレアチニン値が10年前の数値1.78にまで奇跡的に下がった。いまでは体調によってクレアチニン値が多少増減するが、数値が2を超えることはなく、体調もとても良くなり、主治医からはよく管理ができているとお褒めの言葉までいただいている。将来、幹細胞投与療法がさらに効果的に発展して、静脈注射だけでなく腎動脈に直接投与して腎臓再生を促進できるようになり、正常な腎臓を取り戻せるだろうという希望が生まれた。

1日の寿命は宝物より大切だという言葉がある。生涯、奉仕の気持ちで生きてきたが、ありがたいことにRNLバイオの成体幹細胞に出会って、新たな人生をいただいた。新しい人生のスタートにあたって、自分の名前をユ・ミョシンからユ・ヨンジョンに、病院の名前をユ・ミョシン医院からヘリム医院に改めて診療にあたっている。今後、幹細胞を自ら体験した医師として、世界の多くの腎臓病患者に希望と安心を与える人間として、私の使命を全うしたい。

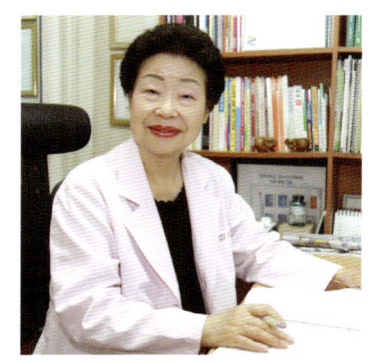

33■治療後、慢性腎不全は回復に向かっている

07

免疫系調整能力

7.1　免疫とは？

　人体は、都合の悪い異物である抗原が外部から侵入すると、対抗してこれを取り除こうとする物質を作る。これを抗体、すなわち免疫グロブリン immunoglobulin といい、抗原と抗体が反応することを免疫反応という。

　骨髄では赤血球や白血球などのもとになる幹細胞が作られるが、それは主に脊椎、肋骨、胸骨、骨盤、大腿部、手足の骨のような大きな骨の骨髄で作られる。そのうち白血球では5種類の白血球細胞が免疫細胞の役割を果たす。

1）リンパ球：B細胞（T細胞の命令によって形質細胞に分化し、免疫グロブリンを生産）
　　　　　：T細胞（抗原情報の認識と記憶、抗体生産と抑制の命令）
　　　　　：ＮＫ細胞（自然免疫を担い、事前の感作なしに腫瘍細胞やウイルス感染細胞を攻撃）

2）単球（組織内ではマクロファージ。抗原を捕食し、抗原情報をT細胞に伝達）
　　3）好酸球（アレルギー反応を抑制する作用）
　　4）好塩基球（組織内では肥満細胞。IgE抗体と結合した状態で抗原と再び反応しヒスタミンなどを放出）
　　5）好中球（アレルギー反応が起こるとその場所に集まり、抗原と抗原抗体複合物を捕食する。好中球の死体は膿になる）

　白血球の一種である"マクロファージ"は、動物体内のあらゆる組織に分布する、免疫を担当する細胞で、血液とともに常に体内を見回りながらウイルスや細菌などの敵を真っ先に発見して捕食する。つまり、私たちの体に異物が入ってきたとき、最初にその存在を認識するのはマクロファージである。たくさん食べるのでしばしば"大食細胞"とも呼ばれる。
　マクロファージは敵を取り囲んだり、分解処理したりして食べる。このときマクロファージが捕食できない強力な異物が現れれば、異物に自分自身の印をつけてこれを免疫細胞のT細胞に知らせる。
　T細胞には、細胞傷害性T細胞 cytotoxic T lymphocyte、ヘルパーT細胞 helper-T cell、制御性T細胞 regulatory-T cell がある。細胞傷害性T細胞は、マクロファージが表示した外敵を直接捕食するが、このとき細胞性免疫反応が起こる。ヘルパーT細胞はマクロファージが表示した外敵の一部分をB細胞に伝達し抗体を生産させる。外部から侵入した敵が抗原抗体反応で全滅すると、制御性T細胞が免疫抑制物質を放出し、それまでのあらゆる免疫活動を抑制し中止させる。
　リンホカイン lymphokine は、マクロファージからの表示を認識したヘルパーT細胞が活性化したときに分泌する物質で、インターロイキン interleukin ⅠとⅡ、インターフェロン inetrpherone などのような免疫細胞を活性化させる物質を総称する。リンホカインには約

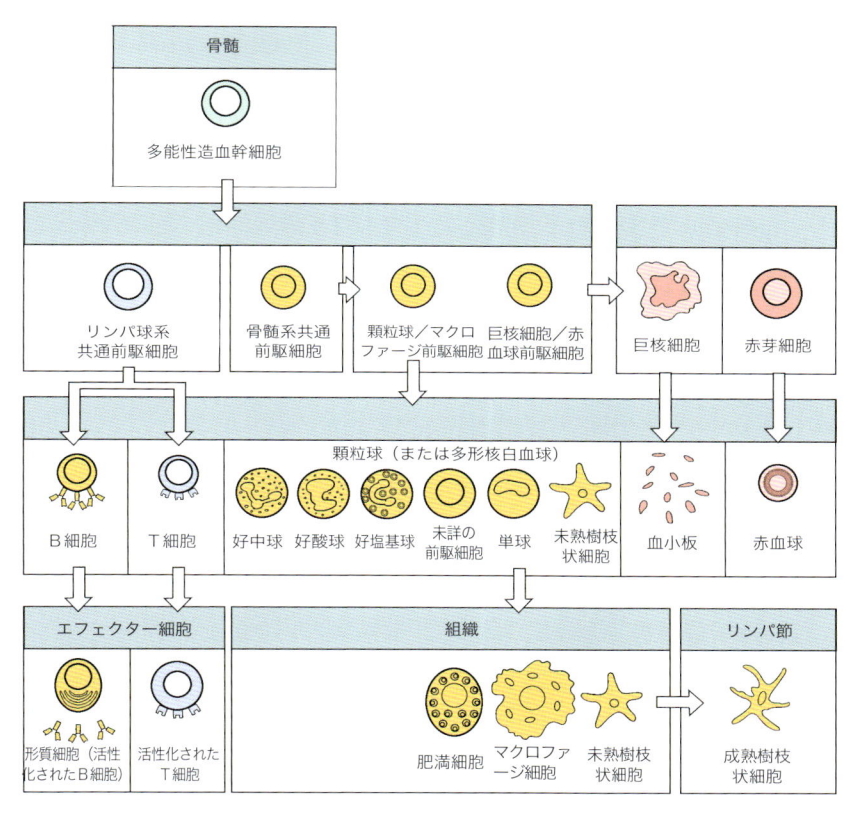

34 ■ 免疫系を構成する免疫細胞と活性化した免疫細胞
大部分の免疫系細胞は骨髄に由来し、骨髄で成熟する。その後、組織の間を回って移動し血管とリンパ系に循環する。

50種類あることが知られている。そのうちインターフェロンはさまざまな免疫細胞を活性化させるだけでなく、がん細胞やウイルスを活性化させたり攻撃する力も持っている。

　ヘルパーT細胞が活性化しリンホカインを分泌すると、この刺激を受けたB細胞は"プラズマ細胞"という形質細胞に変身し、外敵に対応する免疫グロブリンを大量に生産する。免疫グロブリンは狭い意味では抗体というが、これは侵入してきた外敵を取り囲み無力化し、マ

クロファージの食作用を助け、細胞傷害性Ｔ細胞が外敵を破壊して減らすことのできる状態にし、ヘルパーＴ細胞自体も入ってきた抗原と反応し、抗原抗体反応を起こす。

　免疫は生まれたときから持っている先天性免疫 innate immunity と、後天的な獲得免疫 acquired immunity に分けられる。先天性免疫は、人体が持っている免疫システムで、非特異的防御機構である。皮膚、粘液、胃酸、血液などに生まれながらに存在する補体などが先天性免疫を担っており、細胞には菌を貪食し殺すマクロファージと多形核白血球 polymorphonuclear leukocyte、感染した細胞を殺すナチュラルキラー細胞（ＮＫ細胞 natural killer cells）などがある。体に病原菌が入ってきたとき、大部分の感染は先天性免疫システムによって防御される。

　獲得免疫は、後天性免疫ともいい、一般的によく知られている免疫だ。初めて侵入した抗原を記憶し、再び同じ抗原が侵入するとき特異的に反応し抗原を取り除くシステム（特異的防御機構）で、細胞性免疫と体液性免疫に分けられる。

　細胞性免疫は、胸腺に由来するＴ細胞が担当するもので、抗原を認知して直接感染した細胞を殺したりリンホカインを分泌したりしてマクロファージを活性化させ感染した細胞を取り除く。

　体液性免疫は、Ｂ細胞が担当するもので、体内に入ってきた抗原に対して特異的に結合して抗体を作り、抗原抗体反応を通じて感染した細菌を取り除く。抗体は体液に存在し IgG・IgM・IgA・IgD・IgE〔immuoglobulin（免疫グロブリン）G・M・A・D・E〕）などの種類があるが、このような抗体の機能は一部重複するものの、それぞれ独特な機能を遂行する。抗体のうち IgG は胎盤を通じて胎児に伝達されるため母体免疫という。胎児が出生後数カ月間、病原体にあまり感染しないのは、このためだ。

　獲得免疫は、抗原（病原体：毒素、または細胞表面タンパク質）を

免疫源として予防接種をすることで得られるが、このような免疫を人工獲得免疫 artificial immunity という。たとえばワクチン接種が人工獲得免疫だ。

これらの免疫細胞は、細菌やウイルス、がん細胞などから人体の健康を守る役割を果たし、全身にくまなく分布している。T細胞が免疫細胞全体の65％を占め、抗原抗体反応をするB細胞が15％を占めている。10％程度を占めるＮＫ細胞は自然免疫を担っており、がん細胞などを直接攻撃する。ＮＫ細胞は、腫瘍抗原に対する事前の感作を必要とせず、非特異な方法で腫瘍細胞やウイルス感染細胞を認知して、即時に傷害することのできる一種の自然免疫機能を持つ細胞で、がん免疫監視機構の主役だ。

7.2　自分の体が自分を攻撃する自己免疫疾患

アトピーのように自分の体が自分を攻撃することを自己免疫疾患という。自己免疫疾患は体内の免疫機能が自らを攻撃することで起こる疾病で、長期にわたって形成され、症状が慢性的に持続し、臓器の永久的な損傷を招く。昔から疾病の存在は明らかにされ、大きく発展を遂げてきたが、いまだに正確な原因、メカニズム、自己抗原の起源と調節遺伝子については明確ではない。

自己免疫疾患は、臓器特異性疾患と全身性疾患に大きく分けられる。橋本病（慢性甲状腺炎）のように組織特異的なものもあれば、全身性エリテマトーデス（全身性紅斑性狼瘡）のように特定の組織でなく全身を侵すものもある。また、関節リウマチのように関節、腎臓、皮膚、筋肉など特定部位に病変が起こりつつも、全身に免疫複合体が沈着する場合もある。自己免疫疾患は非伝染性だが、遺伝するものもある。自己免疫症に発展する可能性を高める遺伝子があるためだ。このほかにも自己免疫疾患は内部・外部抗原、サイトカイン調節異常、免疫抑

制機能の破壊、器官の欠陥など多様な原因によって発生する。また、この疾患の発生は環境の変化に影響されることもあり、一部の自己免疫疾患はウイルス性感染、老化、ストレス、ホルモン、妊娠などによってはじまったり悪化したりすることがある。

　原因が遺伝であれ、環境であれ、あるいは過度の肉体的ストレスであれ、どのような理由でも、免疫体系が自己の体を攻撃すれば、攻撃を受ける部位と程度によって、アトピー、喘息、ベーチェット病、全身性エリテマトーデス、関節リウマチ、強直性脊椎炎など多様な自己免疫疾患が起こる。

　なぜ免疫系に混乱が生じるのか、その根本的な原因はいまだに明らかにされていない。根本的な治療法はまだなく、ただステロイドと免疫抑制剤で興奮し混乱した免疫体系を抑制することで自己抗原に対する反応を抑え、病気の進行を遅らせることができるだけだ。しかし、ステロイドの使用は骨粗しょう症、肥満、高血圧、糖尿病などの副作用を起こすこともあり、使用には慎重を要する。

7.3　自己免疫疾患への成体幹細胞適用の原理

　間葉系幹細胞は、身体を構成している神経、骨、軟骨細胞など多様な細胞に分化する能力だけでなく、多様なサイトカインと成長因子を分泌し、免疫機能を調節する能力を持っている。こうした免疫調節能力により、間葉系幹細胞はさまざまな免疫関連疾患に適用される。間葉系幹細胞は生体内に入るといくつかのサイトカインを分泌し、自己免疫によって自己細胞を攻撃し殺すTh1細胞（細胞傷害性T細胞）の活性を抑制したり、制御性Tリンパ球とTh2細胞（ヘルパーT細胞）の活性を増加させたりして、Th1細胞の機能を抑制することで免疫調整能力を発揮する。

7.4 アトピー

　自己免疫疾患であるアトピー性皮膚炎は、主に乳児期あるいは小児期にはじまる慢性的な再発性の炎症性皮膚疾患で、そう痒症（かゆみ）と皮膚の乾燥、特徴的な湿疹を伴う。皮膚の乾燥はかゆみ症を誘発して悪化させる。昼間は間欠的にかゆくなるが、たいてい夕暮れ時から深夜にかけてひどくなる。かゆくて掻いてしまうと皮膚に湿疹病変（病理的変化）が生じ、病変が進行しながらさらにかゆみが激しくなるという悪循環を繰り返す。

　皮膚病変の分布と反応の様相は、患者の年齢によって多少異なった現れ方をする。乳児の場合、ただれやできものができる急性湿疹になることが多く、顔、頭、手足の表面にできることが多い。2歳以上10歳以下の小児期には、顔よりは手足や首などの屈曲部に乾燥した湿疹として現れることが多い。一方、東洋人には10代以後に、乳頭部位に難治性のひどい湿疹ができることがある。アトピー皮膚炎は年齢とともに好転したり消えたりすることが多いが、好転した後にも特定の物質や刺激によってすぐにかゆくなったり炎症反応が現れる傾向があり、成人期に手湿疹が現れる場合が多い。成人期までにアトピー皮膚炎が残る場合には、体の皮膚症状は好転する反面、顔に紅斑や赤らみ、湿疹が現れる傾向があり、屈曲部に長い間掻くことで皮膚が厚く見える苔癬化 lichenification が現れる。成人期になっても慢性湿疹だけではなく、慢性湿疹の上に膿が出たりかさぶたができる急性病変が、ある程度の間隔をおいて繰り返し現れる。

　アトピー性皮膚炎は、世界的に増加傾向にあり、罹病率が人口の20％という報告もある。アトピー性皮膚炎の発病原因はまだはっきりとわかっていない。臨床症状も乾燥症、湿疹など多様であるため、1つの原因だけで発病を説明することができない。ただ、環境要因と遺伝的素因、免疫学的反応と皮膚保護膜の異常などが主要な原因とみ

られている。環境要因としては、産業化による煤煙などの環境公害、食品添加物使用の増加、西洋式住居形態によるカーペット、ベッド、ソファの使用の増加、室内温度の上昇によるダニ、ほこりなどのアレルギー原因物質（アレルゲン）の増加などがある。室内でペットを飼うことが増えて、原因物質にさらされることも理由になる。また、多くのアトピー性皮膚炎患者に家族歴があるという事実から、遺伝的な影響を受けるということもわかる。アトピー性皮膚炎はアレルギーと免疫学的様相も複雑で多様だ。IgE抗体に仲介される過敏性反応が、患者の80％において誘発されるほど頻繁にみられる。

事例1　夢多き女子高生のアトピー治療

女子高生のイ・プルムさんは7年にわたって重いアトピー性皮膚炎を

Atopy patients_ Pureum

Before

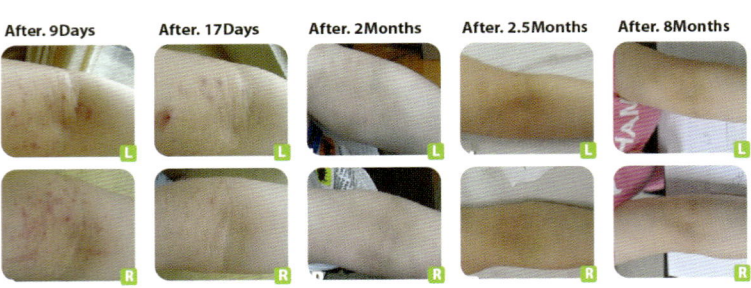

After. 9Days　　After. 17Days　　After. 2Months　　After. 2.5Months　　After. 8Months

35 ■アトピー治療経過の様子

患ってきたが、2009年6月、脂肪由来幹細胞によって治った。

イさんの治療を担当しているベデスタ皮膚科のパク・キワン院長は「幹細胞治療後、皮膚の屈曲部の湿疹病変が消えて皮膚発疹が見られなくなり、保湿剤も必要ないほどアトピー性皮膚炎の症状が好転した」と明らかにした。また、「炎症反応が起きたときに生成されるタンパク質であるINF-γ interferon gamma、TNF-α tumornecrotic factor alpha、IL-6interleukin-6と血中IgE、好酸球eosinophil指数が顕著に低下したことが確認された。自家脂肪由来幹細胞の静脈内投与は免疫調節を通じたアトピー治療効果があると判断される」と説明した。

大学入試の準備をしているイさんは、アトピーが治った後、学校の成績も上がったと打ち明けた。ひどいかゆみで勉強に集中できなかったイさんは、アトピー治療後は集中力が高まって、勉強も以前のようにつらくなくなり成績も上がっている、もう少し早く幹細胞治療ができていればと残念がった。もちろん、肌がきれいになって対人関係もよくなった。

事例2　幹細胞を利用した喘息治療

私は76歳になる日本人の喘息患者です。幹細胞治療を受ける約50日前から体調がとても悪化し、喘息がいっそうひどくなって、1日に2～3回、吸入薬を使用していました。日増しに喘息がひどくなり、吸入薬の使用も1日5～6回となって、あちこちの病院に通いましたが、回復しませんでした。

そうしたなか、友人にＲＮＬバイオと幹細胞の話を聞きました。まったく信じられませんでしたが、友人が治療を受けた病院に電話をして幹細胞で喘息も治療が可能かどうか問い合わせました。

何度か相談した末に、幹細胞の投与を受けることになりました。2009年10月に初めて静脈に2億個の幹細胞の投与を受け、2010年2月に再び静脈内に1億個の幹細胞の投与を受けました。しかし、私の体のどこが良くなったのか、喘息が治っているのかわかりませんでした。そのため、お

金がもったいないとも思いました。

　しかし、2度目の治療を受けて約2週間後から、日毎に体調が良くなっていると実感できました。特に喘息が好転して吸入回数が2〜3回に減り、3月中旬からは吸入をまったくしなくなりました。以前のつらかったことを考えると、いまでは毎日が何にも代えがたい幸せな日々です。

> **アトピー性皮膚炎と喘息**
> 　アトピー性皮膚炎を患った児童は喘息にかかる可能性も高いと報告されている。2009年、学術誌『公衆科学図書館 ── 生物学』(2009年)の発表によれば、深刻なアトピー性皮膚炎を患っている児童の50〜70％で喘息が発生するが、一般人の喘息発生率は児童9％、成人7％だ。アメリカでは深刻ではなくても17％がアトピー性皮膚炎を患っているといい、韓国でもアトピー患者は年々増加している。特にソウルの小学校の3名のうち1名がアトピー性皮膚炎を患っているという。アトピー性皮膚炎を患っている児童は、年齢が上がるにつれ鼻炎と喘息を併発し、喘息症状がある子どもの57％、アレルギー性鼻炎患者の30％はアトピー性皮膚炎の病歴を持つものと分析されている。

7.5　自己免疫性難聴

事例3　20歳クロイの聴力回復

　自己免疫疾患で聴力を失ったクロイは、幹細胞の注射をして3カ月目で聴力がほぼ正常に回復した。彼女の難聴治療のために、幹細胞専門家として名高いテネシー医科大学のユ・テジュン教授とRNLバイオが協力した。
　オペラ歌手になることを夢見ていたクロイの耳は15歳から聞こえにくくなり、17歳にはほとんど聴力を失った。自己免疫疾患を患っていたクロ

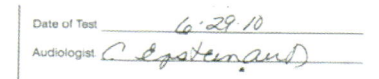

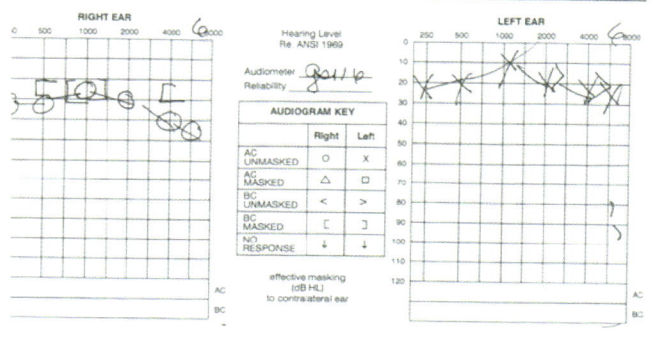

36■幹細胞治療11カ月後の聴力検査資料。通常、正常聴力は0〜20dB。

イはステロイド治療を受けたが効果がなかった。

　研究チームは、クロイに幹細胞を注入するために2009年6月、アメリカのある病院でクロイの脂肪を採取して幹細胞を抽出した後、これを韓国に移送して約4週間培養した。幹細胞の注入は日本のクリニックで行われた。幹細胞は5日おきに3回、静脈と聴覚器官付近に注射した。

　幹細胞施術の3カ月後、クロイは聴力検査を受けた。検査の結果、完全に失聴していた左耳が正常値の約50％の聴力を回復し、聴力が約50％減退していた右耳は正常値の90％に達するほど回復した。また、11カ月後の聴力検査では、両耳がすべて正常に回復するという驚くべき結果を示した。クロイは両親がともに医師だが、当初は母親が幹細胞治療に口を酸っぱくして反対した。しかし、RNLバイオの脂肪由来幹細胞治療法が自分自身の幹細胞を利用するものなので、体に害がなく、培養過程で遺伝子変異やがんを発生させないという結果を見てからは幹細胞の安全性を確信するようになり、クロイは幹細胞治療をはじめることができた。治療後、クロイの母親は幹細胞が"奇

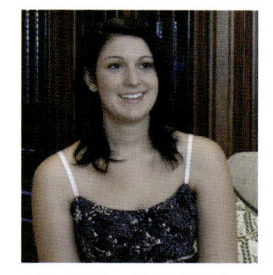

37■治療で聴力が回復した後のインタビューの様子

跡の贈り物"だといって「全医療界にクロイのケースが知られるとうれしい。このような先進的な幹細胞治療の技術がアメリカでも常用化されるように最善を尽くしたい」と述べた。クロイは再びオペラ歌手になるという夢を抱くことができるようになった。

> **アレルギー鼻炎と脂肪由来幹細胞**
> 　脂肪由来幹細胞がアレルギー性鼻炎にも効果があるという報告がなされた。アレルギー性鼻炎動物モデルで脂肪由来幹細胞を静脈に投与した結果、脂肪由来幹細胞がアレルギー性鼻炎のある場所に移動して好酸球の浸潤を抑制するなど、アレルギー性炎症反応を有意に抑制した。このような研究結果は、脂肪由来幹細胞が免疫反応を調節できることを示している。

7.6 関節リウマチ

　関節リウマチは、関節と関節の周囲の軟骨、骨、筋肉、靱帯などに自己免疫の異常によって発生する自己免疫疾患で、ヒポクラテスの時代からその存在が認識されていたと考えられる。"リウマチ rheumatism"の語原である"ロイマ rheuma"とは、古代ギリシャ語で"病気を起こす悪性物質の流れ"という意味だ。紀元1世紀頃には"ロイマ"という物質が人間の体内をめぐり、それが留まった場所で病気が起こると考えられていた。リウマチ疾患は中世の絵に関節リウマチにかかっているような、指が変形した人物が登場することからみて、過去から長く存在してきた疾患と考えられる。

　リウマチ疾患の症状のうち、共通して一般的なものが関節炎だ。免疫反応の異常によって関節の滑膜細胞が増殖し（いわゆるパンヌス pannus と呼ばれる）、それが軟骨を侵し、軟骨の破壊、関節の変形、関節周囲の骨の弱化を起こす。その結果、骨性強直によって骨化し、

1段階	2段階	3段階	4段階

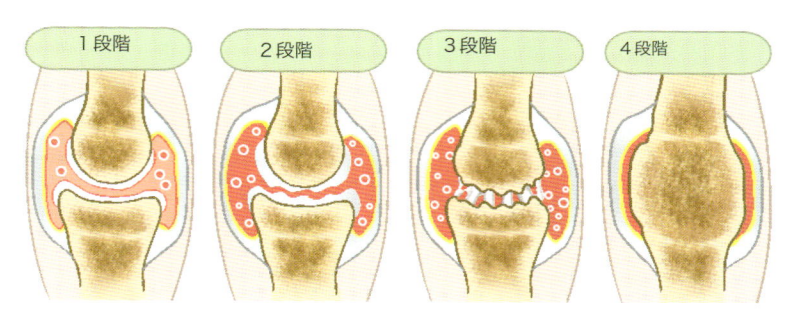

1段階　滑膜炎症の初期ー滑膜の浮腫と過剰増殖
2段階　パンヌスが軟骨を破壊
　　　ー異常に増殖したパンヌス（オレンジ色の部分）が軟骨を侵し、軟骨と骨を破壊して関節の病変を起こす
　　　ー炎症細胞と滑膜細胞に由来する媒介物質による骨の破壊作用により、骨粗しょう症が起こることがある。
3段階　線維性強直 fibrous ankylosisー軟骨が破壊され、繊維質のパンヌスが２本の骨を連結してしまい、関節の動きが制限される。
4段階　骨性強直ー完全に骨化して動かなくなり、骨粗しょう症が進行する。

38 ■関節リウマチの段階

関節を動かすことが困難になる。

　関節リウマチの有病率は全世界的に約0.8％で、30〜40代の若い層の患者が多く、女性により多く発生し患者の70〜80％を占める。リウマチが女性により多く現れる理由は、女性ホルモンのエストロゲン estrogen や乳汁分泌ホルモンのプロラクチン prolactin などが炎症反応を増大させる一方、男性ホルモンのアンドロゲン androgen は炎症反応を抑制するからだ。

　関節リウマチは症状を呈してから６カ月から１年の間に関節の病変がはじまるが、大韓リウマチ学会の報告によれば、患者220人を対象に調査した結果、発病２年以内に関節の病変がはじまった患者が52％、１年以内に始まった患者も21％に達する。中年女性の100人中４人が関節リウマチを患っており、このうち25％が自殺の衝動を感じるほど苦痛が大きい。すなわち、関節リウマチはＱＯＬを落とす

○ よく起こる
○ 起こる
○ ほとんど
　　起こらない

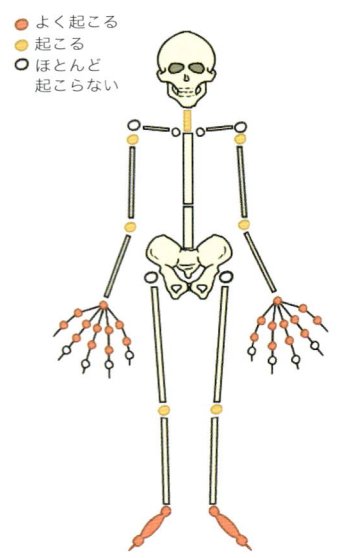

39 ■関節リウマチのよく起こる部位

病気である。

　関節リウマチは、指のような小さな関節とさまざまな関節に同時に発生する。朝起きて指のこわばりが30分以上続くとか、関節が腫れて熱が出るなどしたら、この病気を疑う必要がある。だが、ほかの疾患より良好な臨床事例が多く、現在は苦痛を感じていても幹細胞に希望をかけるに値する。

　脂肪由来幹細胞を利用して関節リウマチを治療する研究が進められている。ゴンザレス Gonzáez らは動物モデルで関節炎を誘発させてからヒト脂肪由来幹細胞を投与した後、臨床点数および炎症反応の程度を測定した。その結果、脂肪由来幹細胞の投与は関節炎の発生率と強度を確実に減少させ、リンパ節と関節内の多様な炎症性サイトカインとケモカインおよび細胞を減少させ、抗炎症性サイトカインの生成を誘導し、脂肪由来幹細胞投与が関節リウマチを改善させることを報

告している。

> 事例4　画家ジョン・ロートン・カールソン、再び筆をとる

　アメリカの現代美術家、ジョン・ロートン・カールソン氏は、関節リウマチと退行性関節炎が同時に発病し、関節炎の痛みで筆を持つことも難しい状況になった。彼は作業時には麻薬性の鎮痛剤を服用した。そのため、常にもうろうとした状態で絵を描いていた。そうして彼の画家人生はほとんど終わろうとしていた。

　そんななか2008年12月、彼はアメリカのフロリダで筆者と会うことになった。当時の彼は2年あまりまったく絵を描けない状態だった。

　そんな彼が幹細胞治療に同意し、フロリダで彼の脂肪5gを採取した。彼の脂肪はメリーランドにあるRNL幹細胞研究所に送られて培養された。

　カールソン氏は法的に幹細胞治療が許可されている中国で2週間、6億個の幹細胞の投与を受け、再び韓国でリハビリ治療を行った。韓国に滞在した2週間に鎮痛剤を服用しなくてもよくなり、再び絵を描くことができるようになった。

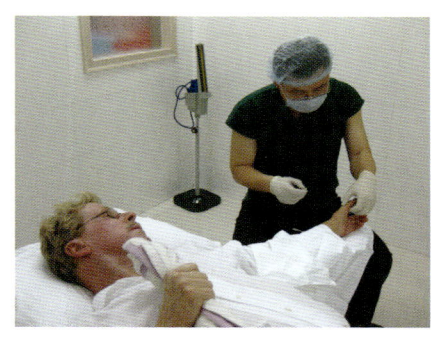

40■間接リウマチなどで苦しんでいた治療前

　幹細胞の投与を受けてから10カ月過ぎた時点で、彼は30錠以上服用していた薬をすべてやめることができ、そのおかげで年間1万ドルに達していた薬代を

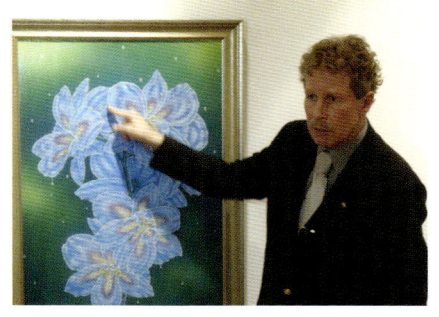

41■治療後の創作活動の様子

節約できた。カールソン氏は関節炎治療のための幹細胞治療後、同時に貧血も治っただけでなく、全体的に健康状態も好転し、現在では通常通り創作活動をしている。

7.7 全身性エリテマトーデス

全身性エリテマトーデス（SLE:systemic lupus erythematosus、ループス）とは、免疫システムの異常によって皮膚、腎臓、神経系、肺、心臓、造血器官、筋肉などに発生するさまざまな症状と症候をまとめて1つの疾患として分類される病気である。

"ループス lupus"という言葉は、皮膚が狼に咬まれたように赤くなるというラテン語に由来するもので、症状の現れ方は人によって多様で、風邪と似たような軽いものから命に関わるものまである。

現在までの医学技術では、全身性エリテマトーデスの完治は不可能である。したがって、症状を軽減し、疾患の進行を遅らせることに治療の焦点が当てられている。薬物治療は、非ステロイド性抗炎症薬、ハイドロキシクロロキン〔日本では未認可〕、副腎皮質ステロイド、免疫抑制剤などが使用される。

だが、こうした薬物の副作用により、最近は幹細胞を利用した全身性エリテマトーデスの治療が試みられている。2008年、チョウZhouらがヒト骨髄由来間葉系幹細胞をＳＬＥモデルマウスに投与した結果、対照群に比べて幹細胞を投与した群でＴ細胞の増殖が減少し、抗ＤＮＡ抗体 anti ds-DNA の抗体レベルが低下したことを確認した[4]。また、組織病理学的検査の結果、腎臓損傷が改善されたことが確認された。

2010年、カリオン Carrion らは骨髄由来間葉系幹細胞を全身性エリテマトーデスを持つ19歳と25歳の女性に適用した結果、副作用はみられず、自己免疫を抑制する制御性Ｔ細胞が増加したと報告し

た。[5]

　2010年、リャンLiangらは2007年3月11日〜2008年11月15日まで再発性の全身性エリテマトーデス患者15人（女性14人、男性1人）を対象に、健康な人（18〜40歳）の骨髄から抽出した組織適合性がない間葉系幹細胞を投与した後、臨床的にＳＬＥの疾病の程度を表すＳＬＥ活動性評価（SLEDAI:SLE disease activity index）、血清学的検査、腎機能検査、制御性Ｔ細胞の量の検査をした。幹細胞投与から12カ月以上経過した患者の状態を検査した結果、幹細胞を投与した患者全員においてSLEDAIと尿タンパクが減少したことが確認された。13人の患者を1年間検査した結果、13人中2人はタンパク尿が再発したが、11人からは最小限の治療だけでSLEDAIが持続的に減少し、深刻な副作用もなかったと報告された。[6] 2010年、別の研究でリャンらは関節炎、顔面発疹、抗核抗体（AMA）検査（ＳＬＥ診断法）陽性などの症状でＳＬＥと診断され、その2カ月後にＳＬＥによるびまん性肺胞出血と診断された少女に対する臍帯血由来間葉系幹細胞治療効果を報告した。[7] この少女は消炎剤と免疫グロブリン製剤を投与されたにもかかわらず、状態が好転しなかったが、他家臍帯血由来間葉系幹細胞 umbilical-cord-derived mesenchymal stem cells を静脈に投与し、並行療法として消炎剤を静脈に投与した。その結果、間葉系幹細胞投与後に患者は呼吸と酸素飽和度、レントゲン検査と血液学的状態において大きく好転し、約5週後に退院した。

　現在、ＲＮＬバイオは形質転換マウスＳＬＥモデルにヒト脂肪由来幹細胞を投与し、ＳＬＥの臨床症状改善とＳＬＥマウスの生存率を増加させる実験を進行中だが、脂肪由来幹細胞投与がＳＬＥ予防と治療に効果的であることが確認されている。[8]

7.8 拒絶反応

間葉系幹細胞の免疫調節能力は、細胞と臓器の移植時に発生する免疫拒絶反応にも適用されている。2006年、ヤネスYanesらは移植拒絶反応マウスモデルにヒト脂肪由来幹細胞を移植した結果、拒絶反応が抑制されたと報告した。[9] 2007年、ファンFangらはステロイド治療に反応しない移植拒絶反応患者6人に患者の家族または他人の脂肪由来幹細胞を静脈内に移植した結果、6人中5人からは急性移植拒絶反応が完全に消え、脂肪由来幹細胞移植による副作用も観察されなかったと報告した。[10] また、2007年、ファンらはほかの論文で、深刻な急性移植拒絶反応を示す2人の小児患者に骨髄移植と別に組織適合性のない他人の脂肪由来幹細胞を静脈内に投与した後、2年間観察した結果、移植拒絶反応の治療効果が見られ、副作用はまったく見られなかったという結果を報告した。[11] やはり2007年にファンらは免疫抑制剤と造血幹細胞移植の効果がなかった慢性肝移植拒絶患者に脂肪由来幹細胞を投与した結果、肝移植拒絶および腎臓毒性が速やかに治療されたと報告した。[12]

7.9 多発性硬化症

多発性硬化症は1万人に1人の割合で発生し、20代から30代に主に現れる自己免疫疾患の一種である。北欧系の人に多くみられ、男性より女性が2～3倍多く発症する。多発性硬化症は脳と脊髄の神経系に免疫細胞が浸潤し、こうした免疫細胞が中枢神経系の細胞を包んで保護する髄鞘myelin sheathを攻撃し、電線の被覆のような髄鞘がはがされて、身体の信号伝達系に問題が発生する。身体の神経伝達に問題が生じるため、運動や協調に困難が起こり、筋肉の弱化、認知機能の喪失、発音の困難、視覚の問題などを引き起こす疾患である。

多発性硬化症モデル動物には3種類ある。急性多発性硬化症モデル動物はラットに牛やギニーピッグの脳から抽出したMBP（myelin basic protein）を投与して誘導し、慢性多発性硬化症モデル動物はC57BL/6マウスにMOGという物質を投与して誘導し、再発性多発性硬化症モデル動物はマウスにPLPという物質を投与して誘導する。慢性自己免疫性脳脊髄炎を誘導した動物においては、誘導した10〜12日頃から尾の麻痺がはじまり、後肢の麻痺、さらにひどくなると前肢の麻痺が現れる。

　2009年、コンスタンチンConstantinらは慢性多発性硬化症の動物モデルを利用して、脂肪由来幹細胞による多発性硬化症の予防と治療経過を報告した[13]。コンスタンチンらによれば、多発性硬化症の臨床症状が発生する以前にに脂肪由来間葉系幹細胞を尾静脈に2回投与した結果、有意に臨床症状が改善された。また、脂肪由来幹細胞の治療効果を確認するため、多発性硬化症臨床症状が現れた後に脂肪由来幹細胞を尾静脈に2回投与した結果、脂肪由来幹細胞投与が麻痺症状を改善し、脊髄への炎症細胞浸潤と脱髄demyelinationと軸索の消失が有意に減少し、多発性硬化症の臨床症状が改善された。また、移植された脂肪由来間葉系幹細胞が選択的にリンパ器官に移動し、体内に免疫調節を起こすサイトカインの水準が増加したという。

　動物実験と同様、人間においても脂肪由来間葉系幹細胞が多発性硬化症患者の症状を改善したと報告された。2009年、リオダンRiordanらによれば、多発性硬化症患者3人に対して脂肪由来間葉系幹細胞を静脈に投与した結果、患者全員の症状が改善し、幹細胞の静脈内投与によっていかなる副作用も現れなかった[14]。

　1番目の患者は2005年に多発性硬化症と診断された50代の患者で、診断から3年後に静脈と脊髄腔内に脂肪由来間葉系幹細胞の投与を受けたが、投与から数カ月で痙攣の症状が完全に消え、腕と脚の動きも大幅に改善された。

2番目の患者は2001年に多発性硬化症と診断された32歳の患者で、診断を受けてから7年後に脂肪由来間葉系幹細胞の静脈内投与を受け、投与から3カ月後に身体の平衡感覚などが画期的に改善され、体力的にも精神的にも大きく好転した。

　3番目の患者は1993年に多発性硬化症と診断され、2008年に静脈内に脂肪由来間葉系幹細胞の治療を受け、治療から数週間で症状が大幅に改善した。この患者は数カ月間、多発性硬化症の症状が持続的に改善し、毎日ジョギングとサイクリングをするほどになった。

　2010年、カルシスKarussisらは多発性硬化症患者（15人）と筋萎縮性側索硬化症（ＡＬＳ）患者（19人）を対象に、骨髄間葉系幹細胞を脊髄腔内と静脈内に投与した後、幹細胞投与の安定性と効果を検証した[15]。幹細胞投与の結果、多発性硬化症患者の場合は総合障害評価尺度（EDSS, Expanded disability status scale）が低下し、ＡＬＳ患者の場合はEDSSが6カ月にわたって悪化しなかった。25カ月間の追跡調査の結果、21人の患者に投与時の一時的な発熱と15人の患者に頭痛がみられたが、その後の副作用はなかったと報告された。

事例5　多発性硬化症患者、脂肪由来幹細胞治療で生への希望を持つ

　幹細胞は多発性硬化症患者の症状改善に大きな役割を果たした。47歳になるパク・カンスクさんは、約20年にわたり多発性硬化症に苦しんできた。パクさんは2009年6月16日から、中国の延吉にある朝陽再生医学病院で本人の脂肪由来幹細胞の投与を5回にわたって受けた。彼女の体験談を聞いてみよう。

　幹細胞の投与を受ける前に、私の足は棒のように固まり、自分のものでないようでした。下半身がそんな状態なので、排便と排尿も自分でするのは困難でした。視力も悪くなり、その上病気に伴って精神的な問題もたく

さんありました。生活のすべての面で絶望的になり、自殺まで考えたほどです。

　幹細胞治療後、いまでは足も動くようになり、疲労感もずいぶん軽くなりました。視力もだんだんよくなり、本を読むのも楽になりました。そして再び子どもたちを教えることができるようになり、とてもよい気分です。幹細胞治療を一度受けただけで、ここまでよくなったので、経済的な余裕さえあればまた受けたいと思います。

　治療前には圧力や痛みの感覚が多少はありましたが、熱いとか冷たいという温度の感覚はありませんでした。冷たいものが熱く感じられたり、熱いものも冷たく感じられたりするし、非常に熱いものでも、やっと温く感じる程度でした。ところが治療後は、"ああ、これは熱いものだ""これはもっと熱い"と細かい感覚が戻ってきました。熱さと冷たさをいまでは確実に区別できるようになりました。

　また、足を曲げるときもこわばった感じがせず、普通の人のように楽に足が曲がります。右足はほぼ直角に胸まで上げることができ、左足は半分くらい上がります。トイレに行くのも難しかったのに、いまでは便器に自分で座れるようになりました。

　人間らしく生きられるということ自体が、とてもうれしいです。生きるのに必要な基本的な行為すらできないと、人は自信を失い敗北感を感じますが、現在では誰の助けもなく自分でできるということが大きな喜びです。以前はまったく立ち上がることができませんでしたが、治療後は両手を離して20秒ほど立てるようになりました。こうしてだんだんよくなっているのを見て、これからは自分で立っていられると確信しています。

　幹細胞は難病患者の最後の希望です。

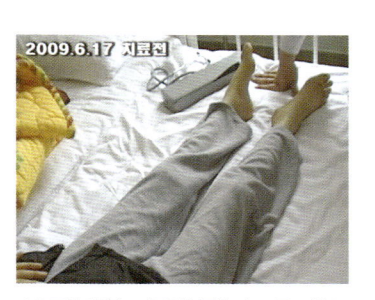

42■治療前、多発性硬化症の足の様子

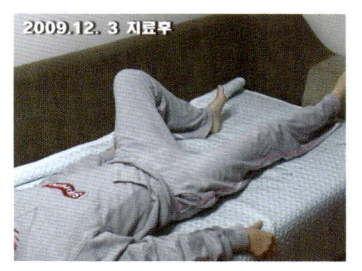

43■治療後の足の様子

希望を失い、あきらめている人たちに、なんとかして私の経験を伝えたいと思います。私は生まれ変わりました。本当に人間として生きているという感じがします。以前は生きていることに何の意味もありませんでしたが、いまでは生きることそのものがとても貴重で、すべてが新しく、希望と喜びに包まれています。

7.10 自己免疫性皮膚疾患

　自己免疫性皮膚疾患の代表的なものとして、乾癬(かんせん)と強皮症(きょうひ)があげられる。

　乾癬とは皮膚の表皮が正常細胞より６〜７倍の早さで過度に増殖・分化して発生する難治性皮膚疾患で、皮膚が赤く膨れ上がる丘疹と、不完全に過多増殖した角質細胞が白い角質となって層を作り、はがれ落ちる皮膚疾患である。体のなかでも特に刺激を多く受ける肘、膝、臀部、頭皮に多く発生し、角質が重なって粟ほどの発疹が互いにつながったり大きくなったりして広がっていく。

　アメリカ皮膚科学会の報告によれば、人口の２〜４％ほどにみられ、世界では１億人の患者がいるという。また、乾癬患者の約10〜20％が乾癬関節炎を合併症として持っている。伝染性のない疾患だが、患者にとって皮膚が割れたり、ただれたりして、発疹、かゆみ、角質の発生、不眠症などがひどくなり、激しいストレス、社会的不適応、うつ病などが起こり、ＱＯＬが一般人や他の皮膚病患者より低下する疾患だ。たいてい、白人が東洋人より発生頻度が高く、韓国人の約１〜２％程度に疾患があると推定される。乾癬患者の約81％が25〜45歳の成人であり、女性より男性にやや多く発生する。感染の原因はまだ正確にわかっておらず、好転と悪化を繰り返すのが普通だ。

事例6　強皮症がよくなりました
チェ・ミソンさん（43歳、女性、仮名）

　私は自己免疫疾患のうちの強皮症を患っている43歳の主婦です。レイノー症状からはじまり、30年間に皮膚と細胞、臓器が硬くなっていきました。最後は死に至る難病です。この病気は原因もわからず、薬もありません。普通、患者といえば周囲の人から哀れみを受け、同情されるものですが、この病気の特性上、人々は私たちを避けます。伝染病のように……。

　というのも、この病気は進行するにつれて、手足の炎症が何年も治らずに壊死していき、顔が蝋人形のように固まっていくからです。細胞と臓器が硬くなって肝疾患、心臓疾患、肺機能の低下が見られ、胃と腸が硬くなって食べたものが消化されずに翌日もそのままの形で確認できます。悪性の便秘のため1日に2、3回ずつ便秘薬を飲まなければならず、2009年秋からは肺の線維化のせいで息が切れて、マンションの階段を1階上るのもたいへんになり、途中で休んで息を整えなければなりませんでした。山登りなど夢にも考えられず、走ることなどなおさら不可能でした。足の指の血管が詰まって壊死し、入院治療を受けたこともあります。この病気は心臓と肺に転移すると手の打ちようがなく、次第に希望も消えていきました。

　その希望が消えそうだった2010年、偶然にも自家脂肪由来幹細胞のことを知り、家族の協力を得て最後の希望をかけてみました。結果は驚くべきものでした。30年以上も苦しめられたレイノー症状は、気温25度の夏でも風が吹くと起こっていたのがすっかり消えて、少々涼しくても起こらなくなりました。薄黒くひきつっていた皮膚は火傷の痕のようにテカテカしていたのですが、それが柔らかくなり、色もきれいになりました。3年以上も毎日便秘薬を飲み続けていたのに、幹細胞を最初に投与した日から9カ月たったいまでも、便秘薬を飲まずに毎日トイレに行けています。その喜びは言葉で表現できません。しかし、それよりも大きな喜びと幸福が現れました。

　自家脂肪由来幹細胞を投与してまもなく、私は電話をしながら地下鉄の

長い階段を上りきっていました。その階段は優にマンションの3〜4階分はあります。1階分の階段も上がれず、息を切らし途中で休んでいた私にとって、奇跡のような出来事でした。あちこちに電話して、「私、地下鉄の階段を上りきったのよ」と叫びました。人が聞いたらエベレストに登頂したかと思うくらいの大声でした。それもきっかけになって山登りにも行き、年末には家族と1泊2日で全羅北道の茂朱リゾートにも行き、短い距離ですがスノーボードにも乗ったり、馬耳山に登りました。幼い甥や姪たちは私に「叔母さん、よく歩けるようになったね」と笑いながら、たくさん歩いても平気なのかと尋ねました。姉、兄、弟妹たち、義兄、義弟、全員が感激していました。

　原因もわからない難病を治せるのは、幹細胞治療だけではないかと思います。私はこれからもここに希望を託します。病院に行けば、「薬もないのに何のために病院に来るのですか?」と言う医者もまだいます。その言葉に絶望し、苦しむ強皮症患者たちに幹細胞に希望を持つよう伝えたいです。それが私たちの最後の選択ではないでしょうか。

7.11　自己免疫性甲状腺炎

　橋本病(自己免疫性甲状腺炎、慢性甲状腺炎)は、アメリカにおける甲状腺機能低下症のなかで最も高い頻度を占め、1912年に橋本策博士が初めて発表したので、その名をとって命名された。橋本病の症状は、疲労、うつ状態、軽度の体重増加、低体温、眠気、毛髪の乾燥と脱毛、便秘、皮膚の乾燥、集中力の低下、漠然とした痛み、足の浮腫などで、一般的に身体状態が悪くなると症状がより明確になる。甲状腺低下症がさらに悪化すると、目の周囲が腫れ、心拍数が増加し、体温が下がり、心機能を喪失する可能性もあり、深刻な場合は生命に関わる昏睡状態に陥ることもある。

　橋本病の診断は、血液検査と抗体検査が有用であり、患者の症状と訴え、首の検査と家族歴などを総合的に判断する。橋本病の根本的な

治療法はなく、現行の医学では症状を抑えることで健康の悪化を防ぐしかないが、それを克服する方法として脂肪組織にある間葉系幹細胞が候補となりうるとの研究結果が2011年、『遺伝子医学ジャーナル』に発表された[16]。

RNLバイオとサムスン医療院のチェ・ウンファ博士のチームは、自己免疫甲状腺炎を誘導したモデルマウスの血管内に、ヒト脂肪由来幹細胞、あるいは免疫抑制遺伝子として知られるCTLA4遺伝子が挿入されたヒト脂肪由来幹細胞を投与した結果、炎症性サイトカイン生成が低下し、Th1/Th2バランスが形成され、病変組織内の炎症反応が顕著に低下したと報告した。とりわけ、遺伝子操作をしない純粋な脂肪由来幹細胞のみを投与したケースでも、CTLA4遺伝子を挿入したケースと同様、組織検査結果や免疫関連サイトカイン発現様相の好転を確認できたことは、脂肪由来間葉系幹細胞が自己免疫疾患に対する有効な治療剤の候補になりうるという潜在力を示している。

事例7　グッバイ、橋本病
　　　　ウ・ソヨンさん（1972年生まれ、女性）

　私は自分に自己免疫疾患があるとは想像もしませんでした。ただ、時々足にじんましんが出ることがあり、そのたびに「何か変なものでも食べたかな？　ストレスが多いのかな？」などと思いながら、やり過ごしていました。ところが次第にじんましんが出る回数が増え、部位も太ももだけだったのが、お腹、腕などにも広がっていきました。その上、体もとても疲れるようになりました。

　そんなある日、週末に家で掃除をしていると、何か顔に異常な感じがして鏡を見ました。すると私の顔が恐ろしい状態になっていました。目はパンパンにむくみ、唇は大きく腫れ上がり、頬も破裂しそうでした。明日は

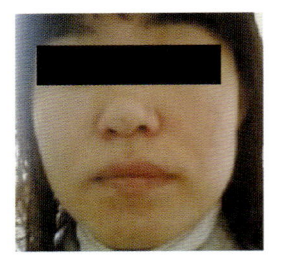

幹細胞治療前　　　　　幹細胞投与から3カ月後

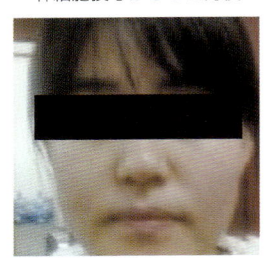

44■橋本病の幹細胞治療

病院に行かなくてはと思っていたら、翌朝、起きると恐ろしくなっていた私の顔は跡形もなく、元の正常な顔に戻っていました。それから何事もなく1週間が過ぎました。ところが、週末にまったく同じ症状が現れたので、その顔を写真に撮りました。病院に行って写真を見せ、自分の症状を説明してから、いろいろな検査を受けました。

検査結果は、自己免疫疾患で甲状腺炎の一種の橋本病でした。お医者さんは薬を処方してくれながら、「このような症状が出たときは薬を飲みなさい。でも、この病気が治る薬はありません」とおっしゃいました。

その後、2009年1月の第3週から自家脂肪由来幹細胞の投与を受けはじめました。最初は2週間隔で2億個ずつ2回、次は1カ月後に2億個、2カ月後に2億個の投与をしました。驚いたことに、幹細胞の投与をはじめてから2011年1月現在まで、一度も私の顔に異常はありません。いまでは橋本病のことを忘れて過ごしていますが、いつも若さを保って活気に満ちた生活が送れるよう、年に1、2回ずつ幹細胞の投与を受けています。

薬を通して目に見える症状だけ消すのではなく、自分の体の根本から治してくれる幹細胞にとても感謝しています。

7.12 ベーチェット病

ベーチェット病は、トルコの医師だったベーチェット Behcet が初

めて使用した病名で、口腔と外陰部にしばしば潰瘍ができ、再発を繰り返し、皮膚に原因不明のあざや紅斑が反復して現れ、関節を侵して関節炎を引き起こしたり、目のブドウ膜に炎症を起こして目の痛みがひどくなったりする。胃腸管が侵された場合は、胃腸管内にしばしば潰瘍が生じるため、原因不明の腹痛で虫垂炎と間違えられることもあり、消化管穿孔による出血と貧血などの臨床症状を示す。中枢神経系を侵す神経ベーチェット病は、全ベーチェット患者の5.3％に発生し、麻痺、脳膜炎、脳卒中を起こすこともあり、筋肉運動異常が起きて歩行障害によって日常生活すら難しくなる。また、大動脈、静脈など血管が侵されて、肺出血または全身の血管炎によって血栓塞栓症など深刻な疾患を引き起こすこともある。

　ベーチェット病は、韓国、中国、日本、トルコの各民族に多く発生し、20～30代に最初にみられる傾向があり、性別に関係なく発病するが、男性の方が症状が深刻なことが多い。韓国の場合は、発病年齢が遅く、女性の方が多く発生し、疾病の程度は比較的軽い傾向がある。

　原因は確実ではないが、自己免疫機転がこの疾患に関係しているとみられる。T細胞媒介免疫が発病の主原因として明らかにされており、実験室と組織学的検査によって、侵された組織（器官）内の血管周囲にT細胞が多く存在することが確認された[17]。日本人と韓国人に散発的に発生するベーチェット病の場合は骨髄異形成症候群または再生不良性貧血などの骨髄機能不全と関連していると報告されている。治療は、局所的に副腎皮質ホルモン剤を口腔粘膜や皮膚病変部位に塗ったり、非ステロイド性消炎鎮痛剤を使用して痛みと炎症を緩和するなどの方法と、抗炎症性薬物と免疫抑制剤が主要な治療法である。したがって、原因的治療よりも主に個々人の症状をコントロールしてＱＯＬを高め、目や中枢神経系、血管などに取り返しの付かない損傷が発生しないようにすることを治療の目標としている。

　最近は、造血幹細胞移植や骨髄移植によってベーチェット病が治療

される例があり、間葉系幹細胞による治療の可能性を示している。

　2008年、アンAhnらは、骨髄異形成症候群を伴う韓国人のベーチェット病患者2人に対して循環血液から分離した造血幹細胞移植を、また、再生不良性貧血を伴うベーチェット病患者2人に対して異種骨髄移植を試行した結果、4人の患者すべてが造血幹細胞移植に成功し、ベーチェット病に関連した臨床症状と病状が解消した[18]。胃腸管内に潰瘍のあった患者2人の場合は、造血幹細胞移植後、内視鏡検査で回腸末端部と回盲部にあった潰瘍がすべて正常な粘膜構造に回復したと報告している。造血幹細胞移植後、観察期間平均40カ月後（4～78カ月）にもベーチェット病に関連した臨床症状は再発しなかった。

　2007年、野波篤らが、骨髄異形成症候群のある日本人患者の主要治療法として臍帯血移植を実施した結果、骨髄異形成症候群と胃腸管性ベーチェット病の症状が完全に治療され、16カ月後まで再発しなかった[19]。

　2004年、ロッシRossiらの報告によれば、4歳の女児で再発性の発熱、鵞口瘡性口腔潰瘍、皮膚の乳頭状発赤、結膜炎、関節痛、胃腸管の症状（腹痛、出血性下痢と体重減少）、下行・横行・上行結腸全般の蛇行性・鵞口瘡性潰瘍のある患者に対して、自家由来造血幹細胞移植を行った結果、移植4カ月後から症状の好転が見られ、次第に好転して副腎皮質ホルモン性薬物の使用を減らしたが、移植2年後まで症状の再発はなかった[20]。2003年、大和謙二らは、胃腸管性ベーチェット病を持ち骨髄異形成症候群を伴う10歳の少女に臍帯血造血幹細胞を移植した結果、両疾患の症状が治癒したと報告した[21]。2006年、マーモントMarmontらによれば、再発性の神経性ベーチェット病患者に他家由来骨髄移植をして2年間観察した結果、ベーチェット病症状の再発は見られなかった[22]。

08

皮膚再生と幹細胞

8.1　皮膚の構造と役割

　皮膚は、人体の全身を覆う、最も基本的で大きな器官であり、その面積は 1.6 平方メートルに達し、体重の 16％にもなる。皮膚は、紫外線、暑さ、寒さ、微生物や細菌、大気汚染などから私たちの体を守る重要な役割をになう。皮膚は、表皮 epidermis、真皮 dermis、皮下組織 subcutaneous tissue という独特な３つの層に大別され、付属器官として体毛、皮脂腺、汗腺、毛細血管などがある。表皮は皮膚の保湿と保護を担い、角質を作る角化細胞 Keratinocyte、メラニンを作るメラニン細胞 Melanocyte からなる。角質層は皮膚の最外郭層にある核を失った皮膜状細胞で、15〜20 の層が幾重にも重なった構造をしており、角質層が損傷すると皮膚のトラブルや疾患の直接的な要因となる。角化した細胞層は一定の時間が経つと皮膚からはがれ落ち、新たに角化した角質層が出てくる。これを皮膚の"ターンオーバー turnover"と呼ぶが、約４〜６週程度の反復周期を持ち、この現象で表皮に浸透した不要な物質が外部に放出される。皮膚の角質生成時間

や脱落時期に異常が生じると、皮膚疾患となる。真皮にはシワに関係するコラーゲン、エラスチンのようなタンパク質が網状に張りめぐらされた構造をしており、皮膚の弾力と密接な関連がある。また、血管、神経が通り、アレルギー反応に関係する肥満細胞が存在する。真皮には、保湿効果に重要な役割をする Na-PCA やヒアルロン酸のような天然保湿因子 NMF が多く含まれている。皮下組織は、皮下脂肪層からなり、表皮と真皮への栄養供給、体型決定、体温維持、外部的な衝撃吸収と皮下脂肪下の細胞を保護する役割を担う。

8.2　皮膚再生および傷の治癒と間葉系幹細胞

　間葉系幹細胞は、傷、熱傷および組織損傷などを負ったとき、自発的な組織再生プロセスにおいて重要な役割をする。傷と熱傷の治癒には、炎症、血管新生、細胞分化および瘢痕の生成など、多様な生理的反応を必要とし、特に間葉系細胞から分化した筋線維芽細胞 myofibroblast が重要な役割を果たす。筋線維芽細胞は、細胞の収縮と関連したタンパク質であるアルファ平滑筋 α-smooth muscle、カルポニン calponin など平滑筋細胞に特異的なタンパク質を発現し、これらのタンパク質は傷の部位の収縮を通じて傷の治癒に重要な役割をする。

　脂肪または骨髄間葉系幹細胞の皮膚再生効果について、動物および人間への効果をみると、2007 年、ウー Wu らはマウスの皮膚に切開創を作成後、傷の部分に骨髄由来間葉系幹細胞を注入したとき、対照群に比べて皮膚の再生が促進され、傷の治癒が早くなされたと報告した。こうした再生促進効果は、幹細胞から分泌される血管内皮細胞増殖因子 vascular endothelial growth factor とアンジオポイチン - 1 angiopoietin-1 に起因するものだという。慢性潰瘍および熱傷患者などで皮膚欠損部位を治療するため、間葉系幹細胞を利用している。

2008年、シュンコテ Schinkothe らによれば、手術患者の切開部位に自家骨髄由来間葉系幹細胞を注入したとき、傷の回復が促進され、皮膚欠損マウスモデルにおいてヒト間葉系幹細胞が欠損部の再上皮化を促進した。こうした幹細胞の効果は、血管形成を促進し、細胞死滅を抑制しつつ細胞増殖を促進する機能を持つサイトカインを分泌するためであると報告された。2009年、ＲＮＬバイオはアメリカのジョンズ・ホプキンス大学のセメンザ Gregg Semenza 教授チームとともに、生後8週の実験用マウスに熱傷を負わせた後、ヒト胎盤上皮由来幹細胞を注射した結果、14日後に傷の大きさが対照群に比べて30%減少したことを観察した。2010年、ウォルター Walter らによれば、間葉系幹細胞を含んだ培養液が傷の治癒を促進した。間葉系幹細胞が傷の治癒促進に関係する物質を分泌し、間葉系幹細胞自体が皮膚細胞の分化によって傷を治癒するというより、線維芽細胞と角質細胞の移動を促して傷の治癒が促進されると報告した。

8.3　シワの改善と間葉系幹細胞

　シワは年輪の象徴だとかいうが、目元の小ジワでも額の大きなシワでも、それを喜ぶ人がいないのは確かだ。シワの最大の原因は、私たちがいつも浴びている太陽の紫外線である。紫外線によって真皮層の弾力のもとであるコラーゲンとエラスチンの構造がゆるむことでシワができる。最近、幹細胞を利用して皮膚の老化現象であるシワやシミなど、皮膚への色素沈着やたるみを改善しようという試みがさかんになっており、皮膚美容分野において新しいアンチエイジング技術として脚光を浴びている。
　2009年、キム Kim らは体毛のないマウスに8週間紫外線を照射してシワを誘発した後、脂肪由来間葉系幹細胞を皮下に投与した結果、有意にシワが緩和される効果を確認し、真皮層が厚くなって真皮内の

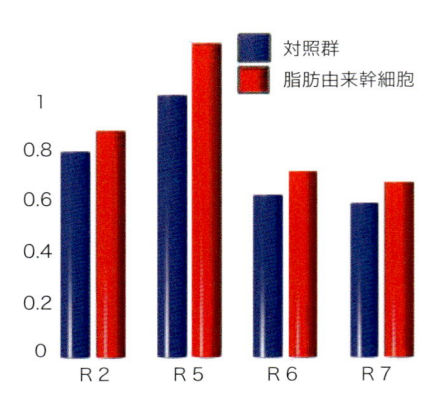

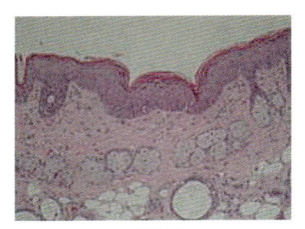

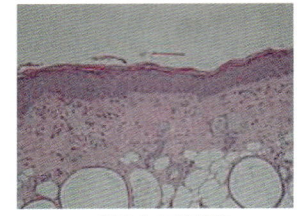

45 ■皮膚再生への脂肪由来幹細胞の効果

皮膚老化モデルで皮膚の弾力性を実験した結果、時間の経過とともに脂肪由来幹細胞投与群の皮膚弾力度が上昇することが観察された（左図）。これは投与後4週目のもの。横軸は、皮膚弾力性のパラメータ。R2：gross elasticity , R5：net elasticity , R6：viscoelasticity ,R7: skin firmness
組織検査の所見（右写真）でも、対照群に比べて脂肪由来幹細胞投与群では表皮が薄くなり、炎症細胞が顕著に減っていることが観察された。

　コラーゲン成分が増加したと報告した[3]。また、脂肪由来間葉系幹細胞を培養した培養液を添加したとき、ヒト真皮線維芽細胞の増殖が用量依存的に促進され、ヒト真皮線維芽細胞が紫外線によって死滅することを防止し、コラーゲンtype1の生成を促進した。2010年、ＲＮＬバイオと韓国啓明（ケミョン）大学のキムKimらは、紫外線を皮膚に照射してシワを誘発した動物モデルに脂肪由来間葉系幹細胞を投与し、シワの改善に関する研究結果を報告した[4]。それによれば、脂肪由来間葉系幹細胞が紫外線によって皮膚の炎症を防ぎ、水分の喪失を防止して保湿能力を増加させた。脂肪由来間葉系幹細胞を投与した群では、対照群に比べてシワの面積が減り、上皮も薄くなり、コラーゲンと弾性線維の含有量が増大した。これは脂肪由来間葉系幹細胞がマウスの皮膚のM

MP-3（タンパク質分解酵素）発現を減少させ、紫外線による真皮層のコラーゲン破壊から保護するためだと考えられるという。また、脂肪由来幹細胞だけでなく、脂肪由来幹細胞を培養した培養液にも皮膚の抗酸化を防止し、シワを防ぐ物質が豊富に含まれることが明らかになった。

事例1　シワの改善

幹細胞がシワの改善に効果を示している。下の写真のように額に深いシワが刻まれた人に、自分の脂肪由来幹細胞と脂肪組織を移植した結果、幹細胞移植前と比較すると、シワがなくなったことが確認される。

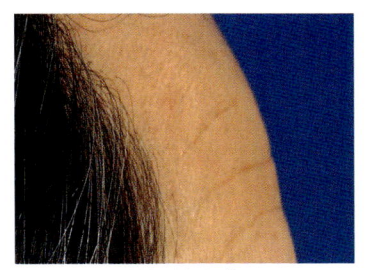

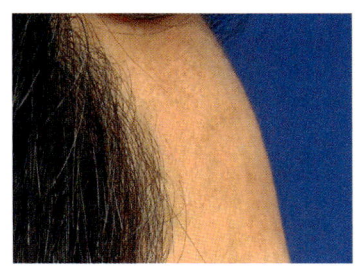

幹細胞投与前　　　　　幹細胞投与2年後

46 ■シワの改善

事例2　皮膚の弾力改善

幹細胞投与が皮膚の弾力を改善するのに効果を示した。20代から60代までの女性が頬、額などに幹細胞の投与を受けた結果、皮膚の弾力が増し、皮膚の色も明るくなり、顔が若返る効果を経験した。

事例3　シミの改善

　幹細胞投与で女性の顔にあるシミを改善できることが確認された。シミの周辺部に幹細胞を2度投与して3カ月間観察した結果、シミが改善されたことがわかった。

47 ■シミの改善

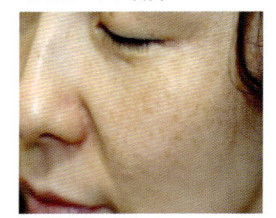

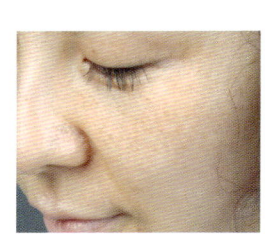

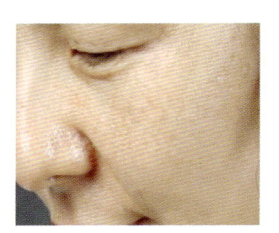

| 幹細胞投与前 | 幹細胞投与1カ月後 | 幹細胞投与3カ月後 |

09

肝疾患と幹細胞

9.1　肝臓の役割

　肝臓は、人体の腹部の右上にあり、右側の横隔膜の直下に肝臓の一部が癒着していて、大部分が肋骨と肋軟骨からなる胸郭によって保護されている。肝臓は内臓器官のうちで最も大きく、4つの葉（右葉、左葉、方形葉、尾状葉）に分けられる。肝臓の右下側には胆のうがあり、脂肪の消化に重要な役割を果たす胆汁は肝臓で作られて胆のうに蓄えられる。

　正常な成人の肝臓の重さは、1200〜1500 g 程度で、体重の約2％を占める。しかし新生児の場合は、体重の5％である。胎児期と新生児期の初期に、肝臓で血液成分を作る造血作用 hematopoiesis をするためだ。肝臓の左葉と右葉は、肝鎌状間膜という構造物によって分けられ、通常、右葉が左葉より5〜6倍大きく厚みがある。

　肝臓の重さは、体重の2〜5％にすぎないが、多様な働きをするため肝臓が消費するエネルギーと酸素の量は相当なものになる。肝臓は、全身で消耗されるエネルギーの20％以上、酸素の20〜25％を消費

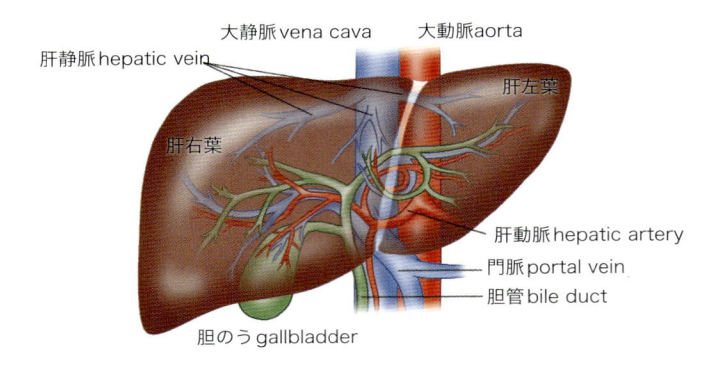

48 ■肝臓の構造

する。
　肝臓は、再生能力に優れ、正常な成人の場合、肝臓の大きさ（容量）が40％になっても元の大きさに復元しうる。肝臓の移植手術が可能になるのは、この能力のおかげだ。移植した肝臓では、1日に70ml程度の肝組織が生成される。若い人の場合には、ドナーもレシピエントも3〜5週で肝臓が正常の大きさに回復する。
　肝臓は、肝動脈と門脈の2つの血管から二重に血液供給を受けている。肝動脈を通じて、ほかの臓器と同じように酸素の豊富な動脈血が運ばれ、肝細胞 hepatocyte で酸素と二酸化炭素の交換がされる。門脈を通じて、胃と小腸で栄養分を豊富に吸収した静脈血が運ばれ、肝臓で栄養分の加工処理、貯蔵、解毒が行われる。肝臓は小さな六角形の形をした肝小葉（hepatic lobule: acinus）という単位からなり、肝動脈、門脈、胆管、リンパ管の枝が小葉の間を通過していく。各肝小葉は、中心静脈を中心に、肝細胞が長い畑の畝のように放射状に配列されている。その間を通る類洞（洞様毛細血管 sinusoid）は、肝臓に入ってきた肝動脈と肝門脈が次第に細くなりつつ合流してできる少し広い血管で、ここで血液内の酸素と栄養分などが肝細胞内の二酸化炭素・代謝産物および老廃物等と交換される。血液は、類洞を経て

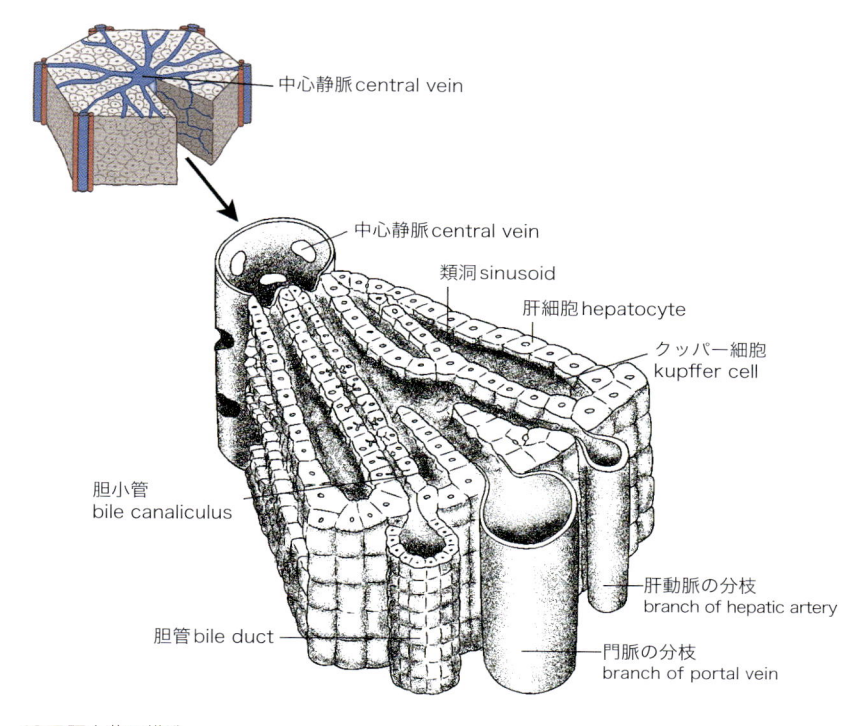

中心静脈 central vein
中心静脈 central vein
類洞 sinusoid
肝細胞 hepatocyte
クッパー細胞 kupffer cell
胆小管 bile canaliculus
肝動脈の分枝 branch of hepatic artery
胆管 bile duct
門脈の分枝 branch of portal vein

49■肝小葉の構造

　小葉を過ぎた後、中心静脈に集まり、肝小静脈と肝静脈、そして大静脈を伝って心臓に流れる。
　正常な成人の基準では、肝臓を構成する約2500億個の細胞のうち約60％を肝細胞が占めていて、大きさは13〜30μm、細胞質はグリコーゲンで構成され、全体の肝細胞の容量の18％はミトコンドリアからなる。

肝機能１．加工と貯蔵
　肝臓は、胃と腸から吸収した栄養分を私たちの体の要求に合わせて

加工して、肝臓内に直接貯蔵し、体にとって必要な場所に送る。肝臓は、ブドウ糖をグリコーゲンとして貯蔵し、いつでも必要なときにブドウ糖に転換するために重要な役割を果たす。

肝臓は、ビタミンA、D、B_{12}と鉄分、銅や亜鉛などのミネラルを貯蔵する。ビタミンAは10カ月以上、B_{12}は1年以上、Dは3～4カ月程度、外部からの供給がなくても持ちこたえることができる。肝臓は、循環血液中に含まれる量よりも多量の鉄をフェリチン ferritinの形態で貯蔵しており、血中の鉄分が不足すれば、肝臓に貯蔵されている鉄分が消費される。

普段、肝臓は全体の循環血液量の10％に該当する約450mlの血液を貯蔵しているが、必要に応じて全体の循環血液量の約3分の1から2分の1まで貯蔵することができる。

肝機能２．製造

肝臓は、アミノ酸の形態で伝達されたタンパク質の消化産物を利用し、アルブミン Albumin をはじめとした血液凝固に関与するフィブリノーゲン fibrinogen、プロトロンビン prothrombin などの血漿タンパク質を作る。1日に約15～50％合成されるが、血液中にある全体のタンパク質の約90％が肝臓で作られる。

肝臓が損傷して肝臓におけるタンパク質合成が不足すると、浮腫(むくみ)、鼻血、歯茎からの出血、唇の内側の粘膜からの出血を起こりやすくなり、血が止まりにくくなる。肝臓では、胆汁を毎日1ℓ近く生産し胆のうに送って蓄えている。胆汁は、ビリルビン billirubin、胆汁酸 bile acid、コレステロールが主成分で、脂肪の消化力を増進し腸運動を活発にし、小腸で細菌増殖を抑制する働きをする。

肝機能３．解毒

胃と腸では、アルコール、ニコチン、睡眠薬、一般の薬剤などの、

人体に不必要な物質も吸収される。ヒトが摂取したほとんどの薬物は、肝臓で酸化、還元、メチル化、アセチル化など、いくつかの代謝過程を通じて有毒なものは無害なものに、過剰な物質はその形態を変えて生物学的作用を取り除く。

　肝臓は、外部から摂取した薬物だけでなく、体内で生産された代謝産物の毒素を排泄するために、それらを適切な形態に転換させることができる。これを肝臓の解毒作用という。アミノ酸がエネルギー源として使われると、水と二酸化炭素、アンモニアが発生するが、このアンモニアが体内に溜まってしまうと毒性が生じる。アンモニアは肝臓で二酸化炭素と結合して毒性の弱い尿素になり、血液を通じて腎臓でろ過され尿として排泄される。アンモニアが尿素に転換されず、体内に貯まると肝性昏睡や肝機能損傷が起こる。

　肝臓は、外部から入ってくる異物を除去する。ときとして、血液内に流入した腸内細菌が除去されず増殖すると、深刻な敗血症 sepsis を起こすことがある。

　しかし、たいていこのような細菌は、門脈を通じて肝臓内で肝臓の大食細胞であるクッパー細胞 kupffer cell に貪食され、肝臓を抜け出せる細菌は1％未満にすぎない。クッパー細胞はガンマグロブリンを生産し、白血球が血中の細菌とウイルスなどを捕捉し、除去する貪食作用を助ける。

肝機能4．調節

　内分泌器官で合成されるホルモンは、血液内に微量に存在するが、人体の各機能を調節する重要な物質だ。これらのホルモンも肝臓で化学的に変化し排出され、肝臓で代謝される。肝疾患が進んでホルモン分泌がアンバランスになると、各身体機能に問題が生じる。肝臓は女性ホルモンを破壊する。肝硬変などを発生した男性患者で、胸が大きくなったり体毛がなくなったるという女性化が見られるのも、損傷し

た肝臓が女性ホルモンを破壊できないためだ。

9.2　肝疾患と、幹細胞を利用した肝疾患改善

　肝疾患は、急性肝炎、慢性肝炎、肝硬変、肝臓がん、自己免疫性肝疾患、薬物性肝障害、アルコール性肝疾患、感染性肝疾患、先天性代謝性肝疾患とその他原因不明の肝疾患に区分される。

　肝炎は、急性肝炎と慢性肝炎に分けられる。急性ウイルス性肝炎の原因としては、A型からE型肝炎ウイルスまで5種類あることが明らかにされているが、慢性肝炎はB型とC型肝炎ウイルス、自己免疫性肝疾患を含むそのほかいくつかの原因因子が誘発することが知られている。

　また、アルコール性肝疾患は、1日平均80gのアルコールを20年（女性は10年）以上飲酒した場合、約30％の割合で発生するといい、アルコール性脂肪肝、アルコール性肝炎、アルコール性肝硬変に区分される。肝硬変は、肝臓の全体にわたって再生結節と線維化による正常な肝臓の構造が消失して肝機能が低下し、さまざまな合併症を招く一種の症候群で、慢性B型肝炎、慢性C型肝炎、自己免疫性肝炎、原発性胆汁性肝硬変、アルコール性肝疾患、バッド・キアリ症候群 Budd-Chiari-syndrome、ウィルソン病 Wilson's disease、原発性および二次性硬化性胆管炎、原因不明など多様な原因によって発生する。

　肝臓がんは、良性腫瘍と悪性腫瘍に分けられる。良性腫瘍では血管腫、良性過形成結節、腺腫などがある。悪性腫瘍は、原発性と転移性に分けられ、原発性悪性腫瘍は、肝細胞がんと胆管がんがある。韓国人の肝細胞がんの頻度は96％に達する。しかし、洛東江流域（ナクトンガン）など肝ジストマの感染率が高い地域では、胆管がんの発生頻度が30％以上に至る。慢性肝炎、肝硬変と肝細胞がんの患者には、発生年齢に明ら

かな違いが現れる。すなわち、来院した慢性Ｂ型ウイルス性肝疾患患者の平均年齢をみると、慢性肝炎、肝硬変、肝細胞がんでそれぞれ35歳、45歳、55歳ほどであり、約10歳ずつの差がある。一方、慢性Ｃ型ウイルス性肝疾患の患者の平均年齢をみると、慢性肝炎、肝硬変、肝細胞がんでそれぞれ45歳、55歳、65歳ほどと、約10歳ずつの差があり、慢性Ｂ型肝疾患と比べて該当する疾患ごとに約10歳ずつ年齢層が高い。

全世界的に慢性肝疾患による死亡率が急増しているが、いまのところ進行性慢性肝疾患による肝不全の治療法として確立された方法は、肝移植だけだ。しかし、肝移植には、ドナーの絶対的な不足、高い医療費、合併症、持続的な免疫抑制剤の投与と慢性腎不全、移植後の心血管合併症などの問題点がある。

この数十年間、移植に代わる肝不全の治療法を探そうと、人工肝補

肝硬変の進行段階

正常な肝臓
・栄養分吸収
・ビタミン／エネルギーの貯蔵
・有害物質解毒
・沈黙の臓器

慢性肝炎
・肝炎ウイルスの活発な増殖
・免疫システムの活性化
・肝線維化（瘢痕）

肝硬変
・肝機能の急減
・初期：薬物治療
・末期：生命の危機　肝移植手術

急性肝炎の後、治癒
急性肝炎（25％）

症状の自然消滅　　症状の自然消滅　　非活動性肝硬変

ウイルス、寄生虫感染
酒、飲料、化学物質　→　初期肝炎（5〜10％）　→　慢性肝炎（慢性ウイルス保有者のうち10〜30％）　→　肝硬変（慢性肝炎患者のうち10〜30％）　→　死亡

その他（65％）

無症状病原体保有者（慢性肝炎患者のうち70〜90％）　→　死亡

50■肝硬変の進行段階

助装置の開発や肝細胞移植などの研究が進められてきた。しかし、人工肝補助装置は一時的に肝機能を好転させるだけであり、肝細胞移植は試験管と生体内で長時間増殖させることができないといった問題点などから、いまだ実験段階にとどまっている。

さまざまな治療法が試みられてきたが、最近、成体骨髄が慢性肝疾患患者の治療の助けになるという希望が出てきている。非代償性肝硬変、急性肝不全、広範囲の肝切除術後の肝不全状態を幹細胞で治療しようとする臨床試験が報告されている。骨髄と一緒に胎児の肝幹細胞、胚芽幹細胞、成体幹細胞を移植して損傷した肝臓を再生し機能を向上させるための研究が活発になっている。

肝疾患で死亡した50歳以下の患者は、この30年間で7倍に増加した。また、医者たちは肝硬変の患者数が増えていると警告する。肝硬変は潜行性の疾患で、健康な人でも気づかないうちに疾患にかかることがある。肝硬変の症状が現れるのは、病気がかなり末期になってからだ。酒を飲むとアルコールは素早く吸収されて肝臓の血管を通り過ぎ、ここで肝細胞のなかに蓄積される脂肪が作られる。深酒をする人のうち20～30％が肝臓の損傷初期段階を過ぎた状態であり、極めて致命的な疾患であるアルコール性肝障害へと進行する。少数ではあるが約10％が肝硬変を患っている。肝硬変は、飲酒以外に、肝炎やほかの毒性の化学物質によって発生することもある。

肝疾患治療

ロンドンのインペリアル大学所属の科学者たちが幹細胞治療法によって、肝移植を待つ患者たちに大きな希望を与えている。ロンドンのヘモスミス病院の肝臓手術専門医であるナギー・ハビブ Nagy Habib 教授は臨床治療法を試みる過程で「肝臓はある程度まで自ら再生できる驚くべき器官だ。しかし、損傷が大きければその機能は失われる。もしも15～20％程度の組織再生の治療を行えば、患者の

状態を好転させることができる。幹細胞はこのような損傷を治療する能力を持っている」と述べた。ハビブ教授チームは患者の血液から採取した幹細胞を、肝臓を通る肝血管を通じて注入し肝機能を向上させた[1]。

日本の山口大学病院の坂井田功教授チームは、9名の肝硬変患者に骨髄由来幹細胞を投与した結果、肝硬変に明らかな臨床的効果を確認したと報告した[2]。

サラマ Salama らは、末期肝疾患患者90名に顆粒球コロニー刺激因子 G-CSF を投与した後、末梢血液から幹細胞を抽出して、その幹細胞を患者の肝門脈に投与し、一方、対照群50名の肝疾患患者には一般的な肝臓治療のみを行った。幹細胞治療の結果、肝臓の酵素の正常化と総合的な機能の改善が、幹細胞を投与したグループの54.5％の患者にみられ、副作用は報告されなかった。対照群グループでは改善した患者がいなかったと報告された[3]。

造血幹細胞以外にも、ヒトの骨髄と臍帯血から分離した間葉系幹細胞が機能性肝細胞に分化したという結果が報告されたのに伴い、間葉系幹細胞の分化能に関する広範囲な活用性が提示された。間葉系幹細胞の長所は、自己複製能力があり多能性細胞に分化可能であり、一般的な培地の条件では分化せず細胞培養を通じて十分な量を容易に確保できる点だ。そのため最近では、造血幹細胞より活用度がより高くなっている。

モハマドネジャド Mohamadnejad らは、自家骨髄間葉系幹細胞を非代償性肝硬変患者に投与し、その安全性と幹細胞治療の可能性を確認した[4]。第Ⅰ相臨床試験で4人の非代償性肝硬変患者に骨髄から抽出培養した間葉系幹細胞を末梢血管に投与した。幹細胞投与の結果、患者に副作用は観察されず、患者のＱＯＬが改善され、平均の身体健康指数および精神健康指数が改善され、幹細胞の治療効果を確認した。また、カラジハ Kharaziha らは、末期肝疾患患者8人に対して自家

骨髄由来間葉系幹細胞を抹消血管と肝門脈に投与した後、肝機能改善を観察した結果、プロトロンビン時間、クレアチニン値、アルブミン、ビリルビン値などから判断し、肝機能が改善され、異常反応も観察されなかったと報告した。[5] 骨髄由来間葉系幹細胞などの成体幹細胞である脂肪由来幹細胞は、自身の脂肪組織から抽出した幹細胞なので、移植拒絶反応のような副作用を考慮する必要がないため、肝疾患治療剤開発が可能である。

　ＲＮＬバイオは、世界的な肝組織再生の研究グループであるイギリスのニューカッスル大学と共同開発協力を通じて、脂肪組織から分離培養した幹細胞を利用して完全な機能を持つ肝胆道系細胞を作り出すのに成功した。ＲＮＬバイオが分離培養した脂肪由来幹細胞を利用して分化誘導した肝細胞は、肝細胞に特異なアルブミンを生成するだけでなく、ブドウ糖を糖原性物質に変化させ貯蔵する機能まで獲得した。これによって脂肪由来幹細胞を利用した肝炎・肝硬変治療薬の開発に一層近づいたといえる。

　このように慢性肝疾患の治療において、幹細胞の安全性と効能に関する新しく興味深い臨床試験の研究結果が多数報告されており、肝疾患患者たちに新しい希望を与えている。

事例１　肝硬変患者、自身の脂肪由来幹細胞で改善効果を示す

　私は、社団法人韓国肝健康協会の幹事であり、13年間肝疾患を患っている58歳の患者です。肝疾患患者たちは自身の病気が知られるのを恐れ、主治医も言うように常に肝臓に時限爆弾を抱えているような、不安で不便な生活をしています。

　私は45歳でウイルス性肝疾患にかかりました。大企業の中堅幹部として働いていたのですが、原因はよくわかりません。その後、私は肝疾患に

ついて多くの知識を得るために懸命に勉強して、外国の団体、バイオ会社、製薬会社を調べて連絡してみましたが、治療法に通じる成果はありませんでした。そして根本的な治療法はないという結論に至り、絶望の淵に立たされていました。

そのようなとき、成体幹細胞治療について知り、ＲＮＬバイオがニューカッスル大学と肝疾患の共同研究をしているという噂を聞き、大きな希望を持つようになりました。これこそ必須の治療法ではないかと思い、相談を重ねて中国・延吉の朝陽再生病院で幹細胞の投与を受けることになりました。

幹細胞治療後にさまざまな変化が現れました。肝臓の炎症の度合いを示す数値であるＧＯＴ（glutamic oxaloacetic transaminase）、ＧＰＴ（glutamic pyruvate transaminase）が90程度だったのが、正常値に近い45まで落ちました。また、アルブミンと血小板の数値もほとんど正常に戻って、好転し続けています。顔色がとてもよくなったと言われるようになり、私自身もそう感じています。

また、腎臓機能もとても良くなりました。もともと夜中にトイレに起きることが多かったのですが、いまでは１度しか行きません。そして以前は低血圧ぎみでしたのが、正常値に戻りました。

こうした変化を通じて私が感じたのは、幹細胞が体のすべての機能を活性化しようと努力しているということです。幹細胞を静脈に投与しただけでもこのように良い効果を出していることから考えると、肝動脈に注射すればさらに効果があるだろうと期待しています。ＲＮＬバイオでこの研究を続けてくれるよう、お願いします。

最後に、患者の方々にお伝えしたいのは、もう少し長期的に自家幹細胞を投与すればＱＯＬがもっと向上して、長生きできるだろうということです。私もまた肝疾患患者のために、喜んで幹細胞ガイドになりたいと思います。

10

骨格系疾患と幹細胞

　人間の体を作っている骨は、全部でいくつあるだろうか。子どもと成人の体を構成する骨の数は違うが、成人は 206 個の骨が体を支えている。高齢者は天気が悪いと骨の節々が痛いというが、この「骨の節々」というのは関節のことだ。しかし、関節は単に骨だけで構成されているのではない。骨を柔らかく連結するさまざまな組織が必要である。つまり、軟骨、靱帯、腱、筋肉、関節包などの組織だ。人体はこれら関節部位のメカニズムによって動いているといっても過言ではない。ここが故障すると、関節が痛くて歩くのもたいへんになり、腕を動かすことも難しくなる。

　関節は、生きている限り休みなく動くことを強要されるため、どうしても早く老化する。外部の衝撃による損傷だけでなく、年齢を重ねると自然に異常が現れる。すなわち変形性関節症だ。関節症の最も多い症状は、関節の部位が痛くなり、こわばって腫れるというものだ。寒い冬場には苦痛が増す。

　関節炎には、変形性関節症や関節リウマチなどがあるが、このうち変形性関節症が最も多く、苦痛もひどい。変形性関節症は、主に関節

の軟骨が損傷して起こる。つまり、関節を構成している軟骨が、年齢とともに水分が減り、弾力を失ってすり減り、なめらかだった表面ででこぼこになって関節が硬くなり、痛みと炎症が生じるのだ。変形性関節症は体重がかかる膝に最も多く発生するが、足首や肘、手首、さらには股関節にも生じる。変形性関節症は、おおよそ50代前後に発生する。経済的・家庭的に安定期を迎えて運動など趣味生活に目を向ける頃、老化した脚に炎症が生じ、苦痛を覚える中年は意外に多い。

　年齢に関係なく、インスタント食品などに象徴される食生活の変化による関節炎も少なくない。こうした場合は普通、痛風性関節炎という。これはタンパク質代謝の副産物である尿酸の生成が多すぎたり、尿酸が関節のなかに徐々に蓄積されていくなどして、関節に痛みが生じる疾患だ。このほか、糖尿病などの合併症による関節炎もある。関節リウマチは自己免疫性疾患で、免疫系疾患の一種である。このように関節に発生する多様な疾病を治療するため、既存の治療法の短所を克服する新しい概念の治療法、すなわち幹細胞療法が最近は適用されている。

10.1　骨と関節疾患への幹細胞適用

軟骨再生のための細胞治療剤開発

　変形性関節症は、軟骨損傷疾患で、65歳以上の高齢者の80％以上が患っている。大部分の高齢者は年をとると変形性関節症になるのが当然だと考え、痛くてもがまんする場合が多い。たいてい痛みを鎮めるため鎮痛剤を服用したり、軟骨損傷の進行をできるだけ遅らせるためにグルコサミンやコンドロイチンなどの軟骨栄養剤を服用したりする。また、適度な運動で関節の運動性を向上させ、筋肉の強度を高めて生活の不便を減らす努力をする。

　成人の場合、損傷した関節軟骨の自然治癒能力が非常に限られてお

り、小さな欠損でも治療しなければ、びまん性の退行性変化に進行することがある。現在、軟骨損傷の治療は、第1に、同種または自家軟骨組織を利用した欠損部位の充填、第2に、骨穿孔術(こつせんこう)などで骨髄を刺激して線維軟骨組織の形成を図る方法、第3に、骨膜や軟骨膜などの軟骨前駆細胞を利用して分化を誘導する方法などがあるが、これらの方法の結果は研究者によって相違があり、一貫して満足できる結果を得るためには改善が必要である。

現在、軟骨再生用の細胞治療剤といえるものは、自家培養軟骨細胞移植術であり、組織工学的軟骨再生において臨床適用になる製品のほとんどはこれを基本としている。自家培養軟骨細胞移植術とは、軟骨が損傷すると、軟骨細胞が細胞の増殖・成長・治癒の能力を持つ未熟な軟骨芽細胞に変化することが明らかになり、臨床に適用されるようになった。軟骨芽細胞の機能を利用して、軟骨損傷のある患者に患者自身の別の側の関節の健康な軟骨を一部切り取り、軟骨芽細胞を分離してこれを培養・増殖し、損傷した軟骨に移植するのが、自家培養軟骨細胞治療技術である。だが、軟骨芽細胞を利用した治療方法は、ごく初期の骨関節炎や損傷部位が小さな場合にのみ適用可能だ。

こうした自家培養軟骨細胞移植の短所として、ほかの代替細胞である滑膜細胞と間葉系幹細胞を利用した治療が試みられている。滑膜細胞は損傷部位と同一の関節内から得られる細胞源だという点と、十分な量の細胞が手に入る点、良質の軟骨生成能を持っている点から、将来性がある。脂肪組織から得られる間葉系幹細胞は自分自身の幹細胞を利用して十分な量を得られるメリットがある。現在、ヒト脂肪由来間葉系幹細胞を利用した変形性関節症治療が進行中だ。

RNLバイオは自家脂肪由来幹細胞を利用した変形性関節症治療剤"ジョイントステム"を開発し、韓国の食品医薬品安全庁から商業臨床の承認を受け、ソウル市立ボラメ病院で幹細胞治療を実施している。RNLバイオの脂肪由来幹細胞を利用した変形性関節症治療は、すり

減ったり損傷したりした関節軟骨をもとの硝子軟骨に再生させる方法で、変形性関節症患者の腹部の脂肪組織を少量採取してＲＮＬバイオの特許技術で脂肪由来幹細胞を分離培養した後、関節腔内に注射して軟骨を再生させる治療法だ。こうした方法は、局所注射療法として手術が必要ないため施術が簡単で、患者自身の幹細胞を使用するので、拒絶反応など副作用がまったくないだけでなく、治療後も幹細胞バンクに保管して必要な時に投与できるというメリットがある。

変形性関節症患者の軟骨を再生させる脂肪由来幹細胞

変形性関節症を患っている患者の膝に脂肪由来幹細胞を投与し、６カ月経過後に関節鏡を通して観察した結果、軟骨が再生したことが確認された。

幹細胞投与前

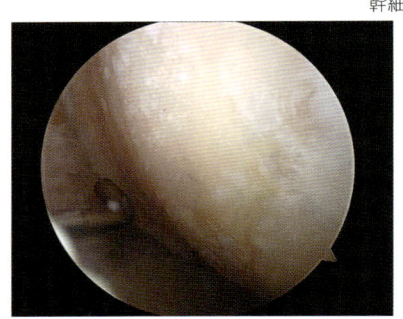

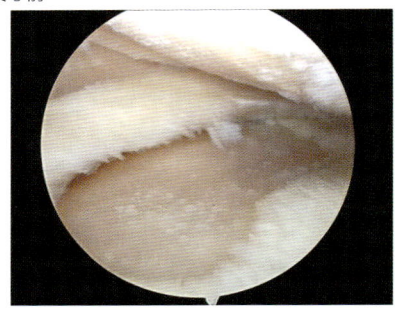

幹細胞投与６カ月後

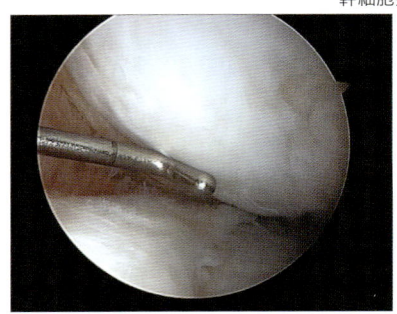

51■脂肪由来幹細胞投与による軟骨再生

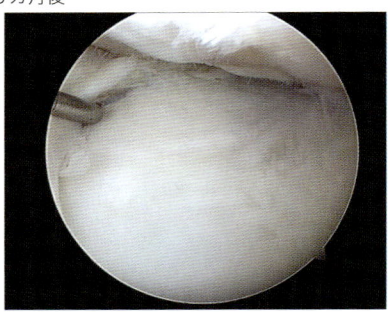

韓国人に膝の痛みが多い理由は？

　O脚は体重が関節全体に平均的に分散されて伝わらず、膝の内側の一部に集中的に体重がかかるため、疲労度が高く、軟骨の損傷が大きい。韓国人にはO脚の人が多い上、床に座る生活様式のために、あぐらをかいたりしゃがんだりして働く場合も多く、膝関節の変形性関節症がしばしば発生する。

関節を保護する生活習慣

1. 規則的に運動する。ただし、運動後の関節痛が２時間以上続く場合は運動を中断する。
2. 軽い関節のケガなら、水泳やエアロバイクを行う。関節をよく動かせば、滑液がよく分泌され、柔軟になって、靭帯も丈夫になる。
3. 標準体重を維持する。
4. １日に15分ほど、風呂やサウナに入る。膝が熱っぽく腫れている急性の関節炎には、冷却療法を行ってむくみと痛みを和らげる。
5. しゃがんだり膝を折ったりする姿勢は避ける。
6. 膝に痛みがあれば、階段の利用を控える。
7. カルシウム、タンパク質、ビタミン、無機質が多く含まれた食事をとり、インスタント食品や肉類（炎症を悪化させるn-6系脂肪酸や飽和脂肪酸が多いため）は避ける。

骨欠損の細胞治療剤開発

　骨欠損を治療するための方法として、自家骨移植と同種骨移植が使われている。自家骨の使用は骨形成の側面からは効果的だが、供給に限界があり、採取部位の損傷をもたらすという問題がある。他家骨の使用は疾病の伝染や感染を起こす可能性があり、骨誘導能も限られている。

最近の細胞培養技術の発展は、自家骨と他家骨の使用の際に生じる問題と制約を克服する解決策を提示している。幹細胞と組織工学的技術を応用し、骨形成を誘導した後、これを移植するという新しい方法である。こうした骨形成組織工学技術に、骨髄と脂肪由来間葉系幹細胞が使われている。

　『ニューイングランド医学ジャーナル』の報告でクァルト Quarto らは、ひどい外傷によって骨の変形や欠損がある患者たちに、骨を構成するハイドロキシアパタイト（HAP:hydroxyapatite）構造と自家骨髄幹細胞を培養した骨芽細胞を結合させて患部に移植する方法を適用し、効果的に骨格再建が可能であることを示した[1]。こうした結果は、筋骨格系分野の再建手術において幹細胞の臨床的適用がより近づいたことを示唆している。

　脂肪組織は、骨髄などの間葉系幹細胞に起原し、容易に分離する支持・間質組織を含有している。ズーク Zuk らは脂肪吸引術で得られた脂肪組織内から幹細胞の可能性がある細胞群を分離培養して確認し、これらを、系統特異的培地を利用して増骨芽細胞に分化させた[2]。

　また、ハルボース Halvorse らはヒト脂肪組織から得た幹細胞から骨組織に分化する際のマーカーを確認し、こうした幹細胞を利用して口蓋骨欠損を修復する実験に成功した[3]。

　　骨組織に使用される脂肪由来幹細胞は腹部以外にも頬部から得ることができる。頬部脂肪は顎の発生とともに生成され、重さ9.3gほど、平均的な量は9.6mlで、一生にわたって一定に維持される。

　頬部脂肪は、口腔内からの採取が容易で、血液供給が豊富であり、欠損部の形態に合わせて簡単に変形でき、口腔内の欠損部修復のための組織供与部位として価値が高い。また、採取後も顔貌の変形を最小限にでき、顎の欠損部再建にしばしば利用されてきた。

脂肪由来幹細胞を利用した顎骨組織生成と移植治療

　フィンランドの研究チームが脂肪組織に含まれている成体幹細胞を抽出、培養して顎骨組織を作り出すことに成功した。フィンランドのタンペレ大学再生医学研究所のリタ・スローネン Ritta Suuronen 博士は、良性腫瘍で上顎骨を除去した65歳の患者の脂肪組織から採取した幹細胞を、患者の腹部内で血管が通った骨組織に成長させて、これを患者の上顎に移植することに成功したと発表した[4]。

　スローネン博士は、まず患者の脂肪組織から幹細胞を分離して、患者自身の血清が含まれた特殊培養液で2週間培養した後、そのなかから骨、筋肉、血管に分化する未成熟細胞である間葉系幹細胞を探し出した。続いて間葉系幹細胞をリン酸カルシウム系生体材料で作った枠 scaffold に付着した後、これを患者の腹部内に入れて9カ月にわたって培養した。

　間葉系幹細胞は骨を含むさまざまな組織に育ち、さらには血管まで生成されていた。スローネン博士は、この組織塊を患者の上顎が除去された部分に移植して、頭蓋骨と連結し、微細手術を通じて移植組織にある動脈と静脈を首の血管と連結した。

　スローネン博士は記者会見を通じて、この患者は自身の脚の骨を切って移植した場合より、ずっと速いスピードで回復しており、外見からは患者の上顎は移植を受けた痕跡を見いだせないほどであると明らかにした。この実験の成功で、患者自身の成体幹細胞によってひどい組織損傷を治療する技術が現実化される可能性が高まった。

骨粗しょう症と骨不融合の幹細胞治療

　人体の骨は無機質と有機質から構成されているが、年齢とともに無機質と有機質が自然に減少する。特に、閉経した女性の場合、エストロゲンというホルモンが減少して、急に骨密度が減少し、骨がもろくなる。

一般に骨粗しょう症とは、有機質と無機質が骨から一定量減少した状態を指す。骨粗しょう症が進行すると、骨がもろくなって簡単に折れるようになる。骨粗しょう症は、試験管内で間葉系幹細胞を骨細胞に分化させた後、これを患者の身体内に移植して治療できる。

　骨折後、骨折部分の不融合が発生した場合、一般的に自身の骨をほかの部位から切り取って移植する方法が使われている。だが、この場合、手術した部位より骨を切り取った部分の痛みがひどく、骨を多く必要とする場合は十分な量の骨を得られないなどの短所がある。

　こうした短所を克服する代案の1つとして、骨髄または脂肪から間葉系幹細胞を分離培養し、骨形成細胞に分化させた後に移植しようとする努力が続けられている。

幹細胞を利用した大腿骨頭虚血性壊死症の治療

　骨髄と幹細胞を利用した大腿骨頭虚血性壊死症の治療研究が報告された。初期には、ただ骨髄だけを注入して治療を試みたが、単なる骨髄注入は細胞の量的側面や治療効用性の側面から多少劣る。

　これを改善する方法として2002年、ハーニゴー Hernigou らが自家骨髄から幹細胞を含む単核球を分離・移植した結果、骨頭の組織崩壊前治療時には93.8%、崩壊後でも40.9%の大腿骨頭壊死の正常回復を報告した[5]。

　2010年、フェイトサ Feitosa らは、8頭のヒツジを3グループに分けて大腿骨頭虚血性壊死を誘導した後、6週後に骨髄由来間葉系幹細胞と未成熟の歯髄幹細胞をいかなる免疫抑制剤も使用せずに投与し、対照群には骨頭穿孔術を試行した。その結果、細胞を投与したグループすべての損傷部位において骨組織が復旧され、組織学的な分析では、骨頭穿孔術を試行したグループより良好な結果を示し、間葉系幹細胞投与が損傷された骨組織を安全に復旧させることを確認した[6]。

人工関節への幹細胞適用

　関節炎や虚血性壊死などの疾患によって人工関節を挿入する場合、金属からなる人工関節と骨の間の融合あるいは結合が十分になされず、人工関節と生体骨との間に緩み（ルーズニング）が起きやすい。そうなると多くの臨床的症状が発生する。結局は再手術するしか解決策がなくなるのだ。

　ルーズニングの減少のためにさまざまな努力がなされている。間葉系幹細胞を培養して人工関節の表面で成長させた後、患者に投与する方法などがそれだ。また、間葉系幹細胞を利用する方法はすでに日本の大串始博士らによって患者に適用されている。[7]

10.2　軟骨・靱帯損傷への幹細胞適用

　骨と骨をつなぐものを靱帯、骨と筋肉を結びつけるものを腱といい、これらは体を支えるのに非常に重要な役割をする。「世界的なサッカースター○○、前十字靱帯断裂で選手生命の危機」のような記事の通り、腱や靱帯が損傷すれば運動をやめなければならないほど、スポーツ選手にとっては致命的だ。

　この場合も成体幹細胞で治療効果を得ることができるだろうか。その答えはイタリアのミラノの研究チームが『アメリカスポーツ医学ジャーナル』で発表した研究結果に求めることができる。[8] スポーツ選手によく発生する前十字靱帯断裂の治療法として、断裂した十字靱帯を縫ってつなげる外科手術の後、靱帯周囲の骨髄を刺激して間葉系幹細胞の生成を促す骨髄刺激療法を並行した結果、靱帯損傷の回復と機能向上が早まったという。また、適切なリハビリを並行すると靱帯機能が向上し、膝が安定的に維持されるという。

　動物の靱帯損傷に対する幹細胞治療も進められている。激しい運動とレースのせいで靱帯損傷の危険性が大きい競走馬は幹細胞治療の対

象だ。アメリカでは馬の靭帯・軟骨損傷に対する脂肪由来幹細胞投与で2500件以上の良好な治療結果を示している。

> **事例1　競走馬ペックァンの復活**
> **　　　馬の運動器疾患である繋靭帯炎の治療成功**

　ペックァンは4歳だった2007年4月、1群レースで3連勝をあげて最強の座に就いたが、2008年4月のレース以降、左の前足の繋靭帯炎で出走不可の判定を受けた。負傷前のペックァンはまさに国産馬の至宝だった。負傷直前までのレース成績をみると、通算17回の出走中9勝、2着が5回、3着が3回で、勝率52.9％、複勝率82.4％、連勝率100％を記録している。最後の直線で見せる追い込みがすばらしく、「銀色の加速度」という別名まであった。

　治療を受けることが決まった当時、多くの競馬ファンと専門家は競走馬に幹細胞医学を適用することに半信半疑だった。回復するといっても、競走馬として再起できる可能性は低いと思われたが、わずかでも希望があるなら放ってはおけないほど、ペックァンの能力は貴重であり、非常に愛されてきた競走馬だった。競走馬の繋靭帯炎は完治が難しく、通常なら引退を考えるところだが、ペックァンのオーナーと調教師は幹細胞治療を受けることを決定して治療をスタートした。ペックァンは2008年5月、傷ついた靭帯の部位に幹細胞の投与を受け、リハビリのために済州島(チェジュド)へと旅だった。

　2009年春、ペックァンはリハビリを終えて果川(クァチョン)競馬場にカムバックした。幹細胞治療を受けてから初のレース

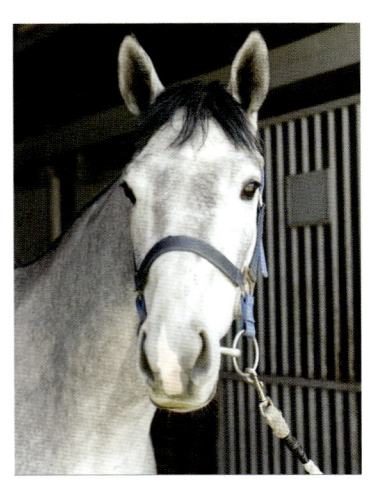

52 ■繋靭帯炎だった競走馬ペックァン

は2009年7月、ＳＢＳ大賞レースだった。ペックァンは4着に入賞した。そして次第に過去の技量を回復し、2009年10月17日の土曜競馬の第11レース、パク・テジョン騎手を乗せたペックァンはレースがはじまるや出走馬9頭中の最下位でスタートした。第3

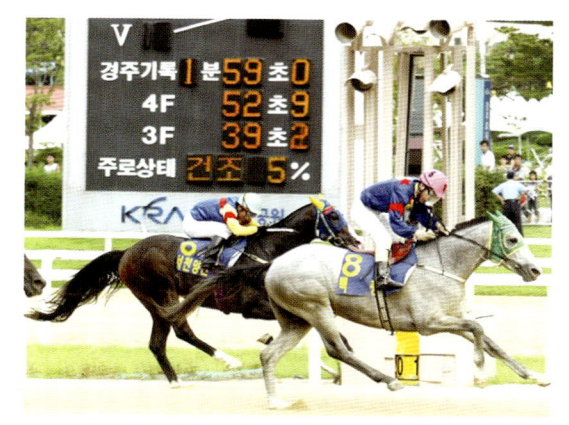

53■幹細胞治療後、1位でゴールインする模様

コーナーに進入するまで順位に変化はなかったが、第3コーナーに入るとペックァンは徐々にトップとの距離を縮め、ほかの馬を追い越していった。ゴール30メートル手前でペックァンは目覚ましいラストスパートを見せ、4歳馬だった2007年4月の一般レース優勝以来30カ月ぶりに夢のような優勝を飾った。名馬の復活が"シナリオのないドラ馬"を演出したのだ。2009年、果川でカムバックしたペックァンは7〜12月にかけて全5回の出走で2勝、2着2回、4着1回の成績で、完全に再起に成功した。ペックァンのオーナーは、この善戦でペックァンが稼ぎ出した賞金1億ウォン（日本円で約800万円）のうち50％を障害者支援のために快く寄付した。

　幹細胞を利用した犬の膝関節疾患治療はすでに広く応用されており、膝の軟骨・靱帯損傷の場合、手術的方法だけに依存せず、関節部位に幹細胞を投与すれば、損傷した靱帯や軟骨が再生して治癒が可能だ。

10　骨格系疾患と幹細胞　163

事例2　愛犬の治療

　10歳になるマルチーズのチョロンイは2007年に前十字靭帯断裂の診断を受けた。動物病院で膝の手術を受けて断裂した靭帯はつながったが、関節の損傷で変形性関節症が発生した。手術後1年6カ月以上にわたって鎮痛剤と関節栄養剤を服用したが、脚を引きずり、傷みのためにうまく走れなかった。チョロンイは幹細胞を投与してから1～2週後に目に見えて症状が好転し、3カ月後にはよく走り回るまでになり、正常な状態を回復した。

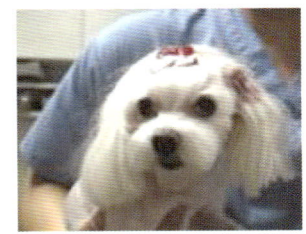

54■変形性関節炎が好転した愛犬チョロンイの様子

11

肺疾患と幹細胞

11.1 肺の構造と機能

　呼吸は単に息をすることだと思われているが、息をすることは生命活動に必要なエネルギーを作るプロセスである。鼻から体に空気が入り、肺で空気中の酸素が血管に伝わり、全身を巡る。ロウソクが光を放つためには酸素の供給が必要なように、呼吸は体の各種栄養素を燃焼してエネルギーを作る必須の過程だ。だから「息を引き取る」というのは死を意味するもうひとつの表現にもなる。人間は1日に2万回ほど呼吸をし、1度の呼吸で出入りする空気は約0.5ℓ、じっと寝て休息しているときは1分に9ℓ、歩いているときは27ℓ、走っているときは50〜60ℓの空気が必要だ。肺は2つあって心臓を取り囲み、胸腔内でヨロイのような構造の胸郭によって守られており、横隔膜によって腹腔と隔てられている。

　肺は、空気が出入りする気道と血管から構成され、これらは次第に細くなりながら、肺胞において空気中の酸素と血液中の代謝物である二酸化炭素のガス交換が行われる。肺は、呼吸作用以外にも、呼吸に

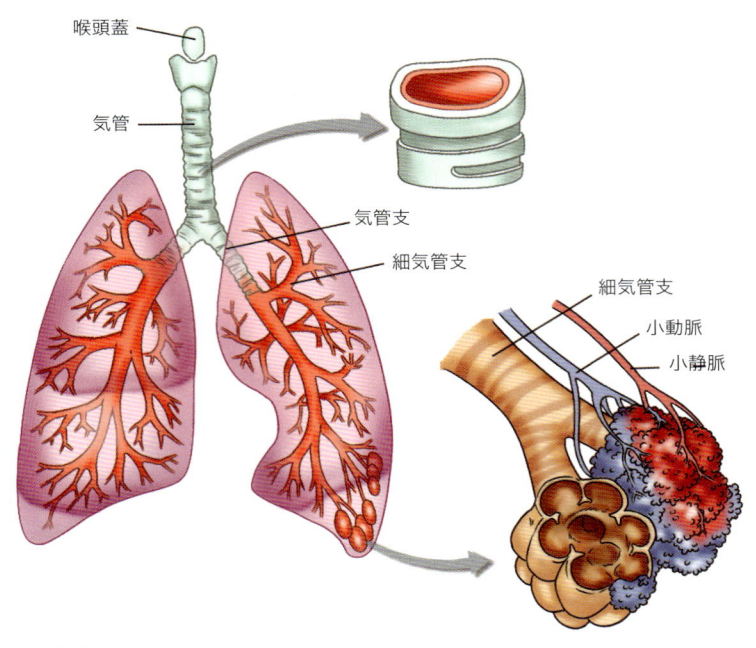

55■肺の構造

よって熱を発散することで体温調節をする機能があり、体内の酸と塩基の平衡を維持する機能も持つ。右肺は上葉、中葉、下葉の3つに分かれ、左肺は上葉、下葉の2つからなる。

　肺の実質は3〜4億個の肺胞から構成されているが、これは弾力のある薄い単層の膜からなり、多くの毛細血管が分布している。肺胞は、小さなブドウの房の形をしており、表面積が約100㎡で効率的にガス交換ができる構造をしている。

　横隔膜と胸の筋肉、肋骨、鎖骨が一体となって呼吸が行われる。能動的な筋収縮によって呼吸の主要筋肉である横隔膜が収縮して平らになり、腹腔側に移動することで胸腔が広がり陰圧となり、空気が口を通じて入ってくる。身体活動が増加したり、肺の状態が変わって呼吸

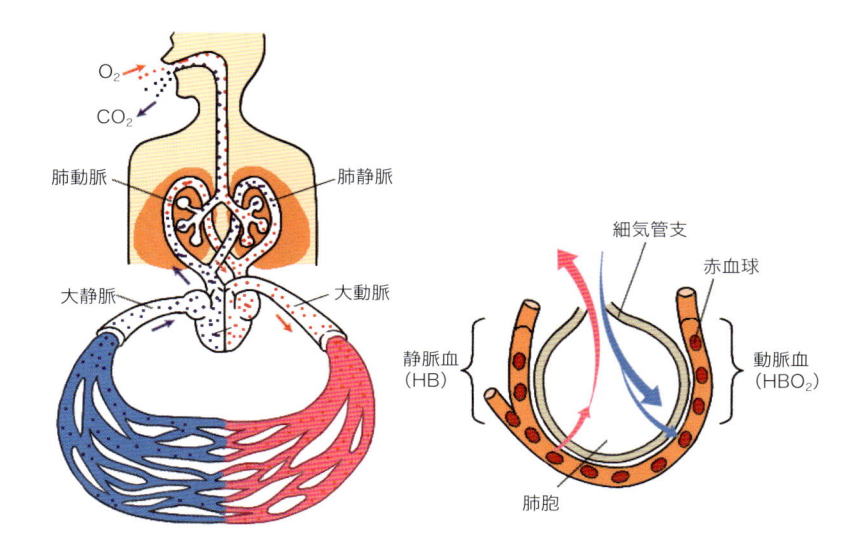

56■肺の役割と構造

量を増やす必要があったりすると、首の部分の筋肉や肋骨の間の筋肉などの補助筋肉が手助けをして胸腔の容積を増加させる。呼吸において、呼気は筋収縮を必要としない受動的運動だ。このとき膨張した肺が、伸びたゴムが元に戻るように作用して、本来の位置へと収縮する。この収縮により、口を通じて空気が肺から出ていく。

健康によい正しい呼吸

　静かに、深く、肺をできるだけ開いて肺の隅々まで空気が入るように呼吸すべきだ。深く、ゆっくりと、規則正しく呼吸しよう。一般的な筋細胞を1とすると、心臓の筋細胞は5倍以上、脳の神経細胞は12倍以上の酸素を必要とする。つまり、呼吸がうまくいかないと、一番大きな打撃を受ける場所は脳であり、その次が心臓だ。

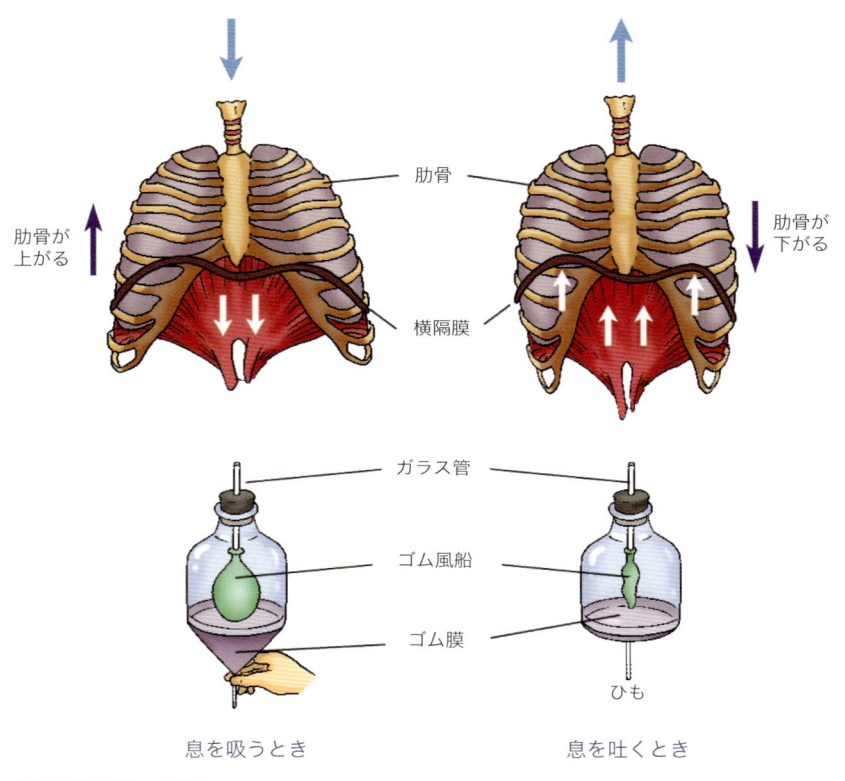

図中ラベル:
- 肋骨
- 横隔膜
- 肋骨が上がる
- 肋骨が下がる
- ガラス管
- ゴム風船
- ゴム膜
- ひも
- 息を吸うとき
- 息を吐くとき

57 ■呼吸運動の原理

11.2　慢性閉塞性肺疾患の治療への成体幹細胞の適用

　慢性閉塞性肺疾患 COPD:chronic obstructive pulmonary disease は代表的な肺疾患で、"肺気腫"と"慢性気管支炎"を総称する概念である。この疾患にかかると"肺がんより激しい苦痛"を誘発し、呼吸機能が慢性的に低下する。タバコや大気汚染、それ以外の物質などによる気道の障害だ。また、この疾患は「タバコ病」とも呼ばれるほど、喫煙が原因の80〜90％以上を占める。喫煙以外のほかの危険因子は、

作業場の粉塵、公害、調理のガス、燃料などだ。タバコなどの有害な粒子やガスを吸引し続けると、肺のなかに炎症が起きた状態が持続し、これによって喀痰が増加し、気管支が細くなったり肺胞の壁が壊れたりして弾力を失い、空気の吸入と排気が困難になる。この時期に治療をせずに放置すると、肺胞の破壊はいっそう進み、呼吸困難や全身障害が発生する。患者自身の遺伝的因子も関連する。

　肺組織は、一度損傷すると回復が不可能だ。異常を感じたら、すでに肺機能の50％以上が失われた状態になっている。咳などのよくある症状からはじまり、ゆっくりと進行するため、呼吸困難などの異常な症候が感じた後では、もはや回復が難しい状態に陥っている場合が多い生活習慣病である。初期には症状がまったくない場合もあり、疾患が進行して慢性的な咳、痰、呼吸困難を感じることもある。呼吸困難は数年かけて徐々に発生し、活動や運動時に呼吸困難の症状がいっそうひどくなり、日常生活に支障を来すようになる。

肺胞を拡大した様子

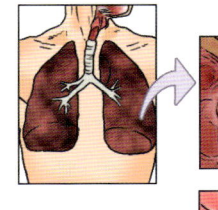

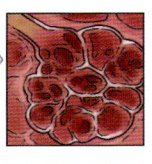

肺気腫：
過多分泌される粘液とともに弱くなって虚脱した肺胞が特徴

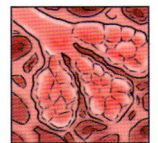

正常で健康な肺胞

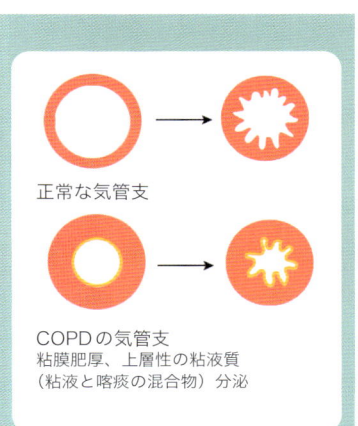

正常な気管支

COPDの気管支
粘膜肥厚、上層性の粘液質
（粘液と喀痰の混合物）分泌

58 ■慢性閉塞性肺疾患

肺機能検査で1秒間の努力呼気量（FEV1）が予測値の80％未満であり、1秒間の努力呼気量の肺活量に対する比率（FEV1/FVC）が70％未満の状態が数カ月以上続き、気管支拡張剤に対する反応がほとんどなければ、慢性閉塞性肺疾患にかかっている。

　平均寿命の延びとともに増加している慢性閉塞性肺疾患は、高齢者の死亡と健康に関わる主な疾患の1つだ。アメリカでは65歳から75歳の高齢者の入院の原因のうち、慢性閉塞性疾患が19.9％を占め、75歳以上では18.2％を占めるほどであり、世界的には4番目に多い死亡原因とみられている。高齢者の女性より男性の方が多く慢性閉塞性肺疾患にかかっている。

　間葉系幹細胞は、軟骨再生能、骨形成能、神経細胞への分化能、血管形成能だけでなく、2008年にロビンガー Michael R. Loebinger 博士らによって気道と肺実質の上皮細胞に分化することが報告された[1]。間葉系幹細胞から呼吸器系の細胞形態に分化可能だということは、肺疾患の再生的治療法に幹細胞が有効であることを示している。

　実際に動物を使ったさまざまな研究で、間葉系幹細胞によって肺疾患を治療できる可能性が提示された。2008年、シュペース Spees らは骨髄由来間葉系幹細胞が進行性の肺高血圧症を持つ動物において、肺再生に関与したことを報告した[2]。実験動物で肺線維化を誘導するため、ブレオマイシン bleomycin を気管内に投与した後、即時に間葉系幹細胞を静脈に投与した結果、肺組織の線維化時に増加する物質であるコラーゲン collagen の沈着が減少し、線維化と炎症の発生時に増加する物質も減少したという。毒素物質を投与して全身の炎症状態を起こした実験マウスに間葉系幹細胞を尾静脈に投与した結果、肺組織の炎症を減少させ、多糖体を投与して炎症反応を起こしたマウスから採取した肺細胞と間葉系幹細胞を培養したとき、間葉系幹細胞が分泌するさまざまなサイトカイン cytokine によって炎症性物質の分泌が減少し、抗炎症物質は増加したと報告された。

2009 年、ムードリー Moodley らは、臍帯由来間葉系幹細胞を肺損傷動物モデルに投与した後、肺損傷が改善したか否かを観察した結果、幹細胞の投与は肺の炎症を抑え、炎症関連のさまざまな因子の発現を抑制し、肺内部のコラーゲンを明確に減少させたと報告した[3]。

　2010 年、カレーラス Carreras らは、閉塞性睡眠時無呼吸症候群の動物モデル 20 匹中 10 匹に骨髄間葉系幹細胞を投与し、10 匹は対照群に分類して、投与後の炎症関連サイトカインの血清濃度を測定した。その結果、骨髄間葉系幹細胞投与群で炎症サイトカイン数値が明らかに減少し、幹細胞を使った閉塞性睡眠時無呼吸症候群治療の可能性を提示した[4]。

　2011 年、シュバイツァー Schweitzer らは、肺気腫による内皮細胞の死滅と慢性的な肺損傷が脂肪由来間葉系幹細胞によって改善される可能性を証明するため、動物モデルでタバコの煙に長期間曝露させて肺気腫を誘発させた後、脂肪由来幹細胞治療効果を評価した。その結果、脂肪由来幹細胞投与により肺の炎症と肺細胞の死滅が減少し、肺血管を保護する機能が見られた。脂肪由来幹細胞は肺機能を改善すると同時に、タバコの煙によって減退した骨髄機能を復旧させ、減少した体重を回復させるなど、肺の保護以上の効果をみせた[5]。こうした結果は、喫煙による肺と全身性損傷に対して脂肪由来幹細胞が有用な治療効果を持っていることを物語るものであり、脂肪由来幹細胞が分泌する因子が肺血管保護機能と関連していることを証明している。

　最近では、アメリカのオシリス Osiris という企業が、他家骨髄由来間葉系幹細胞を利用して、中度から重度の慢性閉塞性肺疾患（FEV1/, 0.70, 30%～FEV1 70%）の患者に対する治療効力について、第 II 相試験を 2008 年 5 月から多くの機関での二重盲検法で実施している。間葉系幹細胞の抗炎症性調節能が慢性閉塞性肺疾患の患者の肺と全身の炎症を和らげ、肺機能の増進と呼吸困難の緩和によって患者のＱＯＬが改善されると予測されている。

事例1　酸素吸入器なしでは動けなかったジュディスの体験
ジュディス・ヴァン・フース（67歳）

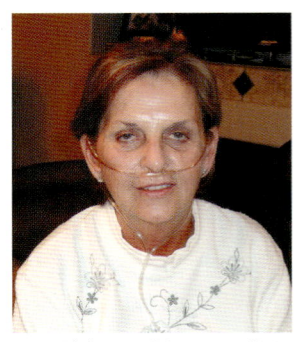

59■酸素吸入器なしでは動けなかった治療前の姿

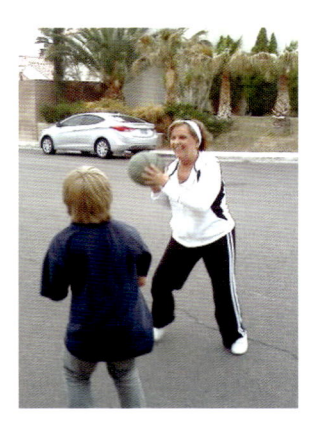

60■幹細胞治療後、健康を取り戻して孫たちと運動するジュディス

　アメリカのネバダ州に住むジュディス・ヴァン・フースは、30年という長期の喫煙によって、2009年に肺線維症Pulmonary Fibrosisと慢性閉塞性肺疾患COPDの診断を受けた。呼吸困難と肺不全によって日常の活動が不可能になり、酸素吸入器なしでは呼吸さえ困難だったジュディスは、アメリカの医療陣から、これ以上の治療法はなく余命2年と言われた。自宅で酸素吸入器に頼って日々の命をつないでいた彼女は、最後の手段として2011年初め、2回にわたって自身の脂肪由来幹細胞を3億個ずつ静脈内投与を受けた。その結果、酸素吸入器をはずしても2階に上ることができ、キッチンとリビングで家事をしたり、庭の手入れをするなどの日常生活ができるくらい、驚くほど好転した。

12

糖尿病と成体幹細胞

12.1 糖尿病の正体と発生理由

　慢性腎不全の代表的な原因となる糖尿病は、血液内のブドウ糖（血糖）濃度を調節するホルモンであるインスリンが絶対的・相対的に不足した状態もしくは組織でインスリンの機能が正常に発揮されないインスリン抵抗性のために、高血糖状態とそれに伴う糖代謝障害が起きるものである。

　正常であれば、飲食物を消化・吸収するとき血中内の糖成分が増加し、膵臓のランゲルハンス島細胞でインスリンが生成・分泌され、血液内の糖分（ブドウ糖）を細胞に運搬することで血糖が維持される。ところが、糖尿病患者の場合は、インスリンの分泌が不足し、あるいはその機能を正常に発揮できないために血糖値が上昇し、腎臓で再吸収されず、ブドウ糖が尿とともに排出される。

　1型糖尿病は、自己免疫疾患などが原因となり、膵臓のランゲルハンス島のβ細胞の破壊によって発生し、2型糖尿病は全身のインスリ

ン抵抗性とランゲルハンス島のβ細胞からのインスリン生成が減少することで発生する。治療法は、インスリン療法とランゲルハンス島細胞移植だけであり、正常血糖値の維持と低血糖状態を避けることが重要だ。

韓国の糖尿病患者は全人口の約5％で、最小250万人と推定される。アメリカのでは糖尿病患者が全人口の10％と報告されており、次第に糖尿病患者が増加するものと考えられている。特に老齢人口の急増によって高齢者糖尿病への関心が高まりつつあるが、65歳以上の10％が糖尿病を患っている。

糖尿病の分類と原因

1型糖尿病（IDDM: インスリン依存型糖尿病）

1型糖尿病はインスリン依存型糖尿病であり、遺伝的な素因を持っている人がウイルス感染などの環境要因にさらされたとき、自己免疫機序によって膵臓のインスリン生成細胞であるβ細胞が破壊され、インスリンが絶対的に不足する。

症状は、膵臓β細胞の60〜80％以上が破壊されたときに現れるが、主に20歳以前に発病し、11〜12歳の子どもに急性的に発症するため小児糖尿病とも呼ばれる。1型糖尿病にかかると、多飲多尿、体重の減少、低血糖とケトアシドーシスなどが発生し、死に至る。インスリンが絶対的に不足して起こるため、インスリン投与が不可欠だ。

2型糖尿病（NIDDM: インスリン非依存型糖尿病）

2型糖尿病はインスリン非依存型糖尿病で、カロリーの過剰摂取や運動量の減少、ストレスの過多でインスリンの機能が低下し、膵臓からのインスリンの分泌は十分なのに標的細胞において受容体が不足して発生する。普通40歳以降に発生し、肥満の場合が多く、症状がゆっくり現れるため、症状がはっきりしない場合が多い。1型糖尿病とは

項目	1型糖尿病	2型糖尿病
発病年齢	＜20歳	＞40歳
症状の発現	急性的に発現	慢性的に進行
糖尿患者の比率	約10％	約90％
ケトアシドーシスの発生	一般的に発生	まれに発生
肥満との関係	ほとんどない	一般的に該当
膵臓のβ細胞	破壊される（60〜80％）	破壊されない
インスリンの分泌	減少	正常または減少
膵臓細胞に対する自己抗体の発生	発生	なし
治療	インスリン投与	食餌療法、運動、インスリン促進経口薬投与

61■1型糖尿病と2型糖尿病の比較

違って、初期には膵臓機能が正常に近い場合が多く、インスリンも正常に分泌されるが、インスリンが作用する臓器（筋肉、肝臓、脂肪細胞など）でインスリンに対する抵抗性が生じ、インスリンが本来の機能を十分に発揮できないために生じる。治療面でもインスリン注射は必須ではない。

2型糖尿病は糖尿病患者の90％以上を占め、年齢と肥満の程度につれて発生率が上昇する。2型糖尿病の治療は、インスリンが不足してはいても膵臓のインスリン分泌能力は残っているため、食餌療法と運動療法だけでも血糖のコントロールが可能な場合があり、これらの方法によって血糖調節が不可能な場合には、薬物（経口血糖降下薬）を使用したり、インスリン注射を利用したりするなどして血糖を調節することになる。

耐糖能異常群は、空腹時の血糖および経口ブドウ糖負荷試験での血糖値が正常人と糖尿病診断基準の中間に該当するグループで、5年以内に10〜25％が2型糖尿病に進行するため、管理が必要な状態だ。

糖尿病の原因としては、遺伝的要因と年齢、肥満、薬物服用、妊娠などの環境的要因が作用する。遺伝的要因は特に2型糖尿病と関連が

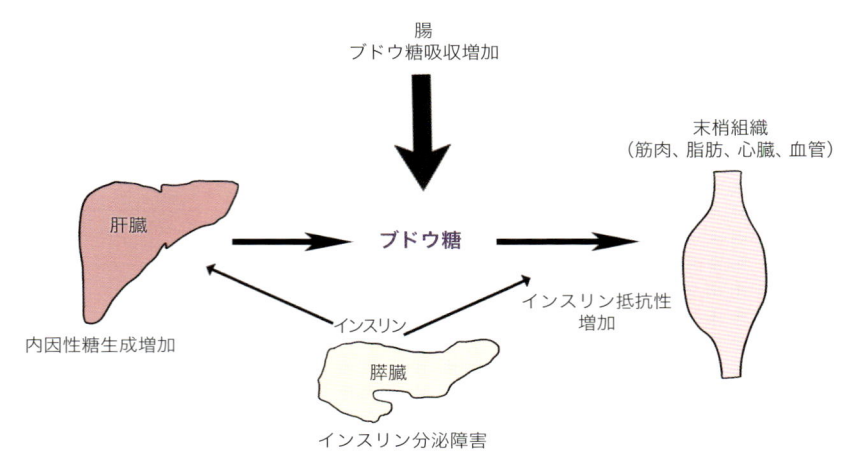

```
                        腸
                   ブドウ糖吸収増加
                        ↓
                                              末梢組織
                                           （筋肉、脂肪、心臓、血管）
    肝臓    →      ブドウ糖      →
              ↖            ↗
           インスリン    インスリン抵抗性
                              増加
 内因性糖生成増加
                   膵臓
              インスリン分泌障害
```

62 ■糖尿病の発病機制

深い。一卵性双生児の場合、片方が１型糖尿病にかかると、ほかの健康な側が糖尿病にかかる確率が30〜70％である。２型糖尿病の場合は70〜90％であり、両親が糖尿病の場合も40％であることがわかっている。環境的要因として、１型糖尿病の場合、ウイルス、タンパク成分、副腎皮質ホルモン剤などが自己免疫系を攪乱して膵臓細胞を破壊し、臨床症状を引き起こす。現在まで約20種のウイルス感染によって糖尿病が発病しうることが知られている。食事、運動不足による肥満、妊娠、外傷、打撲、手術などのストレスにさらされたときや、関節炎または神経痛治療薬の服用による副腎皮質ホルモン剤乱用のようなほかの病気の治療薬による副作用で糖尿病が発病することもある。また、高血圧または高脂血症では糖尿病が併発していることが多い。以上の原因が互いに結びつき、臓器のインスリン抵抗性が増加して、高血糖を示す糖尿病を引き起こすことになる。

糖尿病の診断基準

どんなときに糖尿病という診断が下されるのか。2002年、アメリ

カ糖尿病協会の基準によれば次の通りだ。

1）水をふだんよりたくさん飲むようになり、喉が渇くとともに、食事の量は増えるが体重が減少するなどの糖尿病症状と、血漿の血糖値が200mg/dl以上。2）空腹時の血漿血糖値が126mg/dl以上。3）経口ブドウ糖負荷2時間後の血漿血糖値が200mg/dlの場合。この3つのうち1つ当てはまれば、糖尿病と診断される。

血糖が正常値以上に増加した高血糖状態は、急性・慢性的にさまざまな合併症を引き起こす。つまり、高血糖が続けば、血液の流れと脂肪代謝の異常で脳卒中、心筋梗塞、足部潰瘍、動脈硬化症などのような合併症の発生の可能性が高まる。

糖尿による脳卒中発生の危険度が2～3倍、失明の危険度が20倍、心臓病の危険度が16倍増加することが知られている。

12.2 糖尿病治療のための成体幹細胞

糖尿病治療に対する成体幹細胞の適用は、自己免疫媒介性疾患である1型糖尿病のケースから優先的に扱われた。2008年、エスケルEzquerらは実験動物に薬物（ストレプトゾトシン）を注入し、膵臓のインスリン分泌細胞であるランゲルハンス島細胞が破壊されて1型糖尿病にかかった実験動物に、成体幹細胞を投与した場合と投与しなかった場合を比較した[1]。

その結果、骨髄間葉系幹細胞を投与した群では、ランゲルハンス島細胞の損傷と糖尿病の合併症から生じる腎臓細胞の破壊が、幹細胞を投与されなかった動物に比べてはるかに少なかった。幹細胞を投与された糖尿のマウスでは、投与から1週間内に明らかに血糖が減少し、1カ月後には正常の血糖値が維持された。2カ月後、幹細胞を投与された糖尿病マウスだけが、タンパク尿が減少した。また、腎臓の組織病理学的構造の変化を調べた結果、幹細胞投与動物では糸球体が正常

な構造を示したが、幹細胞を投与しなかった糖尿のマウスでは糸球体の損傷を示した。さらに、膵臓においても、幹細胞を投与された糖尿マウスでは典型的なランゲルハンス島細胞が存在し、膵臓内の構造も正常だったが、幹細胞非投与群ではランゲルハンス島細胞が正常より少なく、異常な構造を示したことが確認された。

　結論としては、幹細胞の投与により、糖尿マウスの膵臓のインスリン分泌細胞の再生と腎臓機能の損傷を防止することができる。こうした動物実験の結果は、骨髄由来または脂肪由来間葉系幹細胞が１型糖尿病の治療と糖尿病性腎症 diabetic nephropathy の予防に対して新たな細胞治療剤の可能性を示唆した。

　2008 年、リウ Liu らは間葉系幹細胞をインスリン分泌細胞に分化させて膵臓内に移植し、インスリンを分泌させることで、糖尿病治療が可能だろうと提示した。[2]成体幹細胞を利用した糖尿病治療のヒト臨床結果をみると、2008 年にトリベディ Trivedi らは糖尿病患者に脂肪由来幹細胞を骨髄とともに投与した結果、インスリンの要求量が 30 〜 50％減少し、インスリン生産能が４〜 26 倍増加したと報告した。[3]また、アメリカでは自身の脂肪から分離した幹細胞を静脈内に投与し、１型・２型糖尿病治療効果に対する臨床試験が進められており、まもなく糖尿病治癒への道が開かれるものと予想される。

　最近、糖尿病による重症下肢虚血と足部潰瘍の治療のための幹細胞療法が試みられている。2010 年、ハン Han らは糖尿病の足部潰瘍がある 54 人を対象に、26 人の患者に対しては糖尿足部潰瘍に対する一般的治療を、28 人に対しては単純分離した脂肪由来幹細胞を投与した後、幹細胞治療効果を比較分析した。その結果、幹細胞を投与された群では 100％の正常治癒がみられ、一般的処置をした対照群では 62％だけが正常に治癒した。[4]

　2011 年、ルー Lu らによって両足に重症下肢虚血と足部潰瘍のある 41 人の２型糖尿病患者の下肢に、骨髄由来間葉系幹細胞と単核球

細胞、生理食塩水を筋肉内に投与した後、治療効果を比較した結果、投与6週目では幹細胞治療群の潰瘍治療率がほかの群に比べてはるかに高く、単核球細胞治療群より4週早く100％に達した[5]。最近のこうした結果は、糖尿病による合併症に対する幹細胞の治療可能性を物語るものだ。

> **事例1　糖尿病合併症の改善：幹細胞に出会った後QOLが向上したというテ・グヌさん**

　60代半ばの糖尿病患者、テ・グヌさんは糖尿病合併症として末期腎不全が現れ、週3回の透析をしている患者だ。毎回4時間ずつ透析をし、透析後は30分以上ベッドに横たわっていなければならなかった。急激な血圧低下現象のために透析後に卒倒したことも数度ある。それだけではない。透析した日は家に戻って1日中寝ていなければならず、さらには翌日も横になっていることが多かった。そんな体の不自由さは生きることへの欲望と希望すら奪っていくようだった。
　彼が自分の腎臓に問題があると知ったのは60歳、大腸がんの手術を受けたときだった。それ以前には遠くへ旅行をすると足がむくんでいたが、ただそういう体質なのだと思ってやり過ごしていた。水を飲んでも太る方だったが、これが深刻なことだとは思わなかった。ところが、大腸がんの手術を受けたときに腎臓が悪いことがわかり、透析を勧められた。
　透析をはじめたら、一生透析で苦しまなくてはならないと知っていたので、彼は透析を拒否した。ところが透析を延ばし延ばしにした結果は、急速な腎臓の壊死だった。結局、腎臓機能の10％程度しか残らず、透析をこれ以上引き延ばすことはできなくなった。
　64歳で幹細胞を利用した糖尿病治療をはじめたとき、テさんの腎臓病は糖尿病の合併症だった。彼は13年間、糖尿病を患ってきた。病状は深刻ではなかったが、あまりに長い間、糖尿病に冒されてきたことが問題だった。彼は糖尿病の合併症で歯の状態も散々だった。彼は全体の歯のうち11

本をインプラントに頼っていた。左目は白内障の手術をし、レーザー治療を受けた。右目は手術を待っているところだった。痰がからみ、胸が締め付けられ、しばしば悪寒を感じた。ふくらはぎに力が入らず、バランスをとるのもたいへんで、横になった姿勢から立ち上がるのも簡単ではなかった。指の関節が太くなってスムースに動かず、手足が冷えてしびれた。左足の親指の下に傷ができたかと思うと、足の指の上が黒くなって炎症ができ、右の股関節にも炎症が生じて、歩くこともできなくなった。それこそ満身創痍の状態で、彼は幹細胞治療をはじめた。

　幹細胞治療を決めた彼は、施術を受ける日を指折り数えて待った。彼の体の状態は最悪であり、わらをもつかみたい心境だった。当時の彼の状況は、施術の時期が1カ月遅れても深刻な結果を招きかねないほどだった。健康は健康なときに守るものだとすれば、彼は最終列車に乗ったといえる。医者はテさんの腹部脂肪を7gほど採取した。RNLバイオ幹細胞研究所では、幹細胞を分離して2000倍ほど増殖し、2億個を準備した。その細胞を400ccの点滴で静脈投与した。

　中国で幹細胞施術を行った後、彼は延吉のホテルに1泊した。翌日の朝食時、彼と一緒に治療を受けた12人全員が集まった。彼らは異口同音に気分が爽快だと語った。この気分は一時的なものではなく、それ以降も爽快さは持続した。3日後、ふくらはぎに小さな違和感を覚えた。その感覚は1週間くらいかけて強まり、ビリビリとしびれるような感じだった。

　2週間経つと、足の指が時々ぴくぴくと痙攣した。痛みが走り、全身が震えた。そして足の指がぽかぽかと暖かくなった。

　3週間経つと、足から強い波が伝わってくるようで、体が疲れるほどだった。風邪のときの悪寒のようにぞくぞくし、痰が切れるようになった。これも体がよくなる前にみられる好転反応だろうと思った。

　4週目に入ると、嵐が過ぎ去った後のように体が軽くなり、肌は10年前のように若返った。体から汗が滝のように噴き出した。周囲の人たちが驚いた。体が健康になって、彼のQOLは期待以上によくなった。QOLは経済力に比例すると考える人がいるが、彼はそれが間違った考えだと言いたかった。体が健康でこそ、最上の人生を歩むことができるという事実

を悟ったからだ。精神が澄み切って、体が軽くなり、未来に対する希望が生まれ、活動を再開しようという欲求も出てきた。足が遠のいていた同窓会にも出席し、地域活動にも参加するようになった。

事例2　糖尿病性足部潰瘍を治療した幹細胞施術の体験手記
チョ・ソンネさん（1939年生まれ）

病名：糖尿病による足部潰瘍、中耳炎、心筋梗塞、勃起不全、手足のしびれ

　私は1993年に糖尿病の診断を受けました。最初は糖尿病という診断に驚き、とても無念でしたが、血糖管理をしっかりやらないと恐ろしい合併症で長生きできないという恐怖と、妻の強い勧めで、普段さぼっていた運動と気詰まりな食餌療法を並行しながら、ただ糖尿を完治する特効薬が開発されるのを、首を長くして待っていました。

　そんなある日、1998年に堤川（チェチョン）にあるカン・シング内科で、10年間責任を持って治療してくれるというので、約3年にわたって処方してくれる薬を飲み、指導を徹底的に守りましたが、次第に血糖値が上昇（空腹時血糖値平均200〜250、食後2時間血糖値平均400〜450）したばかりか、顔と足のひどいむくみと一晩に5〜6回の小水のせいで熟睡することができませんでした。それに伴って性格が乱暴になり、些細なことにもかっとなって、人と会うことまで避けるようになりました。

　病院で処方された薬（経口血糖降下薬）を長期にわたって服用した場合、効果が落ちて、私のように内蔵（肝臓、腎臓、心臓）に致命的な合併症を誘発するという事実を、糖尿病を病んでから8〜9年経って初めて知り、これ以上の薬物治療は続けるべきでないと悟りました。忠州（チュンジュ）の建国（コングク）大学病院に入院してチェ・スボン教授が開発した人工膵臓（インスリンポンプ）を装着して、今日までさまざまな不便に甘んじながら、糖尿病患者の勲章であるかのようにインスリンポンプを腰に着けて毎日をつらい思いで生きてきました。

糖尿病を克服するためにこれまで食べなかったものはなく、全国を歩き回って糖尿セミナーに参加し、新しい情報と知識を習得しました。名医と言われる糖尿専門医と糖尿関連書を通じて、「糖尿病は血糖値とHbA1c（ヘモグロビンエーワンシー）で程度を知り、もっぱら合併症で命を落とす」という話を何度も繰り返し聞きながらも、「まさか自分も合併症にかかるのだろうか。来るなら来てみろ」と、あきらめと怖さが半々に入り交じった気持ちで過ごしていたところ、ついに天罰のように合併症が襲ってきました。

　ある朝、いきなり胸が苦しくなりました。嘔吐と胸を動かせないほどの強い痛みを感じて病院を訪れ、心筋梗塞の診断を受けました。原州(ウォンジュ)キリスト病院でステントを2本挿入する手術をしましたが、手足がずきずき、ひりひりと痛み、熱くなってしびれる症状のために、夜が明けるまで足をつかんでひたすら涙を流しながら、眠れぬ夜を過ごすことが多くなりました。

　インスリンポンプに頼りながら血糖管理に全身全霊を注いでいたところ、2010年5月初め、左足の指に小さな水膨れができたかと思うと、あっという間に5本とも真っ黒に腐りはじめました。どうしていいかわからず、堤川ソマン医院を訪れて相談をすると、糖尿病による足部潰瘍にはこれといった治療法がないという答えでした。気を落としていたところ、知人の紹介で幹細胞のことを知りました。

　現代医学では足部潰瘍には脚の切断以外にこれといった方法はないことを知り、代替医学である灸と鍼を並行して行ったにもかかわらず、膿んだ部分は次第に広がり、深くなって、黒く腐って穴のあいた傷は日に日に悪化していきました。もし傷の毒が血管を伝わって全身に回れば、生命の危険があるという周囲の警告を聞き、保管してあった幹細胞を海外に行って投与してもらうことにしました。

　その頃、幹細胞治療を受けたいという私の意見に、長男夫婦と妻は外国での手術が危険だという理由で強く反対しました。長男は手術しか方法がないならソウルにある病院がいいと判断し、ソウルの広津区(クァンジン)華陽洞(ファヤン)にあるヘミン病院で脚の切断手術の日を決めました。

　ついに2010年9月15日、京都の病院で静脈に2億個、左足の甲の足

部潰瘍の傷に5千万個、右すねの下に5千万個の合計3億個の投与を受けました。当時の私の正直な気持ちは、あきらめと期待が半々、そして心配など、さまざまな感情が入り乱れていました。

ところで、投与後いくらもせずに、左足の傷の部分に暖かな感触が染み込み、いつも冷えてずきずき痛んだりカッカと熱くなっていた右足の症状も驚くほど好転したようでした。そして針で刺すような耐えがたい痛みもきれいに消え去り、私は感激に満ちてお祈りを捧げました。

それからもう少し時間が経つと、膿にまみれていた傷の部分は70〜80％好転し、再び10日余り過ぎると、約90％以上よくなり、真っ黒に腐って穴があいていた傷に、いつの間にか新しい肉が出はじめました。

その後、中国の延吉で2次として3億個の投与を受けると、糖尿による合併症だった左足の潰瘍と右の手足のしびれが正常に近い水準まで治り、それだけではなく、いつもくすんで、むくんでいた顔が、明るくきれいに

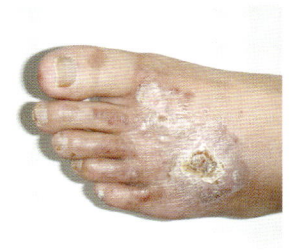

幹細胞投与前　　幹細胞1次施術から24日後

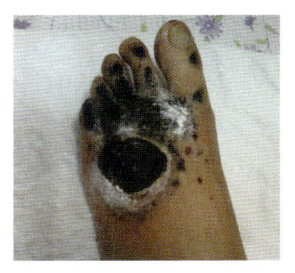

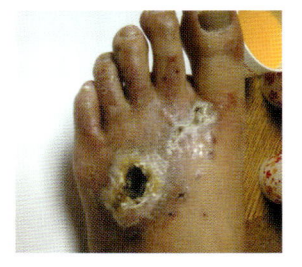

幹細胞2次施術から12日後、　幹細胞施術から4カ月後。
幹細胞1次施術から29日後　　合計5回の施術

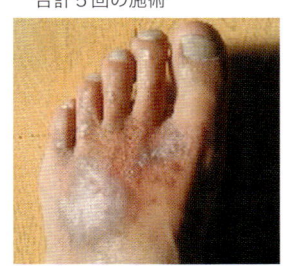

63■幹細胞投与後の糖尿病性足部潰瘍の治療写真

なり、知人と家族たちから挨拶代わりのように「顔色がよくなった」と言われるようになりました。また、ひどい疲労感と無力感が洗い流したように消えて、生への意欲にあふれ、感謝と喜びの毎日を送っています。私はいま、3次施術を待っています。子どもの頃から患っていた中耳炎と、涙が流れる症状、勃起不全もあり、いまも天罰のようなインスリンポンプを装着しなければならないなど、つらい糖尿病の人生ですが、今回の施術に希望を託したいと思います。私がもし幹細胞に出会わなければ、脚を切断して落胆したまま一生を過ごさなければならなかったと思うと、身の毛がよだちます。

　私のような人たちのために1日でも早く幹細胞施術が韓国内でも行われるべきだと考えます。

13

がんと成体幹細胞

13.1 がんとは何か？

　年をとって家族の誰かをがんで亡くしたり、同僚や友人ががんで苦しんでいるのを見ると、自分の近くにもがんの恐怖が近づいていることを実感する。韓国における死亡原因の不動の１位であるがん。さまざまながん関連の保険商品の存在や、「がん患者１人が一家を滅ぼす」という言葉に象徴されるように、がんは私たちの生活に苦痛を与える要素であり、害になる対象を"○○のがん"と言うほど、苦痛なものとみなされている。

がんとは何か？
　人間の体を構成する最も小さい単位である細胞は調節機能によって成長・分裂し、自然死した細胞を正常な細胞に取って代える役割や、異常が生じた細胞を除去したりする厳格な調節によって人体を維持している。ところが、さまざまな原因により、細胞の増殖と正常な細胞

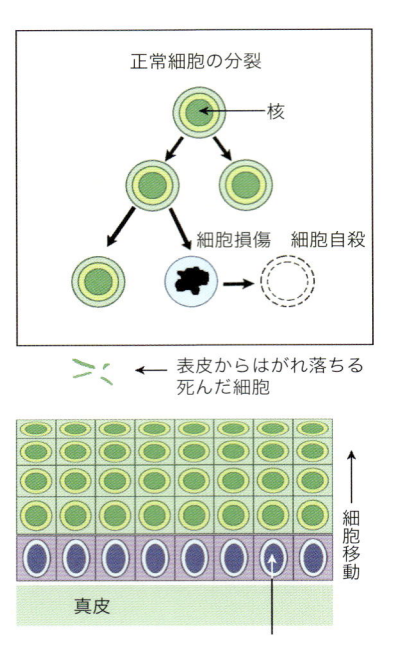

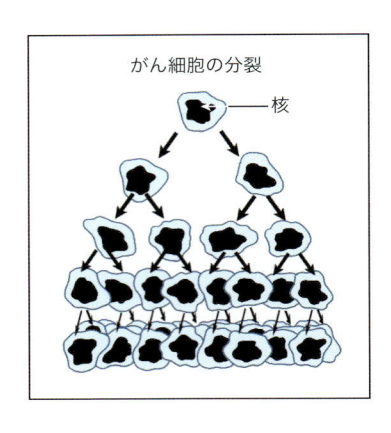

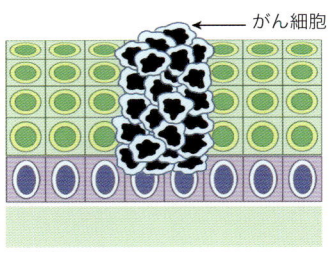

64 ■正常細胞とがん細胞の分裂

死、抑制がなされない異常な細胞が増殖し、周囲の組織と臓器に浸入して腫瘍を形成し、正常組織を圧迫して破壊する。こうした状態をがんという。

良性腫瘍と悪性腫瘍

体内に異常に増殖した組織（腫瘍）が発見されたら、組織検査を通じて本当のがんかそうでないかを調べなければならない。厳密にいうと、腫瘍とは、人間の体内で新たに成長した異常な塊（neoplasia=neo(new)+plasia(growth): 新生物）で、英語で tumor という用語を使用する。

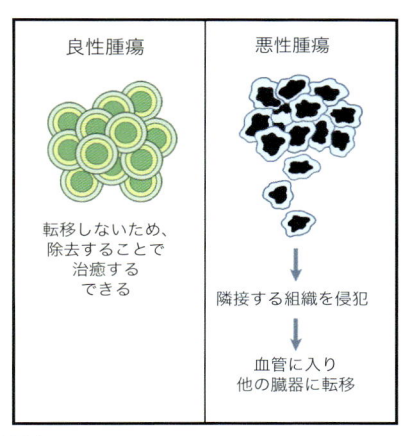

```
┌─────────────────┬─────────────────┐
│   良性腫瘍       │   悪性腫瘍       │
│                 │                 │
│   (図)          │   (図)          │
│                 │     ↓           │
│  転移しないため、 │  隣接する組織を侵犯 │
│  除去することで   │     ↓           │
│  治癒する        │  血管に入り      │
│  できる          │  他の臓器に転移   │
└─────────────────┴─────────────────┘
```

65 ■良性腫瘍と悪性腫瘍

　良性腫瘍は、成長が比較的ゆっくりで、身体のさまざまな部位に拡散・転移せず、除去すれば治る腫瘍である。良性腫瘍は人間の体に大きな害を及ぼさない。ところが、がんというのは悪性腫瘍で、成長が非常に早く、ほかの組織に入り込んで成長し広がっていく性質（浸潤性）が強く、体内の各部位にがん細胞の種がまかれるように（播種性）拡散・転移し、生命を脅かす。

　がんは身体のどの部位にでも発生する可能性がある。韓国人に最も多く発見されるがんは胃がん、肺がん、肝臓がん、大腸がん、乳がん、甲状腺がん、子宮頸がんなどだ。

がんはなぜ発生するのか？

　がんは生活環境と関連のある病気だ。世界保健機関（WHO）傘下の国際がん研究機関の報告によれば、がんによる死亡の30％は喫煙によるものであり、食生活を原因とするものが30％、慢性肝炎を原因とするものが18％だという。それ以外の職業、遺伝、飲酒、ホルモン、放射線、環境汚染などの要因によるがん死亡率はそれぞれ1〜

5％程度とされている。

　がん細胞は反乱を起こした細胞である。すなわち、本来は正常な細胞だったのに、ある日いきなり"反乱遺伝子"の命令を受けて反乱を起こし、がん細胞になるのだ。あなたががん患者の多い家系に生まれたなら、家族にがん患者がいない人に比べて、あなたががんにかかる確率は高い。喫煙や飲食物などはその反乱のきっかけを作り出す。

　しかし、すべての人ががんのために苦しむわけではない。これは体内の免疫細胞であるナチュラルキラー細胞（natural killer cell:NK細胞）が、新たに生まれたがん細胞を破壊しているからだ。人体の正常な免疫機能は、体内で生成される腫瘍細胞を1000万個まで破壊する能力を持つ。ところが、通常、臨床的に発見される程度にがん細胞が分裂・増殖して大きくなる場合は、少なくとも10億ほどの腫瘍細胞が含まれている。免疫機能によって破壊される水準をはるかに超えているわけだ。するとがんが発生することになる。がん細胞を壊すNK細胞は、年齢とともに弱くなったり、ストレスによって数が減ったりして、機能が弱体化し、がん細胞に対する監視体制が崩れることになる。身体は非正常な細胞の発生を監視して除去する優れた能力を持っているが、各種の環境要因によって自身の免疫体系が崩れると、がんにかかりやすい体になる。

13.2　がんへの成体幹細胞の適用

　最近の研究結果によれば、成体幹細胞はがんの予防と改善にも適用できると思われる。1999年、マエストローニ Maestroni らは動物実験で骨髄由来間葉系幹細胞が肺がん細胞と悪性黒色腫（メラノーマ）の成長と転移を抑制したと報告した。マエストローニらは骨髄由来間葉系幹細胞と肺がんまたはメラノーマ細胞を混合してから、これを動物の脚の筋肉内に投与した後、腫瘍細胞の大きさと肺への転移を観察

した結果、骨髄由来幹細胞が腫瘍細胞の大きさと肺転移を有意に減少させたことを確認した。こうした幹細胞の抗がん効果は、幹細胞が分泌するさまざまな水溶性物質によるものであることが確認されたのだ。この研究結果は、幹細胞ががん細胞の成長を抑制し転移を防ぐ可能性を物語っている。

2006年、アメリカのカクー Khakoo 研究チームの報告によれば、免疫損傷マウスの皮下にカポジ肉腫 Kaposi's sarcoma 細胞を接種し、ヒト骨髄由来間葉系幹細胞を尾静脈に1回投与した結果、がんの成長が50％以上抑制され、幹細胞を重複投与した場合、1回投与よりも腫瘍の成長がいっそう効果的に抑制されたと報告された[2]。ヒト臍帯血管内皮細胞で同じ実験をした結果、幹細胞と同様のがん細胞成長抑制効果を観察できず、幹細胞でなければ腫瘍抑制効果がないことが明らかになった。

2007年、ハッカライネン Hakkarainen らは、がん治療において脂肪由来間葉系幹細胞に腫瘍溶解性ウイルスを感染させ、静脈から全身投与した結果、脂肪由来幹細胞はがん細胞には関与しなかったが、ウイルスのみを投与した群に比べ、幹細胞投与群では肺と乳房の腫瘍の治療効果が見られたと報告した[3]。2007年、クチェロヴァ Kucerova らは、がん細胞を殺すタンパク質を過発現した脂肪幹細胞をマウスの皮下と全身に投与した結果、ヒト結腸がん細胞の成長が抑制されたことを報告した[4]。

2008年、キアオ Qiao らは、ヒト間葉系幹細胞が in vitro（試験管内）と in vivo（動物モデル成体内）で肝臓がん細胞の成長を有意に抑制し、こうした幹細胞の効果は肝がん細胞株の自然死を誘発することでなされると報告した[5]。

2009年、ガンタ Ganta らは、臍帯基質由来幹細胞を乳がんの実験動物の病変部に直接、または血管内に移植した結果、2週後から腫瘍が顕著に減り、5週後には完全に消えるのを観察した[6]。また、その後

100 日経過するまで腫瘍の再発はなかったと報告した。

　2009 年、クーシン Cousin らは、in vivo 実験で、膵臓がんを発生させた動物の患部に脂肪幹細胞を投与した結果、がんの大きさと重さが減ったことを確認し、脂肪幹細胞の抗がん治療効果を報告した[7]。

　2010 年、マウヤ Mauyra らは、肺がん細胞株を動物モデルの尾静脈に注入して肺がんを誘導した後、臍帯血由来間葉系幹細胞を気管支または静脈内に投与した結果、幹細胞投与ががん細胞の成長を抑制し、その大きさと重さを減少させたことを報告した[8]。

　ＲＮＬバイオはソウル大学のユン・ファヨン教授チームとの共同研究を通じて、ヒト脂肪由来幹細胞を利用して悪性黒色腫の成長抑制実験を実施した。悪性黒色腫のがん細胞株を動物内に接種する前に静脈内に脂肪由来幹細胞を投与した結果、悪性黒色腫の成長が抑制されたことを観察した。また、悪性黒色腫を持っている動物に脂肪由来幹細胞を投与した結果、がんの成長が有意に抑制されたことを観察した。こうした研究結果は幹細胞の投与が体の免疫力を増加させ、がんの予防と治療に効果的に作用することを物語っている。幹細胞単独だけでなく、幹細胞と遺伝子操作を結合してがんを治療しようという研究が進行中だ。

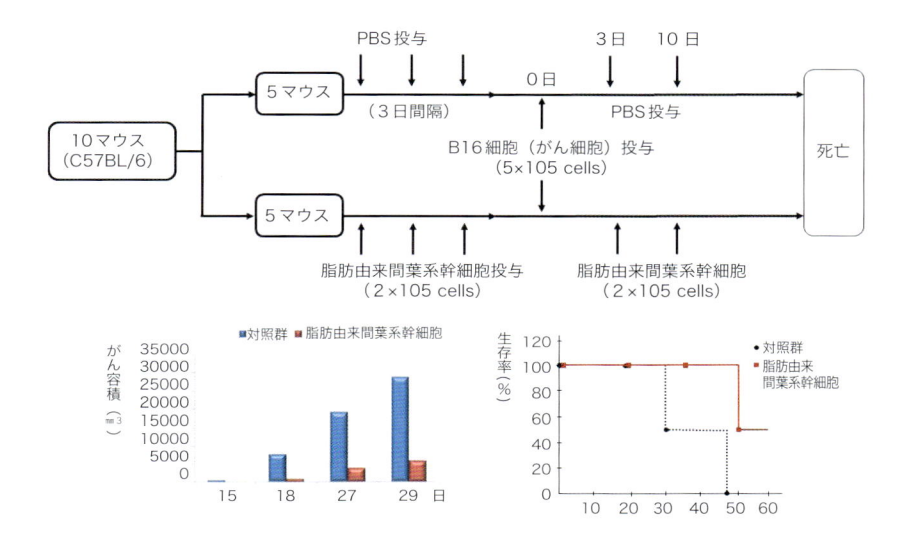

66 ■脂肪由来間葉系幹細胞の皮膚がん（悪性黒色腫）に対する予防的／治療的抗がん効果（静脈内投与）

14
幹細胞で人生によろこびを

　健康は健康なときに守れ、という諺は、幹細胞治療にも当てはまる。幹細胞治療を受けて健康になった多くの人々は、口をそろえて言う。「体がよくなったことはもちろん、生活の質が高まった」と。彼らがこう言える理由は何だろうか。以下の事例から体験者たちの考えを読んでみよう。

> **事例1　驚くべき幹細胞の能力、驚くべき韓国の幹細胞技術**
> 　　　　**スタンリー・ジョーンズ医師夫妻**

　脊椎外科医の私は2009年9月25日、長時間の手術を執刀していた最中に、右の手首が痛みはじめました。手首が腫れてきて、経験したことのないほどの痛みを覚えました。何が問題なのかわかりませんでしたが、靭帯炎だろうと考えて、看護師である妻に頼んで手首の関節にコルチゾンCortisoneを打ちました。その日の帰宅途中、手首が信じられないほど痛くなりました。「いったいこの痛みの原因は何だろう。どこがおかしいの

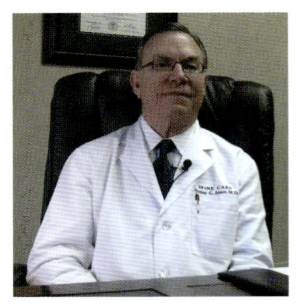

67 ■自己免疫性の関節炎だったジョーンズ博士

だろう」と思いました。2日経つと痛みが消え、「コルチゾンがちょっと効いたかな」と考えました。何か変でしたが、ともかく痛みが消えて助かりました。

私は乗馬が趣味です。毎年10月には大規模な乗馬大会で多くの会員たちと馬に乗ります。もう問題はなくなったと考えていたのですが、その3日後、いきなり膝が腫れて歩くことができなくなりました。膝がこれほど痛かったのは初めてでした。「最初は手首が痛かったのに、今度は膝まで痛くなったぞ。自分に何が起こったんだろう」と思って、整形外科医を訪ねました。

医者は膝から関節液を50ccほど抜き取りましたが、そのなかには結晶のようなものはありませんでした。白血球が少し検出された以外は別に異常はみられず、肝炎の所見もなく、正常でした。そこで松葉杖に頼って検査室に向かいました。血液検査の結果、CRP数値を除いては正常でした。ただ、CRPは正常値を大きく外れていました。信じられないほど高い数値でした。「いったいどうしたんだろう」。そこで、すぐにリウマチの専門医に駆け込みました。リウマチ医の診断は、自己免疫性の関節炎でした。

私の痛みの程度は、その医者が診てきた患者のうちで最も激しいものでした。本当に激しい痛みで、医療ヘルパーに頼らなければ病院に行くこともできませんでした。これからどうすればいいのかもわからず、これで人生が終わってしまうのか、医師としての生命も終わりだ、と思いました。すべてが残酷そのものでした。そこでコルチゾンを服用することにし、5日連続で静脈投与もしました。すると苦痛が消えて、もう大丈夫だろうと思い、1日にメドロールMedrolを30〜40mgとプレドニゾンPrednisoneを60mgほど服用しました。こんな薬を長期に服用してはいけないことは知っていましたが、やはりしばらくすると胸の痛みと食道への感染に襲われました。コルチゾンによって免疫力が弱まり、カンジダ菌が食道と胃に広がって、食道は白い膿疱で覆われ、口には鵞口瘡(がこうそう)ができま

した。

　人は病気になると、より悪い方へと考える傾向があります。私は何か違う解決策を探す必要がありました。そのとき、神からの贈り物がやってきました。カリフォルニアのサンディエゴ出身のマシー・ロジャーズは、脊椎関連医療機器会社の代表で、私の古い友人です。彼女は私の友人の整形外科医ジャック・カールソンから私の状態を聞いたと言って、彼女自身が体験した幹細胞治療について話してくれました。彼女は韓国のＲＮＬバイオを知り、自分の脂肪から幹細胞を抽出・培養した後、中国で幹細胞注射を受けたところ、血管炎 vasculitis、レイノー病 Raynaud's disease までよくなったと言うのです。「ああ！　今の私に必要なのはまさにそれです！」私はマシー・ロジャーズにそう言って、ＲＮＬバイオの担当者を紹介してもらい、すぐに電話をしました。その後、ＲＮＬアメリカ支社を訪問し、幹細胞バンクにも即座に加入しました。また、レイノー病と血管炎のある妻のキャシーも幹細胞治療を受けたいと言いました。彼女は看護師なので、１週間のほとんどを私と一緒に働いています。

　私たちは病院に行って腹部の皮下から脂肪を採取し、その脂肪由来幹細胞を韓国に送り、培養してもらいました。２、３カ月ほど経った５月初めに、私たち夫婦はまず韓国に行きました。私自身の細胞が培養されて貯蔵されている所をこの目で見たかったので、ＲＮＬバイオの本社と研究所にも訪れました。医師というものは、実証に基づく医術や臨床実験などに従っ

2009年9月30日のレントゲン写真　　　2011年2月23日のレントゲン写真

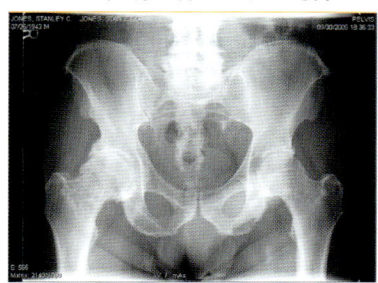

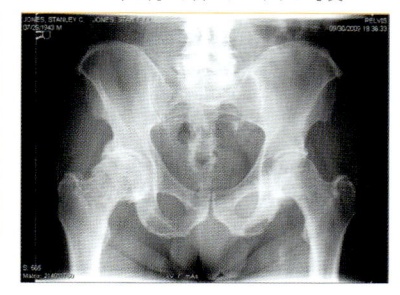

68 ■股関節内への幹細胞投与前・後のレントゲン結果

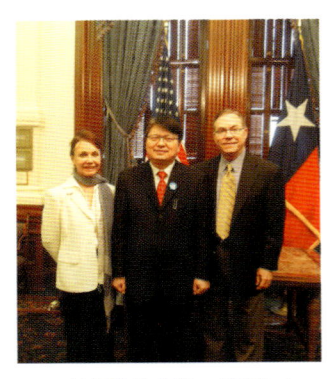

69■幹細胞治療後、健康になったジョーンズ医師夫妻

て教育を受けた人間なので、その治療法が何であれ、証拠本位で患者の治療にあたるべきです。そこで幹細胞治療に関する証拠を求めたのですが、RNLバイオから提供された資料は思った以上に率直で、すばらしいものでした。

　韓国に数日滞在した後、京都に行き、そこで私と妻は幹細胞投与を受けました。私は静脈に3回と股関節に1回、投与を受けました。幹細胞投与後、2人とも不思議な感じを受けました。その施術法は私の知る限り、最も簡単な方法でした。私たちは、何か特別なものだと錯覚していたのです。何が起きるのか正確に知らなかったため、最初はずいぶん緊張しましたが、結局何事もなく、特別なことでもありませんでした。そして京都を発ってアメリカに帰ってから4カ月半、これという変化はありませんでした。変化を感じはじめたのは、5カ月目からです。もう薬を飲む必要がなくなりました。私たち夫婦は医師と看護師ですから、他人から診断を受けるまでもなく自分自身についてよく知っています。自分の体にどんな問題があり、その問題を解決するために何が必要なのかわかっています。

　私は関節リウマチの治療薬であるメトトレキサートを飲んでいる間もずっと関節が痛かったのに、10月中旬になるとすべての症状が消えました。時間とともに痛みが和らいでいき、それとともに薬の量も6錠から4錠、さらに3錠に減りました。いまではその3錠も必要なくなりました。もし私が薬をやめて問題が生じたなら、感謝祭とクリスマスの頃に予約されていた多くの手術を処理できず、大きな混乱を来したでしょう。ところが状態がよくなったため、薬をやめることができました。昨年9月以降は、まったく薬を飲んでいません。股関節の痛みも消えました。レントゲンの結果、軟骨が再生されたようです。ありがたいことに、いまでは発病前よりたくさん働けるようになりました。再び若返ったような気分です。私が若い医者のようにあちこち飛び回っている姿を、私の患者たちは信じられないよ

うな目で見ています。こんなことを言う患者もいます。「私も先生が飲んだ薬をいただけますか」。残念ながらアメリカ人の場合、韓国で細胞を培養して日本に行って幹細胞注射を受けなければなりません。いつか私たちがみな幹細胞の施術を受けられる日が来れば、すばらしいことです。妻もこの5年間、レイノー病のために気温が下がると手足の指が白くなって、しびれと麻痺に襲われていましたが、幹細胞投与後は痛みとほかの症状が軽くなりはじめ、いまでは完全に消えました。

　私たち夫婦が健康を取り戻したことについて、改めて神に感謝と祈りを捧げます。私たちのような問題に悩む患者たちも、同じ経験が可能になる日が早く来ることを望みます。

事例2　幹細胞でリウマチを克服した
　　　　チョン・グムドさん（ライオンズクラブ354-C地区運営委員長）

　30年前にリウマチの診断を受けたが、当時はさほどひどくはなく、指が腫れてしびれる程度だった。ひどく痛むようになって薬を服用しはじめたのは、それから約25年後だった。急速に悪化する病気に、長く楽しんできたゴルフはもちろん、そのほかの社会活動も止め、エレベーターのボタンも押せないほどだった。さらに箸を持つのもたいへんになり、人目を避けてフォークで食事をとることも多くなった。

　強い鎮痛剤の量と種類は日に日に増えていく……。医者からは、この薬を一生飲み続けなければならないと言われ、リウマチの診断が書き込まれた医療保険カードを目にすると、憂鬱と絶望に襲われた。薬を飲んでもリウマチの症状はまったく好転せず、2次、3次の副作用で病状はさらにひどくなるばかりだった。

　その頃、親戚の者から幹細胞治療で腰がよくなったという話を聞いて、息子とともにRNLバイオ研究室を訪れ、初めて幹細胞について説明を聞いた。リウマチの治療で再び絵を描けるようになったというアメリカ人画家カールソン氏の記事を見ても半信半疑だったが、2009年11月に幹

細胞治療をはじめることにした。当時、２億個の投与を受けると期待以上の効果があったので、すぐに薬をやめてしまった。幹細胞に関する事前知識が足りなかったせいだ。２カ月すると再びリウマチの痛みがひどくなって薬を飲むようになり、2010年６月から本格的な幹細胞治療に取り組んだ。約２カ月おきに中国と日本を行き来して静脈に２、３億個ずつ投与し、2011年２月を最後に現在までに７次まで投与を受けた。３次投与後は毎日３回ずつ飲んでいた薬を１回に減らし、いまもそれを維持している。薬を減らしたにもかかわらず、痛みはずいぶん軽くなった。３カ月ごとの血液検査の結果を見た担当医もよくなったと言うのだから、これは自分の勝手な判断ではないようだ。私は骨粗しょう症の治療も受けていたが、意外なことに骨密度が正常に戻り、骨粗しょう症の薬もやめることができた。

　幹細胞はありがたいことに、私の体全体を治してくれている。私の一番痛い場所を知っているのは神だけだ。神が今回、健康をくださったのだから、昔のようにライオンズクラブの奉仕活動など自分の使命を果たしながら、ＲＮＬバイオの繁栄とラ・ジョンチャン博士の計画が神の意思の下に成就することを、心からお祈りする。

事例３　ベーチェット病に対する自家幹細胞の効果
　　　　　チャン・セホン院長

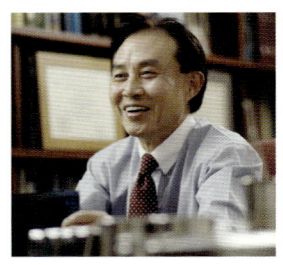

70 ■ベーチェット病が改善したチャン・セホン院長

　ベーチェット病とは、体内で発生する自己免疫疾患の一種で、主に中東から日本にいたる地域で発生する。この病気は1920年代、トルコのベーチェットという医師が初めて報告してベーチェット病と名付けた。人体の免疫体系は、もともと菌のような外部から侵入した物質に対抗して炎症反応を起こし、身体を保護する機能を果たしているが、その免疫体系が過度に活性

化して過大な炎症反応が予測不可能なレベルで発生する。これが自己免疫疾患だ。原因不明だった病気が自己免疫体系の誤作動によるものだったことが、最近知られるようになった。誤作動する免疫体系は、自らの身体の組織を外部から侵入した敵と錯覚し、攻撃をして多様な症状を引き起こすが、ベーチェット病は小血管を攻撃するために、血管がある場所であればどこでも発生しうる。ベーチェット病の症状は多種多様だが、眼球に発生すると失明を招くため深刻な病気だ。実際に日本の統計をみると、失明の原因ではベーチェット病が糖尿病の次に多い。

　ベーチェット病の症状で最もよく見られるのは、口腔粘膜の再発性アフタ性潰瘍だ。この潰瘍は、舌、唇、咽頭など口腔内のどの場所にも発生し、正常人の口腔の傷とは違って痛みがひどく、治癒までの時間も2倍かかる。正常人の口腔内の傷は、ひどい痛みもなく1週間ほどで治るが、ベーチェット病患者の場合は口腔内の傷が潰瘍に変わり、治るまでに2週間は確実にかかる。口腔内の傷がなくても疲れたときには自生的に発生し、舌苔もそのまま治ることはなく、潰瘍に変化する。患者の口腔内手術を実施するときも、まったく同じ現象を観察することができる。ベーチェット病の最終的診断は、再発性アフタ性潰瘍とともに陰部の潰瘍、皮膚の結節性紅斑、眼球の炎症、皮下の針反応で陽性のうち2つがみられると下すことになっている。しかし、再発性アフタ性潰瘍だけでもベーチェット病と診断することもある。それ以外の胃腸管、関節、中枢神経系などの部位にも発生する。ベーチェット病の治療には、ステロイド、コルヒチン、免疫抑制剤などが使用されるが、これらの薬物は病気の根治薬ではなく副作用も少なくないため、使用に注意が必要だ。口腔内に潰瘍が同時多発的に発生し、痛みがひどく、食事を取るのも難しいときは、短期間のステロイド投与が効果的である。

　私は子どもの頃、父がしばしば口腔潰瘍で苦労し、もしやがんではないかと心配していた姿を目にしていた。弟も20代初めから再発性アフタ性潰瘍でしばしば苦しんだ。こうした事実から類推すると、この病気は遺伝するようだ。私自身は30代後半から口腔潰瘍ができはじめ、いまもできている。最近は脚に結節性紅斑ができている。最初は前駆症状として悪寒

がし、後には特に前駆症状なしに過労時に自生的に口腔潰瘍ができ、食事のときに舌や唇を噛むとその傷が必ず潰瘍化し、２週間にわたって痛みに悩まされた。レーザー治療、口腔軟膏の塗布、麻酔剤の塗布など、さまざまな治療法を試してみたが、口腔潰瘍は特によくならなかった。ただ、脚にできた結節性紅斑はコルヒチンによい反応を示した。

　成体幹細胞の話を聞いて外国の文献や資料を検討してみると、この治療法が自己免疫疾患に効果があるという報告があり、そこにはベーチェット病も含まれていた。また、私自身が糖尿病の前段階にあったため、糖尿病の改善効果が大きいという内容にもかなり関心を持った。幹細胞に関しては、学生時代にすべての細胞の母細胞だと学んだことがあり、実際に組織の治癒に動員される細胞が幹細胞だということもよく知っていたため、自家脂肪幹細胞を投与することは特に心配もせず決定し、昨年２月と４月に各３億個ずつ投与を受けた。

　投与から数カ月、自分自身を観察してみた結果、口腔潰瘍の発生頻度が減少するとともに治癒期間も２週から10日ほどに短縮し、痛みの強さも和らいだことを実感した。現在、最後の投与から４カ月しか経っておらず、適正な効果発現期間と適正容量については知識がないが、現在の状態からみて、ある程度ベーチェット病が改善されたと判断される。10日ほど前に唇をひどく噛み、同時に小型の潰瘍が２カ所併発したため、それぞれ綿密に観察したところによれば、噛んでできたひどい潰瘍は治癒期間が短縮され、併発した小型の潰瘍は症状もなく消滅している。投与単位を高めることで病気そのものが完全に治癒されるかどうかは、さらなる研究が必要と思われる。

　自家幹細胞をベーチェット病の治療に適用してその結果が報告された事例は、まだ数例にもならない。現在、イランのある大学病院でこの治療法を研究するためにベーチェット病患者を募っているとインターネットで見た。もう少し多くの臨床ケースが研究されて、自家幹細胞がベーチェット病患者に希望を与えることを期待している。

事例4　幹細胞により糖尿病などが改善した例
中間健（なかまけん）（医師）

　私は、この本の監訳も引き受けていますし、幹細胞治療とも関わっています。そういったこととは別に客観的に報告をいたします。

1. 血糖値が高いことは知っていましたし、薬剤も服用してましたが（以前はベイスン、アマリール　現在はジャヌビア50mg）、血液検査、食事制限は一切しませんでした。
2. 血圧も40代半ばから高くディオバンを服用してました。
3. 冠攣縮性狭心症と申しまして、朝方、安静にしているのに胸が締め付けられ、その痛みを耐えてました。
4. 腰椎椎間板ヘルニアの症状もひどく、階段の上り下りに手すりがないと不安です。
5. 慢性肝炎です。自覚症状はありませんが、1週間に2〜3回飲酒をしているためか、血液検査で正常値を見たためしがありません。

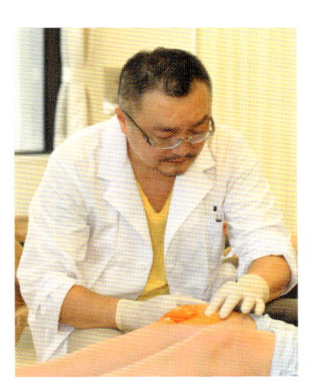

71■糖尿病などが改善した中間健

　いまは、昔のように感じますが、あの当時、私はいつか脳梗塞か心筋梗塞で死んでしまうのだろうという漠然とした、それでいて諦めに似た、心境でした。

　幹細胞治療もどこまで良くなるかわからないが、自分自身を実験として使うのには最適と判断し、投与することにしました。

　投与するにあたり、脂肪採取をするのですが、血液検査を久しぶりに行い、その結果に愕然としました。まずは、血液検査の推移からみていきま

イベント	正常値	2010/8/24 脂肪採取前	2010/11/5 1回目投与	2010/11/12 2回目投与	2010/11/19 3回目投与	2010/11/26 4回目投与
GOT	10-40	36	70	96	76	46
GPT	5-45	64	65	85	90	59
γGTP	80	155	143	122	112	102
血糖値	70-109	235	467	335	261	208
HbA1c	4.3-5.8 JDS	10.5	10.1	10.2	10.3	10.2
クレアチニン	0.61-1.04	1.1	0.55	0.53	0.76	0.65
インスリン	1.7-10.4			0.7	17.4	
薬剤			ベイスン　アマリール　ディオバン			

イベント	2010/12/3	2010/12/17	2011/2/25 3カ月目	2011/4/12 5カ月目	2012/10/10 約2年後
GOT	56	28	45	40	38
GPT	66	41	42	42	54
γGTP	99	82	42	74	104
血糖値	197	210	98	138	109
HbA1c	10.2	9.8	5.9	6.2	6.5
クレアチニン	0.67	0.78	0.28	0.84	0.74
インスリン	4.5	16.7			
薬剤	ジャヌビア　ディオバン				

72 ■幹細胞投与前後の肝機能と血糖値変化表

しょう。

　私がいま、この数値【表72】をみますと、ぞっとします。もし、血液検査をせずにそのまま放置していたら、どういう結果になり、残された家族が悲しみ、苦労することになったと思います。細胞投与する前と後で生活習慣を改めたことは、できるだけ炭水化物の制限を行い、野菜を取る量を努力して増やしました。そのほかは、薬を変更しただけで、別に運動をはじめたわけでもありませんし、お酒を控えたわけでもありません。

　では、この血液検査の分析をしましょう【グラフ73】。最初の変化は肝機能です。

表72で言いますとGOT,GPT,γGTPがそれに相当します。投与後1か月で正常化に向かいますが、驚きの結果です。γGTPも下がり気味ですが、完全に正常化にならないのは飲酒のせいでしょう。

血糖値も徐々に下がりだし、投与3カ月目から正常化に近づきました。

HgA1cは赤血球のヘモグロビンと結合した物なので、赤血球の寿命と関係しているため、1～2カ月間はあまり変動しません。というわけでHgA1cの値は、ゆっくりと低下していきました。

私が推測しますところ、幹細胞投与と新しい新薬であるジャヌビアの相性が良かったのではないかと思います。これ以外にも高コレステロール血症もありましたが、正常になりました。

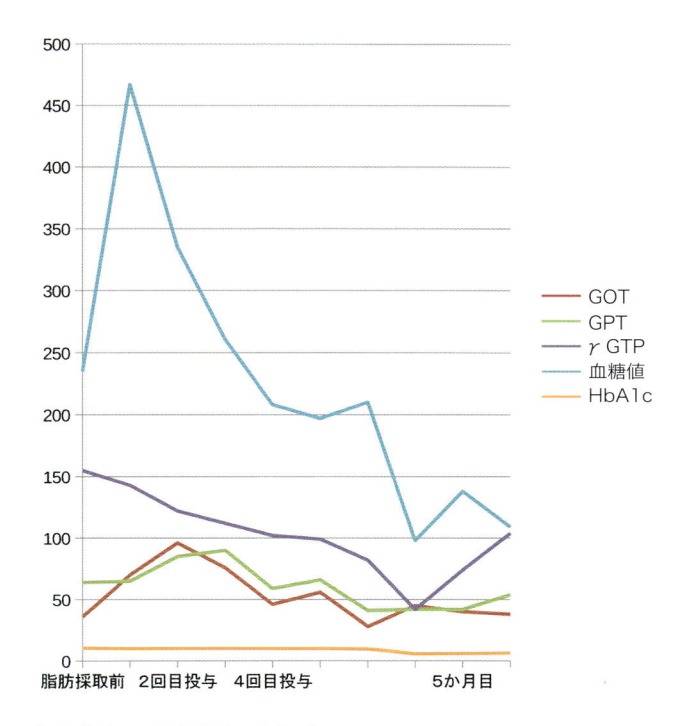

73■幹細胞投与前後の肝機能数値の変化グラフ

いままで幹細胞投与の患者さんを多数みてきましたが、幹細胞投与後に何も努力をされない方がいます。たとえば、炭水化物制限、運動療法、食事療法などですが、努力する患者さんほど、この幹細胞治療に良い結果が出るように思えます。
　次に、医者として本当に恥ずかしいのですが、血圧のデータをお見せいたします。11月7日から12月5日までの変化をiPadのアプリを使い記録したのが次頁のグラフ【74】です。恐ろしいことに、収縮期血圧が最高で192mmHg、拡張期血圧が121mmHgという値が出るときもありました。幹細胞投与後に、私は喫煙者なのでなるべく節煙を心がけ、体重を制限するようにしたところ、血圧は正常に向かいました。
　投与後2年以上経過した現在は、体重が増加しましたが、禁煙などの努力した結果、ほぼ正常値を維持しています。（薬の服用は持続してます）。
　それに伴い、朝方の冠攣縮性狭心症の発作はいまでは皆無になりました。
　これについてはデータを取っておらず、いつ頃から発作の症状が消失したかは定かではありませんが、投与後、比較的早期に消失した記憶があります。
　また、腰椎椎間板ヘルニアの症状ですが、これは一時的に効果が出たように思えましたが、持続しなかったように思えます。ヘルニアそのものは治療できなくても、下肢の筋肉低下としびれに効果があるかもしれないという淡い期待がありましたが、物理的に問題がある疾患には、効果が出ないようです。
　現在、「幹細胞治療」という単語をインターネットで検索すると、おどろおどろしい内容が目に飛び込んできます。
　私が疑問に思うのは、幹細胞について知らない方、または知っていても動物実験だけの推測だけで声を上げる方が多いのに驚き、困惑します。
　幹細胞治療は、本来は、さまざまな病気に対し助けとなる治療であるべきです。
　私にできることは、幹細胞治療では治療が難しい病気、可能な病気などを見極めることと、幹細胞の適切な投与方法や回数の開発などをしっかり

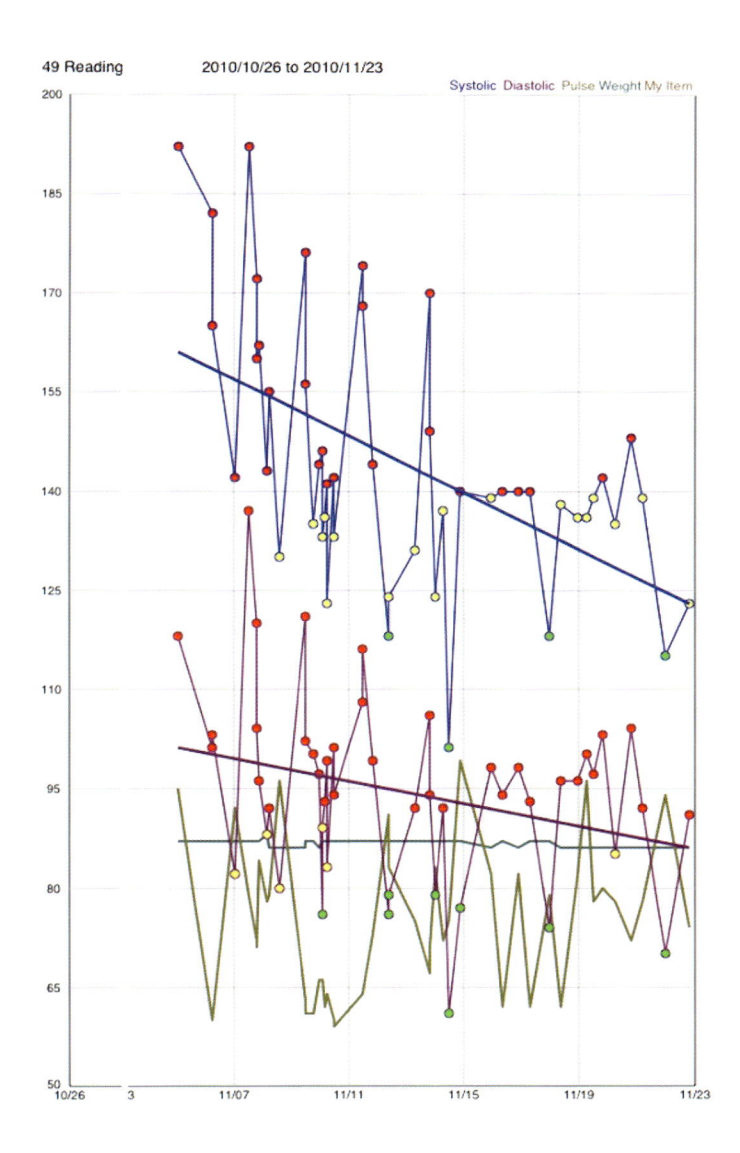

74■幹細胞投与後の血圧の数値

事例5　幹細胞で自律神経系の異常を克服した
　　　　　キム・スンホ教授

　1959年生まれの韓国聖書大学神学部のキム・スンホ教授は、常に自分の健康に自信を持っていた。酒とタバコはやらず、規則的な生活を送り、牧師という職に恥じず、徹底して謙虚で禁欲的な暮らしを送ってきたからだ。それに、年齢的にもまだ若かった。

　ところが、彼のこうした考えは傲慢であり慢心だった。教授生活10年目になる2009年初めの冬休み、キム教授はイスラムに関する研究で強いストレスにさいなまれた。疲れがなかなかとれず、不眠と過労で神経は過敏になっていた。

　2009年3月、新学期の最初の金曜日、出勤のためにシャワーを浴びていたキム教授は、突然のめまいに襲われた。感電したように手足がしびれ、体の右側が麻痺した。典型的な脳卒中の症状だった。自ら応急処置を施し、やっとのことで韓方医院（韓国・朝鮮の伝統医療によって治療する診療所）に行った。しかし、病院では、よくわからないと首を傾げるばかりで正確な診断を下せず、ＭＲＩ撮影をするよう勧められた。2〜3日、病院で体を休めたが、症状は特によくならなかった。結局、ＣＴ撮影をして、脳卒中ではなく自律神経系の異常から現れた症状だとわかった。

　それ以降、キム教授は激しいパニック障害に苦しむようになった。神経は極度に敏感になり、不安で息苦しく、不眠が続いて疲労が消えなかった。こうした症状が1カ月以上続くと、講義以外の業務はまったくできない状態になった。彼は可能な限りの治療法を動員し、自ら精神科の専門医を訪れ、おさまらないパニック障害のことを相談もした。だが、進展はなかった。

　そんななか、妻の勧めで幹細胞に関心を持つようになった。キム教授の妻は、健康は健康なときに守るべきだという筆者の言葉を覚えていたのだ。結局、キム教授は妻とともにＲＮＬバイオを訪れ、2009年3月末にソウルの江南にある成形外科で幹細胞を抽出した。その後、4月中旬には中国の延吉に行き、1億個の幹細胞投与を受けた。

後にキム教授は幹細胞の投与を受けてからの感想を筆者に次のように語っている。
　「最初に幹細胞の投与を受けたときはまったく変化がありませんでした。投与を受ければ、すぐにあらゆる病気が治るものだと思っていたのです。ところが投与を受けて２週間ほど過ぎてから、体に徐々に変化が現れました。幹細胞の投与を受けるために延吉に行ったときには、体も心もこれまでと変わりませんでした。ところが、２週間後から手足のしびれが好転し、疲労も少しずつ消えていきました。特に２週目を過ぎてからは、言葉が正確に言えるようになりました。舌が回らないことがなくなったのです。しかし、不眠症はもう少し続きました。不眠症は精神的な問題によるものだと判断されたので、精神科の治療を受けて次第によくなりました」。
　キム教授は６月に第２次として２億個の幹細胞投与を受けた。以降、彼の人生は見違えるほど変わった。これまでのキム教授は、極端な完璧主義者だった。キム教授の妻も、彼が仕事でも勉強でも完璧でなければ絶対に満足できない人だと語った。ところが、その彼が２度の幹細胞投与で180度変わった。以前はすべてを完璧に処理しようとして、常にいらいらして忙しそうにしていたのに、いまでは言葉と行動に余裕が生まれた。ほとんどやらなかった運動もはじめた。
　実際、キム教授はこう語っている。
　「以前は目標ばかりを追いかけていたのですが、幹細胞治療を受けて健康が回復して以来、人間関係を大切にするようになりました。10年間にわたる教授生活で、業績評価では常に１番を取っていましたが、2009年にはＣでした。以前ならおそらく死にたくなったことでしょうが、いまは違います。人生で重要なことは何かを知ったからです。仕事より家族の方が大切だということを、私は50歳を過ぎて病気になって悟りました。健康を回復してから、全般的に生活の質がよくなりました」
　そう言いながら、性格と生活態度を改善しながら人生が楽しくなり、夫婦関係もよくなったと明るく笑った。
　キム教授だけではない。幹細胞で健康が回復したほとんどの人は、「健康の回復は、生活の質の回復だ」と口をそろえる。

事例6　幹細胞で若さを取り戻した前国防部長官、ユン・ソンミンさん

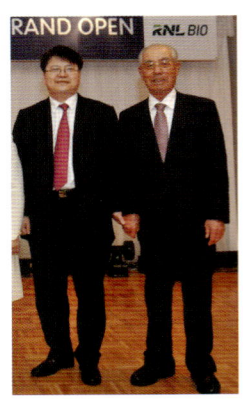

前国防部長官のユン・ソンミンさんは1926年生まれだ。彼は糖尿、股関節、膝の関節などで苦労していたとき、知人から幹細胞を紹介され、躊躇なく幹細胞治療を受けた。中国まで行って治療を受けるのは面倒ではあったが、2009年5月、7月、9月と2010年2月の計4回にわたって幹細胞の投与を受けた。

その結果、糖尿の数値と血圧が正常に戻り、膝関節もかなりよくなり、疲労感が消えて、生活する上でとても自由になったという。抱えていた病気がよくなっただけでなく、年をとって多少鈍くなった聴力と視力も回復した。声に張りが出て、体重も増えた。特に顔色がよくなり、しばしば周囲の人たちから若返ったと言われるようになった。現在、彼は知人たちに幹細胞治療を積極的に勧めている。

75 ■幹細胞投与後、若さを取り戻したという

事例7　幹細胞で人生の楽しみを取り戻した歌手　イ・ウナさん

「夜行列車」で有名な歌手のイ・ウナさんも幹細胞の効果をたっぷりと経験した。イさんはずいぶん前に椎間板ヘルニアの診断を受けた。10年前には首と腰のヘルニアがひどく、病院で腹腔鏡手術をするよう勧められたこともある。だが、周囲の人たちから「いくら時代がよくなっても手術は危険だ」と止められ、手術は受けなかった。

ところが、体調は悪化の一途だった。朝起きてから動くまでに約2時間のウォーミングアップが必要だった。風呂に入って1時間ほど半身浴をしてからでないと、腰を動かすことも首を支えることもできなかったからだ。そんなある日、幹細胞の情報を知り、投与を受けることに決めた。

　「初めて幹細胞の投与を受けた後は、症状が特に好転しませんでした。体の状態が深刻で、1週間おきに幹細胞の投与を受けたのですが、2回目の投与の後は丸一日、ひどい悪寒に襲われました。ところがその翌日、朝起きて水を飲もうとキッチンに行こうとしたら、体がとても軽くなっていました。以前は体を支えるのもたいへんで、よろよろと歩いていったんです。首もとても楽になりました。翌日も、そのまた翌日も、体が軽くて"これはどんな症状なんだろう"と不思議に思いながら、3週目にさらに3億個の投与を受けました。その後、日本人の知人に会ったとき、その人も私と似た症状があったのに、幹細胞を投与してからは、すっと起きられるようになったと言うのです。それで私の体の変化が幹細胞のおかげだということを知りました。本当に驚きました」。

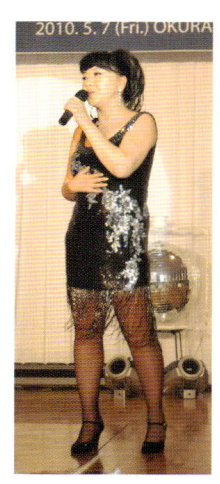

76 ■幹細胞投与後、人生の楽しみを取り戻した

　以上は、イさんが筆者に直接打ち明けた話だ。イさんは1961年生まれである。48歳で閉経を迎えて以来、体のリズムが乱れ、肌もかなり荒れた状態だった。だが、幹細胞を投与して再び若返った気分だという。彼女は健康が回復すると、以前なら夢にも思わなかったダイエットプログラムに挑戦した。2010年2月から韓国ＫＢＳテレビの『リビングショー あなたの6時』の「ぜい肉との戦い」コーナーに出演することになった。昔だったらランニングマシンや縄跳びなどの運動は怖くて想像もできないことだったのに、いまではすべてを軽々とやってのけている。13歳で歌手としてデビューして以来37年間歌い続けているイさんは、声も健康になり20代の全盛期に戻ったようで、また人生が楽しくなったと語った。

事例8　幹細胞で笑顔を取り戻したコメディアン
　　　　　ハン・ジュヨルさん

　こんにちは。私はコメディアンのハン・ジュヨルです。私は40数年間、忙しいからと言い訳をして、食べてばかりで運動をあまりせず健康管理をしなかったため、10数年も病院の世話になって60回も手術をすることになりました。
　8年前には脳卒中で半身不随となり、4年前からは腎臓が悪くなって透析をしなければならず、去年に受けた手術の後遺症に苦しんできました。
　そんななか、知人の紹介で成体幹細胞について知り、海外で幹細胞の投与を受けました。はじめの2日間はひどい風邪をひいたような状態になりました。昼夜を問わず、2日間にわたって眠ってばかりいました。
　いま、私の体にはいくつかの変化が起こりました。
　腎臓が悪くなれば尿の量が減りますが、幹細胞投与後は尿の量がかなり増えました。現在は300ccくらい出ます。そのせいか、体がむくむことが減りました。以前はいつも顔がむくんだ感じでしたが、今では楽になりました。さらに勃起不全の症状もやや改善されました。
　これからも幹細胞投与を続けて、体が本来の機能を取り戻す日を期待しながら、成体幹細胞を愛し、一生の最後の希望を幹細胞に賭けるつもりです。この小さな希望が叶うように、一生懸命に研究してくださることを望みます。

事例9　幹細胞は健康を維持してくれる魔法、茂藤社長

　小松、京都をはじめとして日本国内で6カ所の「クールプロジェクト Coeru Project」エステティックショップを運営している茂藤雅彦社長は出張が多く、常に疲れていた。そんなとき韓国のRNLバイオの脂肪由来

幹細胞を紹介され、2009年7月に日本で静脈と顔に脂肪由来幹細胞の投与を受けた。
　1回目の投与を受けて2カ月ほど経つと、取引相手と酒をたくさん飲んでも翌朝すっきり起きることができるようになった。以前ほど疲れることもなくなり、睡眠時間が短くても体が楽だった。茂藤社長は「ああ、これが幹細胞の効果なのか！」と思った。
　鏡を見ても、幹細胞を投与してからは顔のシワが減り、血色がよくなっているのを感じた。
　幹細胞の効果が目に見えると、茂藤社長はその年の10月、静脈に2度目の幹細胞投与を受けた。そして血液検査をしてみると、これまで運動をまったくしなかったのに、中性脂肪が半分に減り、ヘモグロビンA1c値も低下していた。彼は、幹細胞は健康を維持してくれる魔法のようだと打ち明けた。

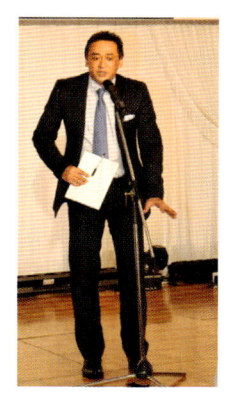

77 ■幹細胞投与により健康維持ができている

　　健康な体はQOLを向上させ、心に平和をもたらす。覆水盆に返らずというが、健康も健康なときに守らねばならない。健康な心身を持って長生きするとき、その生はいっそう価値がある。医学の発達によって、長生きすることは誰でも可能になった。重要なのは、どう生きるかだ。健康な体で長くなった人生を楽しみながら生きるのか。あるいは、ただ長く生きるのか。その答えは、誰でも知っているだろう。

あとがき

「あなたを健康な全盛期に戻してくれる鍵を見つけましたか？」
「幹細胞にその答えがあると思いますか？」
「幹細胞がその鍵だと思いますか？」

　本書を読み終えたあなたは、中学の生物の時間を思い出して、人体の神秘に感嘆したことでしょう。そして老化と難病を相手にした聖なる戦を勝利に導く可能性を見出したことでしょう。幹細胞の能力は実に神秘的です。私はこれまで幹細胞関連の研究を重ねてきました。幹細胞を現実に適用し、多くの人が健康を取り戻すお手伝いをしました。こうした経験をしながら、神秘ですばらしい幹細胞を創造した神を称えるほかありません。

　幹細胞研究は完成形ではなく進行形です。あなたを健康な全盛期に戻すため、いまこの瞬間にも韓国のＲＮＬバイオなど革新的なバイオ企業と大学の研究室には、灯が点されています。現代医学では治すことができないと思われてきた筋萎縮性側索硬化症（ルーゲーリック病）、アルツハイマー病、パーキンソン病、脊髄損傷、さらにはがんまでも、遠からず幹細胞を活用することで征服できるだろうと私は考えています。

　これからは個々人に合わせた医学の時代です。あなたの体内にあ

る脂肪組織の幹細胞を保管しておけば、皮膚の老化防止から自己免疫疾患の治療にいたるまで使用することができます。もし、あなたが認知症にかかったら、保管しておいた脂肪由来幹細胞から逆分化技術によって逆分化幹細胞を作り出して利用することもできます。特別な遺伝子をあなたの脂肪由来幹細胞に挿入し、認知症に効果がある幹細胞を作り出す技術も開発されつつあります。

　2010年5月現在、1万人余りの人たちが自分の脂肪幹細胞を保管し、7千人余りが幹細胞の投与を受けました。ところが実に残念なことは、幹細胞が至急必要なのにもかかわらず、経済的理由で恵沢に与れない人たちがあまりに多いという点です。涙ぐましい事情が綴られた皆さんの手紙を読みながら、私は解決策を考えるようになりました。

　私は、2010年1月、RNLバイオと共にイェダム幹細胞治療基金を設立しました。RNLバイオの幹細胞売上額から1％が持続的に基金に寄付され、本書の著者印税も全額寄付されます。本書を購入された方は、私と共に生命の分かち合いを身をもって実践されたわけです。

　おそらく私は遠からず、皆さんに幹細胞の発展とうれしい知らせをお伝えするため、2冊目の本を執筆することになるでしょう。末筆ですが、初めての幹細胞の話『ありがとう幹細胞』が出版されまるで手を携えてくださったカン・ソングン博士をはじめ、RNLバイオの皆様に御礼申し上げます。また、体験事例を快く提供していただいた方々に、感謝の気持ちとともに、さらに研究開発に力を尽くす覚悟をお伝えしようと思います。そして、誰も歩かなかった道を恐れずに切り開けるよう、常に私と同行してくださる神に、この本を捧げます。

著者

ありがとう幹細胞

資　料

参考文献要約

脂肪幹細胞の安全性

Ra JC et al.(2011) Safety of intravenous infusion of human adipose tissue-derived mesenchymal stem cells in animals and humans. Stem Cells Dev. 2011 Feb. 8 [Epub ahead of print]. PMID:21303266.

　脂肪由来間葉系幹細胞 AdMSCs は、幹細胞治療剤のための倫理的問題のない非常に有効な材料である。最近の報告によれば、静脈投与された間葉系幹細胞は細胞が損傷した組織に移動して増殖する。本研究は臨床的適用のためヒト脂肪由来間葉系幹細胞の毒性と発がん性について明らかにした。培養したヒト脂肪由来間葉系幹細胞の典型的な細胞形態、免疫表現型 immunophenotype と分化能を示し、培養時に 12 継代培養まで遺伝的安定性を維持し、生理食塩水に浮遊させて冷蔵保管時に少なくとも 3 日間は間葉系幹細胞の特性が維持された。

　ヒト脂肪由来間葉系幹細胞の毒性検査のために多様な濃度のヒト脂肪由来間葉系幹細胞を重症複合型免疫不全症 SCID のマウスに静脈投与し、13 週間にわたり観察した。最高容量である体重 kg 当たり 2.5×10^8 cells を投与時にも毒性はなく、副作用もなかった。26 週間のヌードマウスを利用した発がん性検査で体重 kg 当たり 2×10^8 MSCs を皮下投与した際にも腫瘍の発生はなかった。臨床に参加する 12 カ月前に脊髄損傷を負った 8 人の男性を対象に、自家脂肪間葉系幹細胞 4×10^8 cells を静脈内に 1 回投与した後、3 カ月間観察した結果、脂肪由来間葉系幹細胞の投与による副作用の発生はなかった。結論として、ヒト脂肪由来間葉系幹細胞の静脈内投与はいかなる副作用の発生もなく、安全であり、がんを発生させることもない。

■脳卒中

Lee JS et al. [2010] A long-term follow-up study of intravenous autologous mesenchymal stem cell transplantation in patients with ischemic stroke. Stem Cells Jun; 28(6):1099-106.

　本研究は骨髄間葉系幹細胞の静脈内投与に伴う長期的な安定性および効能を、中脳動脈領域の梗塞を持つ52人の患者を対象に評価した。脳梗塞患者を無作為に分配して2グループに分け、一方のグループ（16人）は自家骨髄間葉系幹細胞を静脈内投与し、他方のグループ（36人）は対照群として5年間にわたって追跡し、死亡原因と長期間の副作用および合併症の発生などを観察した。研究の結果、累積生存率は骨髄間葉系幹細胞投与群が0.72、対照群が0.34と、幹細胞投与群で生存率が高く、有意な副作用は観察されなかった。発作と血管疾患の再発は両グループ間に差がなかった。修正ランキンスケールに基づいて対照群と比較したとき、骨髄間葉系幹細胞投与群はスコアが低下し、0～3のスコアを示す患者数が増加した本研究は、自家骨髄間葉系幹細胞の静脈内投与が脳卒中患者にとって安全であることを長期間の追跡観察を通じて証明した。

■アルツハイマー病

Marutle A et al. [2007] Modulation of human neural stem cell differentiation in Alzheimer [APP23] transgenic mice by phenserine. Proc Natl Acad Sci USA. 104[30]:12506-12511

　アルツハイマー病に関する従来の研究を通じて、ヒト神経幹細胞を高濃度のアミロイド前駆体タンパク質APPにさらすとアストロサイトに分化することが実験で確認されたことに伴い、アルツハイマー病のような神経退行性疾患においてはアミロイド前駆体タンパク質の病的変化が幹細胞の神経分化を妨害するものと考えられる。したがってアルツハイマー病の治療成功のためには、神経幹細胞の神経細胞への分化を促進すべく、適切な水準のアミロイド前駆体タンパク質が発現するよう調節が必要である。
　フェンセリンPhenserineは最近開発されたコリンエステラーゼ抑制剤で、試験管と体内でAPP水準を減少させることが報告された。今回の研究でAPP23マウスにフェンセリンを処置すると、14日後に海馬部分のグリア線維性酸性タンパクGFAPおよびアミロイド前駆体タンパク質の水準が低下することを確認した。フェンセリン措置後に幹細胞を移植して再び7日後にフェンセリンを措置した結果、6週後に海馬と皮質部位への幹細胞移動と神経細胞への分化が観察された。特にフェンセリンを処置した場合、移植された幹細胞の神経分化が有意に増加した。こうした結果はフェンセリンが体内APPタンパク質を減少させ、視神経幹細胞の神経分化を増加させることを意味する。

幹細胞移植をフェンセリンなど脳内 APP 調節薬物と組み合わせれば、アルツハイマー病のような神経退行性状態における幹細胞移動と分化機構を理解するのに有用であろう。

■慢性腎不全

Choi S et al. [2009] The role of mesenchymal stem cells in the functional improvement of chronic renal failure. Stem Cells Dev Apr;18[3]:521-9.

　本研究では、間葉系幹細胞を利用した治療が慢性腎不全において腎臓機能を改善し、損傷を復旧させることができるという仮説を評価した。動物モデルに 5/6 だけ腎臓切除術を施し、1 日後に尾静脈を通じて 100 万個の間葉系幹細胞を投与した。血液と尿のサンプルを 7 日後から毎月採取し、血液と尿サンプルを採取して 24 時間後、病理学的評価のため動物モデルの腎臓を採取した。Y 染色体の染色を施行し、腎臓内の間葉系幹細胞の存在を確認した。幹細胞投与群と対照群の間で、尿素窒素 BUN とクレアチニン creatinine に有意な差は現れなかった。だが 4 カ月後、間葉系幹細胞投与群は対照群に比べて体重が画然と増加し、幹細胞投与群ではタンパク尿があらゆる時間で対照群に比べて少なかった。Y 染色体は幹細胞投与群の腎臓から探知された。両グループ間に画然とした差異が観察されたわけではないが、病理学的分析は間葉系幹細胞が糸球体硬化症に対して肯定的な効果を示すことを暗示している。

■関節リウマチ

González MA et al.[2009] Treatment of experimental arthritis by inducing immune tolerance with human adipose-derived mesenchymal stem cells. Arthritis Rheum Apr;60(4):1006-19.

　最近、成体由来間葉系幹細胞がT細胞反応を抑制する効果を持っており、多様な免疫異常に対して効果があると明らかにされている。
　本研究はヒト脂肪由来間葉系幹細胞を利用した関節リウマチの新たな治療法を開発するため、コラーゲンを投与して関節炎を起こした実験用マウスにヒト脂肪由来間葉系幹細胞を投与して、疾病発生時期、臨床スコア、関節と血清内のさまざまな炎症関与物質の変化を測定した。実験の結果、ヒト脂肪由来間葉系幹細胞の投与は関節炎の発生時点と疾病の強度を有意に減少させた。ヒト脂肪由来間葉系幹細胞はリンパ節と関節内の多様な炎症関連サイトカインとケモカインと抗原、特に Th/Th17 細胞増殖を減少させ、抗炎症関連サイトカインであるインターロイキン -10 の生成を誘導した。また、ヒト脂

肪幹由来細胞は新たな調節 T 細胞の生成を誘導し、自己反応 T 細胞を抑制した。結論として、ヒト脂肪由来間葉系幹細胞は調節 T 細胞の生成と活性を促し誘導し、免疫学的に自己耐性を調節する重要な役割をする、関節リウマチに対する魅力的な細胞治療剤候補物質である。

■全身性エリテマトーデス：ループス

Liang J et al. Allogenic mesenchymal stem cells transplantation in refractory systemic lupus erythematosus:a pilot clinical study. Ann Rheum Dis. 2010 Aug69[8]:1413-4.

　2007 年 3 月 11 日〜 2008 年 11 月 15 日まで反復再発性全身性エリテマトーデス SLE 患者 15 人（女性 14 人、男性 1 人）を対象に、健康な他者（18 〜 40 歳）の骨髄から抽出した間葉系幹細胞を投与した後、臨床的に疾病の程度を表す全身性エリテマトーデス疾患活性指数 SLEDAI、血清学的検査、腎臓機能検査、血液で免疫を調節する制御性 T 細胞の量を調査した。投与後、平均 17.2±9.5 カ月間、患者の異常の有無を観察し、13 人に対しては 12 カ月以上、患者の状態を検査した。投与した骨髄由来幹細胞は患者の家族のうちで肉体的、身体的に健康な人を選んだが、このときＨＬＡは一致させなかった。間葉系幹細胞は静脈内で患者の体重 kg 当たり 100 万個を投与した。幹細胞投与後、12 カ月間観察した結果、患者全員の全身性エリテマトーデス疾患活性指数が 12.3±3.3 から 3.2±2.8 に減少し、24 時間採集した尿タンパクは 2505.0±1323.9 から 858.0±800.7mg/24h に減少した。13 人の患者を 1 時間検査した結果、2 人はタンパク尿が再発したが、11 人は最小限の治療だけでも全身性エリテマトーデス疾患活性指数が持続的に減少した。深刻な副作用は報告されなかった。

■ステロイド治療抵抗移植拒絶

Fang et al[2007] Faberable response to human adipose tissue-derived mesenchymal stem cells in steroid-refractory acute graft-versus-host disease. Transplant Proc.39[10]:3358-62

　ステロイド治療の効果が見えない急性移植拒絶反応を示す患者 6 人に体重 kg 当たり 1×106 の脂肪由来間葉系幹細胞を静脈内投与したが、投与後いかなる異常反応も観察されなかった。患者のうち 5 人は 1 回、1 人は 2 回、脂肪由来間葉系幹細胞の投与を受けた。2 人は家族の脂肪由来間葉系幹細胞を、4 人は血縁関係がなく組織適合性が一致しないドナーの脂肪由来間葉系幹細胞の投与を受けた。脂肪由来間葉系幹細胞投与後、

急性移植拒絶反応（移植片対宿主病）が6人中5人の患者で消失し、彼らのうち4人は追跡観察平均期間40カ月まで（追跡観察期間：18～90カ月）生存した。生存した4人は臨床症状がよい状態であり、血液学的異常が消失した。死亡した2人の場合は、1人は他器官の機能不全により、もう1人は白血病の再発により死亡し、投与した脂肪由来間葉系幹細胞の副作用によるものではなかった。本研究結果は、脂肪由来間葉系幹細胞が深刻なステロイド抵抗移植片対宿主病を抑制する優れた治療剤であることを物語っている。

■皮膚損傷

BH Kim et al[2010] Anti-wrinkle effect of adipose tissue-derived mesenchymal stem cells in a UV-irradiated hairless mouse model. Tissue Engineering and Regeneration Medicine 7[5]:583-591.

　紫外線を皮膚に照射してシワを誘発した動物モデルに脂肪由来間葉系幹細胞を投与し、皮膚の損傷改善を研究した結果、脂肪由来間葉系幹細胞が紫外線で皮膚が赤く損傷することから保護し、水分が損失することを防ぎ、保湿能力を増大させた。また、脂肪由来間葉系幹細胞を投与した群では、対照群に比べてシワの面積が減り、上皮も薄くなり、コラーゲンと弾性線維の含有量が増加した。こうした皮膚損傷の改善は、脂肪由来間葉系幹細胞がマウスの皮膚のMMP－3（タンパク質分解酵素）の発現を減少させ、紫外線による皮膚真皮層のコラーゲンが破壊されるのを保護するためであることが明らかになった。

■末期肝疾患

Kharaziha P et al[2009] Improvement of liver function in liver cirrhosis patients after auutologous mesenchymal stem cell injection: a phase Ⅰ-Ⅱ clinical trial. Eur J Gastroenterol Hepatol Oct; 21[10]:1199-205

　本研究は自家骨髄間葉系幹細胞を利用して、末期肝疾患に対する実行可能性と安全性および効能を研究した。末期肝疾患モデルのスコアが10以上の8人の患者を選別した後、自家骨髄間葉系幹細胞を腸骨から採取した。おおよそ3～5千万個の骨髄間葉系幹細胞を増殖させて抹消血管と肝門脈に投与した後、1、2、4、8、24週に肝機能と臨床的特性を測定した。幹細胞を投与した結果、末期肝疾患点数が17.9±5.6から10.7±6.3に、プロトロンビン時間が1.9±0.4から1.4±0.5に減少したことから

見て、肝機能が改善されたことが確認された。血清クレアチニンは114±35から80±18micromol/lに減少し、血清アルブミンは30±5から33±5g/lに、ビリルビンは46±29から41±31micromol/lに変化した。幹細胞投与による異常反応は観察されなかった。結論として、間葉系幹細胞は末期肝疾患に対し、満足できる結果をもたらす治療剤として使用することができる。

■肺気腫

Schweitzer K et al.[2010] Adipose Stem Cell Treatment in Mice Attenuates Lung and Systemic Injury Induced by Cigarette Smoking. Am J Respir Crit Care Med Aug 13.

本研究は、脂肪由来幹細胞が肺気腫で起きる内皮細胞死滅および慢性的な肺損傷を改善するであろうとの仮説を立て、これを証明するため、動物モデルをタバコの煙に長期間さらして肺気腫を誘発した後、脂肪由来間葉系幹細胞の治療効果を評価した。脂肪由来間葉系幹細胞を静脈から全身に投与した結果、脂肪由来間葉系幹細胞が投与後21日まで肺の実質と大気道で発見された。脂肪由来間葉系幹細胞を投与した結果、タバコの煙により誘発された肺の炎症細胞の浸潤、肺細胞の死滅、気道の拡張が減少した。驚くべきことに脂肪間葉系幹細胞投与は、タバコの煙によって減退した骨髄機能を回復させ、減少した体重を復旧させるなど、肺を保護する以上の効果を示した。脂肪由来間葉系幹細胞の血管保護効果は、肺内皮細胞の損傷を改善することが確認された。本研究の結果は、喫煙による肺と全身の損傷に対して脂肪由来間葉系幹細胞の治療効果が有用であることを物語るとともに、脂肪由来間葉系幹細胞が分泌する因子が肺血管保護機能と関連していることを証明している。

■糖尿病

Trivedi HL et al[2008] Human adipose tissue-derived mesenchymal stem cells combined with hematopoietic stem cell transplantation synthesize insulin. Transplant Proc. 2008 May;40[4]:1135-9.

1型糖尿病は血糖とインスリンの代謝作用の異常で、糖尿病患者の30％で組織に異常が生じるが、一生インスリン治療を行う以外にほかの治療法がない自己免疫性疾患である。本論文の研究では、ヒト脂肪由来インスリン生成間葉系幹細胞を、培養した骨髄とともに5人のインスリン依存性糖尿病患者に投与した。幹細胞治療を受けたのは0.6年から10年にわたって糖尿病を患っている14歳から28歳の5人の患者（男女比2：

3）で、1日に14〜70単位のインスリン治療を受け、食後血糖が156〜470mg％、HbA1cが6.8〜9.9％、C-ペプチドが0.02〜0.2ng/mLの病歴を持っていた。患者たちは平均1.5mL（細胞数：2.1×103/uL）のヒト脂肪由来間葉系幹細胞を肝門脈を通じて投与された。CD45-/90+/73+細胞の構成は29.8％と16.8％であり、C-ペプチドは3.08ng/mL、インスリンは1578IU/mLだった。こうした細胞を、培養した骨髄（平均量94mL、細胞数18.7×103/uL、細胞構成はCD45-/34+が0.93％）と混合して投与したが、すべての患者から投与による副作用はみられず、平均観察期間2.9カ月の間、インスリン要求量が30〜50％減少し、血清内のC-ペプチドが4〜26倍増加した。本論文は間葉系幹細胞と骨髄細胞がインスリン依存糖尿病に対して安全で効果的な治療剤であることを物語っている。

■がん

Adult stromal cells derived from human adipose tissue provoke pancreatic cancer cell death both in vitro and in vivo. Cousin et al. PLoS One. 2009 Jul 17; 4[7]:e6278.

　本研究は、ヒト脂肪由来間葉系幹細胞（基質細胞）が膵臓がん細胞にいかなる影響を及ぼすかを調べるために行われた。膵臓がん細胞を脂肪由来幹細胞または脂肪由来幹細胞の培養液とともに培養した結果、膵臓がん細胞の生存率と増殖が抑制された。脂肪由来幹細胞はほかの上皮細胞由来がん（肝臓、大腸、前立腺）の増殖を抑制し、脂肪由来幹細胞培養液はがん細胞の壊死をもたらした。脂肪由来幹細胞を膵臓がん内に1回投与した結果、強力で長期間持続したがん細胞の成長を抑制した。結論として、本研究結果は脂肪由来幹細胞が膵臓がん細胞の増殖を試験管内と生体内で抑制し、細胞成長周期を変化させ、腫瘍細胞の死を誘導することを物語っている。したがって脂肪由来幹細胞は、これまで効果的な治療方法のなかった膵臓がんの新たな治療剤として活用できるだろう。

註

※章ごとに番号順で掲載した。註、関連論文は原書どおりの表記とした。

第1部

02 幹細胞、その正体は何か？

1. Till JE et al, 1963, Early repair processes in marrow cells irradiated and proliferating in vivo., Radiat Res.18:96-105.
2. Evans MJ et al, 1981, Establishment in culture of pluripotential cells from mouse embryos. Nature.292(5819):154-6.
3. Thomson JA, et al, 1998, Embryonic stem cell lines derived from human blastocysts. Science.282(5391):1145-7.
4. Friedenstein AJ, et al, 1970, The development of fibroblast colonies in monolayer cultures of guinea-pig bone marrow and spleen cells. Cell Tissue Kinet. 3(4):393-403.
5. Pittenger MF, et al, 1999, Multilineage potential of adult human mesenchymal stem cells. Science.284(5411):143-7.
6. Zuk PA, et al, 2002, Human adipose tissue is a source of multipotent stem cells. Mol Biol Cell. 13(12):4279-95.
7. Thomas KR, et al, 1987, Site-directed mutagenesis by gene targeting in mouse embryo-derived stem cells.Cell. 1987 51(3):503-12.
   Doetschman T. et al, 1987, Targetted correction of a mutant HPRT gene in mouse embryonic stem cells.330(6148):576-8.
8. Lu SJ, et al, 2008, Robust generation of hemangioblastic progenitors from human embryonic stem cells. Regen Med. 3(5):693-704)
9. Woltjen K, et al, 2009, piggyBac transposition reprograms fibroblasts to induced pluripotent stem cells.Nature. 458(7239):766-70.
10. Takahashi K, et al, 2007, Induction of pluripotent stem cells from adult human fibroblasts by defined factors. Cell. 131(5):861-72.
11. Yu J, et al, 2007, Induced pluripotent stem cell lines derived from human somatic cells.

Science.318(5858):1917-20.
12. Okita K, et al, 2008, Generation of mouse induced pluripotent stem cells without viral vectors. Science. 322(5903):949-53.
13. Yu J, et al, 2009, Human induced pluripotent stem cells free of vector and transgene sequences.Science. 324(5928):797-801.
14. Zhou H, et al, 2009, Generation of induced pluripotent stem cells using recombinant proteins. Cell Stem Cell. 4(5):381-4. Erratum in: Cell Stem Cell. 2009 Jun 5;4(6):581.
15. Guo G, et al, 2011, A PiggyBac-based recessive screening method to identify pluripotency regulators. PLoS One. 6(4):e18189.
Woltjen K, et al, 2009, piggyBac transposition reprograms fibroblasts to induced pluripotent stem cells.Nature. 458(7239):766-70.

03　幹細胞と疾病治療

1. Padoin AV et al. (2008). Sources of Processed Lipoaspirate Cells: Influence of Donor Site on Cell Concentration. Plastic and Reconstructive surgery. 122巻2号:614-618.
2. Lee HJ, et al, 2012, Comparison of in vitro hepatogenic differentiation potential between various placenta-derived stem cells and other adult stem cells as an alternative source of functional hepatocytes. Differentiation. 84(3):223-31.
3. Gibelli L, et al, 2009, Transplantation of allogeneic and xenogeneic placenta-derived cells reduces bleomycin-induced lung fibrosis. Cell Transplant. 18(4):405-22.
4. Kranz A, et al, 2010, Transplantation of placenta-derived mesenchymal stromal cells upon experimental stroke in rats. Brain Res. 1315:128-36.
5. Li X, et al, 2011, Human placenta-derived adherent cells prevent bone loss, stimulate bone formation, and suppress growth of multiple myeloma in bone. Stem Cells. 29(2):263-73.
6. Kadam S, et al, 2010, Human placenta-derived mesenchymal stem cells and islet-like cell clusters generated from these cells as a novel source for stem cell therapy in diabetes. Rev Diabet Stud. 7(2):168-82.
7. Li CD, et al, 2005, Mesenchymal stem cells derived from human placenta suppress allogeneic umbilical cord blood lymphocyte proliferationCell Res. 15(7):539-47.
8. Prather WR, et al, 2008, Placental-derived and expanded mesenchymal stromal cells (PLX-I) to enhance the engraftment of hematopoietic stem cells derived from umbilical cord blood. Expert Opin Biol Ther.8(8):1241-50.
9. Si-Hyun Bae (2008). Clinical application of stem cells in liver diseasesThe Korean Journal of Hepatology. 14巻：309 - 317.

第2部
04 血管形成能力

1. Asahara T, et al., (1997) Isolation of putative progenitor endothelial cells for angiogenesis. Science 275(5302):964-967.
2. Urbich C, et al., (2003) Relevance of monocytic features for neovascularization capacity of circulating endothelial progenitor cells. Circulation 108(20):2511-2516.
   Urbich C, et al., (2004) Endothelial progenitor cells functional characterization. Trends Cardiovasc Med 14(8):318-322.
3. Bergmann O, et al (2009) Evidence for cardiomyocyte renewal in humans. Science 324(5923):98-102.
4. Tomita S, et al (1999) Autologous transplantation of bone marrow cells improves damaged heart function. Circulation 100(19 Suppl):II247-256.
   Tomita M, et al (2004) Choroidal neovascularization is provided by bone marrow cells. Stem Cells 22(1):21-26.
5. Strauer BE, et al (2001) Intracoronary, human autologous stem cell transplantation for myocardial regeneration following myocardial infarction. Dtsch Med Wochenschr 126(34-35):932-938.

05 神経系の再生能力

1. Honma T, et al (2006). Intravenous infusion of immortalized human mesenchymal stem cells protects against injury in a cerebral ischemia model in adult rat. Experimental neurology. 199巻1号:56-66.
2. Nomura T. et al. (2005),. I.V. infusion of brain-derived neurotrophic factor gene-modified human mesenchymal stem cells protects against injury in a cerebral ischemia model in adult rat. Neuroscience. 136巻1号:161-169.
3. Kim JM et al. (2007) Systemic transplantation of human adipose stem cells attenuated cerebral inflammation and degeneration in a hemorrhagic stroke model. Brain Res Dec 5;1183:43-50.
4. Giraldi-Guimar‹es A et al. (2009) Treatment with bone marrow mononuclear cells induces functional recovery and decreases neurodegeneration after sensorimotor cortical ischemia in rats. Brain Res Feb 9.
5. Deng YB et al. (2010) Intravenously administered BMSCs reduce neuronal apoptosis and promote neuronal proliferation through the release of VEGF after stroke in rats. Neurol Res Mar;32(2):148-56.
6. Leu S et al. (2010) Adipose-derived mesenchymal stem cells markedly attenuate brain infarct size and improve neurological function in rats. J Transl Med Jun 28;8:63.
7. Bang OY et al. (2005) Autologous mesenchymal stem cell transplantation in stroke patients. Ann Neurol Jun;57(6):874-82.

8. Lee JS et al. (2010) A long-term follow-up study of intravenous autologous mesenchymal stem cell transplantation in patients with ischemic stroke. Stem Cells Jun;28(6):1099-106.
9. Wilson R et al (2003) Negative Affect and Mortality in Older Persons. Am J Epidemiol 2003;158:827– 835.
10. Yamasaki TR, et al (2007) Neural stem cells improve memory in an inducible mouse model of neuronalloss. J Neurosci. 27(44):11925-11933.
11. Nikolic WV, et al (2008) Peripherally administered human umbilical cord blood cells reduce parenchymal and vascular beta-amyloid deposits in Alzheimer mice. Stem Cells Dev. 17(3):423-439.
12. Marutle A, et al (2007) Modulation of human neural stem cell differentiation in Alzheimer (APP23)transgenic mice by phenserine. Proc Natl Acad Sci USA. 104(30):12506-12511.
13. Marutle A, et al (2007) Modulation of human neural stem cell differentiation in Alzheimer (APP23)transgenic mice by phenserine. Proc Natl Acad Sci USA. 104(30):12506-12511.
14. Qu TY, et al., (2004) Bromodeoxyuridine increases multipotency of human bone marrow-derived stem cells. Restor Neurol Neurosci 22(6):459-468.
15. Nikolic WV, et al (2008) Peripherally administered human umbilical cord blood cells reduce parenchymal and vascular beta-amyloid deposits in Alzheimer mice. Stem Cells Dev. 17(3):423-439.
16. Kim S et al (2012). Preventive and therapeutic effects of intravenous human adipose-derived stem cells in Alzheimer's disease mice. PLoS One. 7(9):e45757.

06　腎臓損傷と回復

1. Tögel F et al. (2005) Administered mesenchymal stem cells protect against ischemic acute renal failure through differentiation-independent mechanisms. Am J Physiol Renal Physiol Jul;289(1):F31-42.
2. Kunter U et al. (2007) Mesenchymal stem cells prevent progressive experimental renal failure but maldifferentiate into glomerular adipocytes. J Am Soc Nephrol Jun;18(6):1754-64.
3. Semedo P et al. (2007) Mesenchymal stem cells ameliorate tissue damages triggered by renal ischemia and reperfusion injury. Transplant Proc Mar;39(2):421-3.
4. Choi S et al. (2009) The role of mesenchymal stem cells in the functional improvement of chronic renal failure. Stem Cells Dev Apr;18(3):521-9.
5. Cao H et al. (2010) Mesenchymal stem cells derived from human umbilical cord ameliorate ischemia/reperfusion-induced acute renal failure in rats. Biotechnol Lett May;32(5):725-32.
6. Nam JH et al. (2001) beta-Cell dysfunction rather than insulin resistance is the main contributing factor for the development of postrenal transplantation diabetes mellitus. Transplantation May 27;71(10):1417-23.
7. Kasiske BL et al. (1996) Cardiovascular disease after renal transplantation. J Am Soc Nephrol Jan;7(1):158-65.

8. Meier-Kriesche HU et al. (2004) Long-term renal allograft survival: have we made significant progress or is it time to rethink our analytic and therapeutic strategies? Am J Transplant 4(8):1289-95.
9. Bartholomew A et al. (2002) Mesenchymal stem cells suppress lymphocyte proliferation in vitro and prolong skin graft survival in vivo. Exp Hematol Jan;30(1):42-8.
Popp FC et al. (2008) Mesenchymal stem cells can induce long-term acceptance of solid organ allografts in synergy with low-dose mycophenolate. Transpl Immunol Nov;20(1-2):55-60.
10. Bartholomew A et al. (2002) Mesenchymal stem cells suppress lymphocyte proliferation in vitro and prolong skin graft survival in vivo. Exp Hematol Jan;30(1):42-8.
Sbano P et al. (2008) Use of donor bone marrow mesenchymal stem cells for treatment of skin allograftrejection in a preclinical rat model. Arch Dermatol Res Mar;300(3):115-24.
Casiraghi F et al. (2008) Pretransplant infusion of mesenchymal stem cells prolongs the survival of a semiallogeneic heart transplant through the generation of regulatory T cells. J Immunol Sep 15;181(6):3933-46.
Zhang W et al. (2007) Mesenchymal stem cells modulate immune responses combined with cyclosporine in a rat renal transplantation model. Transplant Proc Dec;39(10):3404-8.

07　免疫系調整能力

1. Demehri S. et al (2009). Skin-derived TSLP triggers progression from epidermal-barrier defects to asthma. PLoS Biology. 7巻5号.
2. Cho, KS et al. (2009). "IFATS collection: Immunomodulatory effects of adipose tissue-derived stem cells in an allergic rhinitis mouse model." Stem Cells 27(1): 259-265.
3. González MA et al. (2009). Treatment of experimental arthritis by inducing immune tolerance with human adipose-derived mesenchymal stem cells. Arthritis and rheumatism. 60巻4号. 1006-1019.
4. Zhou K et al (2008) Transplantation of human bone marrow mesenchymal stem cell ameliorates the autoimmune pathogenesis in MRL/lpr mice. Cell Mol Immunol. 5(6):417-24.
5. Carrion et al (2010) Autologous mesenchymal stem cell treatment increased T regulatory cells with no effect on disease activity in two systemic lupus erythematosus patients. Lupus. 2010:19(3):317-322.
6. Liang J et al (2010) Allogenic mesenchymal stem cells transplantation in refractory systemic lupus erythematosus: a pilot clinical study. Ann Rheum Dis. 69(8):1423-1429.
7. Liang J et al (2010) Mesenchymal stem cell transplantation for diffuse alveolar hemorrhage in SLE. Nat Rev Rheumatol. 6(8):486-489.
8. Choi EW et al. (2012) Reversal of serological, immunological and histological dysfunction in systemic lupus erythematosus mice by long-term serial adipose tissue-derived mesenchymal stem cell transplantation.Arthritis Rheum. 64(1):243-253.

9. Yanes et al (2006) Adipose tissue-derived mesenchymal stem cells have in vivo immunosuppressive properties applicable for the control of the graft-versus-host disease. Stem Cells. 24(11):2582-91.
10. Fang et al (2007) Favorable response to human adipose tissue-derived mesenchymal stem cells in steroid-refractory acute graft-versus-host disease. Transplant Proc. 39(10):3358-62.
11. Fang et al (2007) Human adipose tissue-derived mesenchymal stromal cells as salvage therapy for treatment of severe refractory acute graft-vs.-host disease in two children. Pediatr Transplant. 11(7):814-7.
12. Fang et al (2007) Using human adipose tissue-derived mesenchymal stem cells as salvage therapy for hepatic graft-versus-host disease resembling acute hepatitis. Transplant Proc. 39(5):1710-3.
13. Constantin G et al. (2009) Adipose-derived mesenchymal stem cells ameliorate chronic experimental autoimmune encephalomyelitis. Stem Cells. 27(10):2624-35.
14. Riordan NH et al (2009) Non-expanded adipose stromal vascular fraction cell therapy for multiple sclerosis. J Transl Med. 247:29.
15. Karussis D et al (2010) Safety immunological effects of mesenchymal stem cell transplantation in patients with multiple sclerosisamyotrophic lateral sclerosis. : Arch Neurol. 67(10):1187-94).
16. Choi EW et al. (2011) Transplantation of CTLA4Ig gene-transduced adipose tissue-derived mesenchymal stem cells reduces inflammatory immune response and improves Th1/Th2 balance in experimental autoimmune thyroiditis. The Journal of Gene Medicine. 13(1): 3-16.
17. Esin, S. et al. (1997). Peripheral blood T cell expansions in patients with Behcet's disease. Clin Exp Immunol 107(3): 520-527.
    Yamashita, N. et al. (1997). Role of gammadelta T lymphocytes in the development of Behcet's disease. Clin Exp Immunol 107(2): 241-247.
18. Ahn, J. K. et al. (2008). Behcet's disease associated with bone marrow failure in Korean patients:clinical characteristics and the association of intestinal ulceration and trisomy 8. Rheumatology (Oxford)47(8): 1228-1230.
19. Nonami, A. et al. (2007). Successful treatment of myelodysplastic syndrome (MDS)-related intestinal Behcet's disease by up-front cord blood transplantation. Intern Med 46(20): 1753-1756.
20. Rossi, G. et al. (2004). Autologous hematopoietic stem cell transplantation for severe/ refractory intestinal Behcet disease." Blood 103(2): 748-750.
21. Yamato, K. (2003). Successful cord blood stem cell transplantation for myelodysplastic syndrome with Behcet disease. Int J Hematol 77(1): 82-85.
22. Marmont AM. et al. (2006). Allogeneic bone marrow transplantation (BMT) for refractory Behcet's disease with severe CNS involvement. Bone Marrow Transplant 37(11): 1061-1063.

08　皮膚再生と幹細胞

1. Wu Y, et al (2007) Mesenchymal stem cells enhance wound healing through differentiation and angiogenesis. Stem Cells 25:2648-2659.
2. Schinkothe, T. et al. (2008). In vitro secreting profile of human mesenchymal stem cells. Stem Cells Dev 17(1): 199-206.
3. Walter MN et al (2010) Mesenchymal stem cell-conditioned medium accelerates skin wound healing: an in vitro study of fibroblast and keratinocyte scratch assays. Exp Cell Res 316(7):1271-1281.
4. Kim, W. S. et al. (2009). Antiwrinkle effect of adipose-derived stem cell: activation of dermal fibroblast by secretory factors. J Dermatol Sci 53(2): 96-102.
5. Kim BH et al (2010) Anti-wrinkle effect of adipose tissue-derived mesenchymal stem cells in a Uvirradiated hairless mouse model. Tissue Engineering and Regeneration Medicine 7(5):583-591.

09　肝疾患と幹細胞

1. Pai M et al.(2008) Autologous infusion of expanded mobilized adult bone marrow-derived CD34+ cells into patients with alcoholic liver cirrhosis. Am J Gastroenterol Aug;103(8):1952-1958.
2. Terai S et al. (2006) Improved liver function in patients with liver cirrhosis after autologous bone marrow cell infusion therapy. Stem Cells 24(10):2292-2298.
3. Salama H et al. (2010) Autologous CD34+ and CD133+ stem cells transplantation in patients with end stage liver disease. World J Gastroenterol Nov 14;16(42):5297-305.
4. Mohamadnejad M et al. (2007) Phase 1 trial of autologous bone marrow mesenchymal stem cell transplantation in patients with decompensated liver cirrhosis. Arch Iran Med 10(4):459-66.
5. Kharaziha P et al. (2009) Improvement of liver function in liver cirrhosis patients after autologous mesenchymal stem cell injection: a phase I-II clinical trial. Eur J Gastroenterol Hepatol 21(10):1199-205.

10　骨格系疾患と幹細胞

1. Quarto R et al. (2001) Repair of large bone defects with the use of autologous bone marrow stromal cells. N Engl J Med 1;344(5):385-6.
2. Zuk PA et al. (2001) Multilineage cells from human adipose tissue: implications for cell-based therapies. Tissue Eng 7(2):211-28.
3. Halvorsen YC et al. (2000) Adipose-derived stromal cells--their utility and potential in bone formation. Int J Obes Relat Metab Disord 24 Suppl 4:S41-4.

4. Mesimäki K et al. (2009) Novel maxillary reconstruction with ectopic bone formation by GMP adipose stem cells. Int J Oral Maxillofac Surg Mar;38(3):201-9.
5. Hernigou P et al. (2002) Treatment of osteonecrosis with autologous bone marrow grafting. Clin Orthop Relat Res Dec;(405):14-23.
6. Feitosa ML et al. (2010) Successful transplant of mesenchymal stem cells in induced osteonecrosis of the ovine femoral head: preliminary results. Acta Cir Bras Oct;25(5):416-22.
7. Ohgushi H et al. (2007) Repair of articular cartilage defects in the patello-femoral joint with autologous bone marrow mesenchymal cell transplantation: three case reports involving nine defects in five knees. J Tissue Eng Regen Med Jan-Feb;1(1):74-9.
8. Gobbi A et al. (2009) Primary repair combined with bone marrow stimulation in acute anterior cruciate ligament lesions: results in a group of athletes. Am J Sports Med Mar;37(3):571-8.

11　肺疾患と幹細胞

1. Loebinger MR et al. (2008) Therapeutic potential of stem cells in lung disease: progress and pitfalls. Clin Sci (Lond) 114(2):99-108.
2. Spees JL et al. (2008) Bone marrow progenitor cells contribute to repair and remodeling of the lung and heart in a rat model of progressive pulmonary hypertension. FASEB J 22(4):1226-36.
3. Moodley Y et al. (2009) Human umbilical cord mesenchymal stem cells reduce fibrosis of bleomycin-induced lung injury. Am J Pathol 175(1):303-13.
4. Carreras A et al. (2010) Mesenchymal stem cells reduce inflammation in a rat model of obstructive sleep apnea. Respir Physiol Neurobiol 31;172(3):210-212.
5. Schweitzer K et al. (2011) Adipose Stem Cell Treatment in Mice Attenuates Lung and Systemic Injury Induced by Cigarette Smoking. Am J Respir Crit Care Med. 15;183(2):215-25.

12　糖尿病と成体幹細胞

1. Ezquer FE et al. (2008). Systemic administration of multipotent mesenchymal stromal cells reverts hyperglycemia and prevents nephropathy in type 1 diabetic mice. Biology of blood and marrow transplantation (journal of the American Society for Blood and Marrow Transplantation). 14巻6号:631-640.
2. Liu et al (2008) Mesenchymal stem cells: biology and clinical potential in type 1 diabetestherapy. J Cell Mol Med. 12(4):1155-68.
3. Trivedi HL et al (2008) Human adipose tissue-derived mesenchymal stem cells combined withhematopoietic stem cell transplantation synthesize insulin. Transplant Proc. 2008 40(4):1135-9.
4. Han, S. K. et al (2010). The treatment of diabetic foot ulcers with uncultured,

processedlipoaspirate cells: a pilot study. Wound Repair Regen 18(4): 342-348.
5. Lu D et al. (2011) Comparison of bone marrow mesenchymal stem cells with bone marrowderivedmononuclear cells for treatment of diabetic critical limb ischemia and foot ulcer: Adouble-blind, randomized, controlled trial. Diabetes Res Clin Pract. 92(1):26-36.

13　がんと成体幹細胞

1. Maestroni GJ et al. (1999). Factor(s) from nonmacrophage bone marrow stromal cells inhibitLewis lung carcinoma and B16 melanoma growth in mice. Cell Mol Life Sci. 55(4):663-667.
2. Khakoo AY et al (2006) Human mesenchymal stem cells exert potent antitumorigenic effects in a model of Kaposi's sarcoma. J Exp Med. 203(5):1235-1247.
3. Hakkarainen T et al. (2007). " Human mesenchymal stem cells lack tumor tropism but enhance the antitumor activity of oncolytic adenoviruses in orthotopic lung and breast tumors." Hum Gene Ther. 18(7):627-641.
4. Kucerova L et al. (2007). Adipose tissue-derived human mesenchymal stem cells mediated prodrug cancer gene therapy. Cancer Res. 67(13):6304-6313.
5. Qiao L et al. (2008) Suppression of tumorigenesis by human mesenchymal stem cells in a hepatoma model. Cell Res. 18(4):500-507.
6. Ganta C et al. (2009). Rat umbilical cord stem cells completely abolish rat mammary carcinomas with no evidence of metastasis or recurrence 100 days post-tumor cell inoculation. Cancer Res. 69(5):1815-1820.
7. Cousin B et al (2009). Adult stromal cells derived from human adipose tissue provokepancreatic cancer cell death both in vitro and in vivo. PLoS One. 4(7):e6278.
8. Maurya DK et al. (2010) Therapy with un-engineered naïve rat umbilical cord matrix stem cells markedly inhibits growth of murine lung adenocarcinoma. BMC Cancer. 28;10:590.

幹細胞関連論文

※原書どおりの表記とした。

幹細胞レビュー論文または総論

1. Bieback, K., S. Kinzebach, et al. (2011). "Translating research into clinical scale manufacturing of mesenchymal stromal cells." Stem Cells Int 2010: 193519.
2. Cavallo, C., C. Cuomo, et al. (2011). "Comparison of alternative mesenchymal stem cell sources for cell banking and musculoskeletal advanced therapies." J. Cell Biochem. 112(5):1418-30.
3. Chamberlain, G., J. Fox, et al. (2007). "Concise review: mesenchymal stem cells: their phenotype, differentiation capacity, immunological features, and potential for homing." Stem Cells 25(11): 2739-2749.
4. Crespo-Diaz, R., A. Behfar, et al. (2011). "Platelet lysate consisting of a natural repair proteome supports human mesenchymal stem cell proliferation and chromosomal stability." Cell Transplant. 20(6):797-811.
5. Francois, S., M. Bensidhoum, et al. (2006). "Local irradiation not only induces homing of human mesenchymal stem cells at exposed sites but promotes their widespread engraftment to multiple organs: a study of their quantitative distribution after irradiation damage." Stem Cells 24(4): 1020-1029.
6. Kang SG et al. (2012). "Journey of Mesenchymal Stem Cells for Homing: Strategies to Enhance Efficacy and Safety of Stem Cell Therapy. (Review article)" Stem Cells Int. 2012:342968.
7. Lapidot, T., A. Dar, et al. (2005). "How do stem cells find their way home?" Blood 106(6): 1901-1910.
8. Levi, B., A. W. James, et al. (2010). "Depot-specific variation in the osteogenic and adipogenic potential of human adipose-derived stromal cells." Plast Reconstr Surg 126(3): 822-834.
9. Liras, A. (2010). "Future research and therapeutic applications of human stem cells: general, regulatory, and bioethical aspects." J Transl Med 8: 131.
10. Maijenburg, M. W., W. A. Noort, et al. (2010). "Cell cycle and tissue of origin contribute to the migratory behaviour of human fetal and adult mesenchymal stromal cells." Br J Haematol 148(3): 428-440.
11. Malgieri, A., E. Kantzari, et al. (2010). "Bone marrow and umbilical cord blood human mesenchymal stem cells: state of the art." Int J Clin Exp Med 3(4): 248-269.

12. Meyerrose, T. E., D. A. De Ugarte, et al. (2007). "In vivo distribution of human adipose-derived mesenchymal stem cells in novel xenotransplantation models." Stem Cells 25(1): 220-227.
13. Mitchell, J. B., K. McIntosh, et al. (2006). "Immunophenotype of human adipose-derived cells: temporal changes in stromal-associated and stem cell-associated markers." Stem Cells 24(2): 376-385.
14. Mizuno, H. (2009). "Adipose-derived stem cells for tissue repair and regeneration: ten years of research and a literature review." J Nippon Med Sch 76(2): 56-66.
15. Mizuno, H. (2010). "Adipose-derived stem and stromal cells for cell-based therapy: current status of preclinical studies and clinical trials." Curr Opin Mol Ther 12(4): 442-449.
16. Nakao, N., T. Nakayama, et al. (2010). "Adipose tissue-derived mesenchymal stem cells facilitate hematopoiesis in vitro and in vivo: advantages over bone marrow-derived mesenchymal stem cells." Am J Pathol 177(2): 547-554.
17. Pelacho, B., M. Mazo, et al. (2011). "Adult Stem Cells: From New Cell Sources to Changes in Methodology." J Cardiovasc Transl Res. 4(2):154-60.
18. Ra, J. C., I. S. Shin, et al. (2011). "Safety of intravenous infusion of human adipose tissue-derived mesenchymal stem cells in animals and humans." Stem Cells Dev. 20(8):1297-308.
19. Sensebe, L., P. Bourin, et al. (2011). "Good manufacturing practices production of mesenchymal stem/stromal cells." Hum Gene Ther 22(1): 19-26.
20. Shi, M., J. Li, et al. (2007). "Regulation of CXCR4 expression in human mesenchymal stem cells by cytokine treatment: role in homing efficiency in NOD/SCID mice." Haematologica 92(7): 897-904.
21. Tat, P. A., H. Sumer, et al. (2010). "The efficient generation of induced pluripotent stem (iPS) cells from adult mouse adipose tissue-derived and neural stem cells." Cell Transplant 19(5): 525-536.
22. Vilalta, M., I. R. Degano, et al. (2008). "Biodistribution, long-term survival, and safety of human adipose tissue-derived mesenchymal stem cells transplanted in nude mice by high sensitivity non-invasive bioluminescence imaging." Stem Cells Dev 17(5): 993-1003.
23. Yoshimura, K., T. Shigeura, et al. (2006). "Characterization of freshly isolated and cultured cells derived from the fatty and fluid portions of liposuction aspirates." J Cell Physiol 208(1): 64-76.
24. Zou, Z., Y. Zhang, et al. (2010). "More insight into mesenchymal stem cells and their effects inside the body." Expert Opin Biol Ther 10(2): 215-230.
25. Zuk, P. A. (2010). "The adipose-derived stem cell: looking back and looking ahead." Mol Biol Cell 21(11): 1783-1787.
26. Zuk, P. A., M. Zhu, et al. (2001). "Multilineage cells from human adipose tissue: implications for cell-based therapies." Tissue Eng 7(2): 211-228.

■血管形成能力

心筋再生（心筋梗塞）

1. Amado, L. C., A. P. Saliaris, et al. (2005). "Cardiac repair with intramyocardial injection of allogeneic mesenchymal stem cells after myocardial infarction." Proc Natl Acad Sci U S A 102(32): 11474-11479.
2. Arminan, A., et al., (2010). Mesenchymal stem cells provide better results than hematopoietic precursors for the treatment of myocardial infarction. J Am Coll Cardiol 55(20): p. 2244-53.
3. Arnold, R., et al., (2010). Absence of accelerated atherosclerotic disease progression after intracoronary infusion of bone marrow derived mononuclear cells in patients with acute myocardial infarction--angiographic and intravascular ultrasound--results from the TErapia Celular Aplicada al Miocardio Pilot study. Am Heart J 159(6): p. 1154 e1-8.
4. Arom, K. V., P. Ruengsakulrach, et al. (2008). "Intramyocardial angiogenic cell precursor injection for cardiomyopathy." Asian Cardiovasc Thorac Ann 16(2): 143-148.
5. Assmus, B., et al., (2010). Clinical outcome 2 years after intracoronary administration of bone marrow-derived progenitor cells in acute myocardial infarction. Circ Heart Fail 3(1): p. 89-96.
6. Ayala-Lugo, A., A. M. Tavares, et al. (2010). "Age-dependent Availability and Functionality of Bone Marrow Stem Cells in an Experimental Model of Acute and Chronic Myocardial Infarction." Cell Transplant. 20(3):407-19.
7. Bai, X. and E. Alt (2010). "Myocardial regeneration potential of adipose tissue-derived stem cells." Biochem Biophys Res Commun 401(3): 321-326.
8. Bai, X., et al., Tracking Long-Term Survival of Intramyocardially Delivered Human Adipose Tissue-Derived Stem Cells Using Bioluminescence Imaging. Mol Imaging Biol, 2010.
9. Bai, X., Y. Yan, et al. (2010). "Both cultured and freshly isolated adipose tissue-derived stem cells enhance cardiac function after acute myocardial infarction." Eur Heart J 31(4): 489-501.
10. Bai, X., Y. Yan, et al. (2010). "Tracking Long-Term Survival of Intramyocardially Delivered Human Adipose Tissue-Derived Stem Cells Using Bioluminescence Imaging." Mol Imaging Biol. 13(4):633-45.
11. Berry, M. F., A. J. Engler, et al. (2006). "Mesenchymal stem cell injection after myocardial infarction improves myocardial compliance." Am J Physiol Heart Circ Physiol 290(6): H2196-2203.
12. Boonbaichaiyapruck, S., et al., (2010). Transcoronary infusion of bone marrow derived multipotent stem cells to preserve left ventricular geometry and function after myocardial infarction. Clin Cardiol 33(7): p. E10-5.
13. Carr, C. A., D. J. Stuckey, et al. (2008). "Bone marrow-derived stromal cells home to and remain in the infarcted rat heart but fail to improve function: an in vivo cine-MRI study." Am J Physiol Heart Circ Physiol 295(2): H533-542.
14. Chen, G., M. Nayan, et al. (2010). "Marrow stromal cells for cell-based therapy: the role of

antiinflammatory cytokines in cellular cardiomyoplasty." Ann Thorac Surg 90(1): 190-197.
15. Dai, W., S. L. Hale, et al. (2005). "Allogeneic mesenchymal stem cell transplantation in postinfarcted rat myocardium: short- and long-term effects." Circulation 112(2): 214-223.
16. Danoviz, M. E., J. S. Nakamuta, et al. (2010). "Rat adipose tissue-derived stem cells transplantation attenuates cardiac dysfunction post infarction and biopolymers enhance cell retention." PLoS One 5(8): e12077.
17. Fan, M., et al., The effect of age on the efficacy of human mesenchymal stem cell transplantation after a myocardial infarction. Rejuvenation Res, 2010. 13(4): p. 429-38.
18. Fang CH et al. (2012). "In Vivo Differentiation of Human Amniotic Epithelial Cells into Cardiomyocyte-Like Cells and Cell Transplantation Effect on Myocardial Infarction in Rats: Comparison with Cord Blood and Adipose Tissue-Derived Mesenchymal Stem Cells." Cell Transplantation. 21(8):1687-96.
19. Forrester, J. S., M. J. Price, et al. (2003). "Stem cell repair of infarcted myocardium: an overview for clinicians." Circulation 108(9): 1139-1145.
20. Grauss, R. W., E. M. Winter, et al. (2007). "Mesenchymal stem cells from ischemic heart disease patients improve left ventricular function after acute myocardial infarction." Am J Physiol Heart Circ Physiol 293(4): H2438-2447.
21. Guo, J., G. S. Lin, et al. (2007). "Anti-inflammation role for mesenchymal stem cells transplantation in myocardial infarction." Inflammation 30(3-4): 97-104.
22. Gutierrez, E., R. Sanz-Ruiz, et al. (2011). "General Overview of the Seventh International Symposium on Stem Cell Therapy and Cardiovascular Innovations." J Cardiovasc Transl Res. 4(2):115-20.
23. Hare, J. M., J. H. Traverse, et al. (2009). "A randomized, double-blind, placebo-controlled, dose-escalation study of intravenous adult human mesenchymal stem cells (prochymal) after acute myocardial infarction." J Am Coll Cardiol 54(24): 2277-2286.
24. Huang, X. P., Z. Sun, et al. (2010). "Differentiation of allogeneic mesenchymal stem cells induces immunogenicity and limits their long-term benefits for myocardial repair." Circulation 122(23): 2419-2429.
25. Hwangbo, S., J. Kim, et al. (2010). "Therapeutic potential of human adipose stem cells in a rat myocardial infarction model." Yonsei Med J 51(1): 69-76.
26. Ichim, T. E., F. Solano, et al. (2008). "Placental mesenchymal and cord blood stem cell therapy for dilated cardiomyopathy." Reprod Biomed Online 16(6): 898-905.
27. Ii, M., M. Horii, et al. (2011). "Synergistic effect of adipose-derived stem cell therapy and bone marrow progenitor recruitment in ischemic heart." Lab Invest. 91(4):539-52.
28. Joggerst, S. J. and A. K. Hatzopoulos (2009). "Stem cell therapy for cardiac repair: benefits and barriers." Expert Rev Mol Med 11: e20.
29. Kim, U., D. G. Shin, et al. (2011). "Homing of adipose-derived stem cells to radiofrequency catheter ablated canine atrium and differentiation into cardiomyocyte-like cells." Int J Cardiol 146(3): 371-378.

30. Kraitchman, D. L., A. W. Heldman, et al. (2003). "In vivo magnetic resonance imaging of mesenchymal stem cells in myocardial infarction." Circulation 107(18): 2290-2293.
31. Leobon, B., J. Roncalli, et al. (2009). "Adipose-derived cardiomyogenic cells: in vitro expansion and functional improvement in a mouse model of myocardial infarction." Cardiovasc Res 83(4): 757-767.
32. Lin, Y. C., S. Leu, et al. (2010). "Early combined treatment with sildenafil and adipose-derived mesenchymal stem cells preserves heart function in rat dilated cardiomyopathy." J Transl Med 8: 88.
33. Ma, N., et al. (2005) Human cord blood cells induce angiogenesis following myocardial infarction in NOD/scid-mice. Cardiovasc Res 66(1): p. 45-54.
34. Mansour, S., et al. (2010). COMPARE-AMI trial: comparison of intracoronary injection of CD133+ bone marrow stem cells to placebo in patients after acute myocardial infarction and left ventricular dysfunction: study rationale and design. J Cardiovasc Transl Res 3(2): p. 153-9.
35. Miyahara, Y., N. Nagaya, et al. (2006). "Monolayered mesenchymal stem cells repair scarred myocardium after myocardial infarction." Nat Med 12(4): 459-465.
36. Mohyeddin-Bonab, M., M. R. Mohamad-Hassani, et al. (2007). "Autologous in vitro expanded mesenchymal stem cell therapy for human old myocardial infarction." Arch Iran Med 10(4): 467-473.
37. Molina, E. J., J. Palma, et al. (2009). "Right ventricular effects of intracoronary delivery of mesenchymal stem cells (MSC) in an animal model of pressure overload heart failure." Biomed Pharmacother 63(10): 767-772.
38. Nguyen, B.K., et al. (2010). Improved function and myocardial repair of infarcted heart by intracoronary injection of mesenchymal stem cell-derived growth factors. J Cardiovasc Transl Res 3(5): p. 547-58.
39. Okura, H., A. Matsuyama, et al. (2010). "Cardiomyoblast-like cells differentiated from human adipose tissue-derived mesenchymal stem cells improve left ventricular dysfunction and survival in a rat myocardial infarction model." Tissue Eng Part C Methods 16(3): 417-425.
40. Planat-Benard, V., C. Menard, et al. (2004). "Spontaneous cardiomyocyte differentiation from adipose tissue stroma cells." Circ Res 94(2): 223-229.
41. Psaltis, P. J., A. C. Zannettino, et al. (2008). "Concise review: mesenchymal stromal cells: potential for cardiovascular repair." Stem Cells 26(9): 2201-2210.
42. Rigol, M., N. Solanes, et al. (2010). "Effects of adipose tissue-derived stem cell therapy after myocardial infarction: impact of the route of administration." J Card Fail 16(4): 357-366.
43. Ripa, R. S., M. Haack-Sorensen, et al. (2007). "Bone marrow derived mesenchymal cell mobilization by granulocyte-colony stimulating factor after acute myocardial infarction: results from the Stem Cells in Myocardial Infarction (STEMMI) trial." Circulation 116(11 Suppl): I24-30.
44. Rodriguez-Serrano, F., P. Alvarez, et al. (2010). "Promotion of human adipose-derived stem

cell proliferation mediated by exogenous nucleosides." Cell Biol Int 34(9): 917-924.
45. Schenke-Layland, K., B. M. Strem, et al. (2009). "Adipose tissue-derived cells improve cardiac function following myocardial infarction." J Surg Res 153(2): 217-223.
46. Sheikh, A. Y., S. A. Lin, et al. (2007). "Molecular imaging of bone marrow mononuclear cell homing and engraftment in ischemic myocardium." Stem Cells 25(10): 2677-2684.
47. Stamm, C., et al. (2003). Autologous bone-marrow stem-cell transplantation for myocardial regeneration. Lancet 361(9351): p. 45-6.
48. Surder, D., et al. (2010). Cell-based therapy for myocardial repair in patients with acute myocardial infarction: rationale and study design of the SWiss multicenter Intracoronary Stem cells Study in Acute Myocardial Infarction (SWISS-AMI). Am Heart J 160(1): p. 58-64.
49. Tao, Z. W. and L. G. Li (2007). "Cell therapy in congestive heart failure." J Zhejiang Univ Sci B 8(9): 647-660.
50. Traverse, J.H., et al. (2010). Results of a phase 1, randomized, double-blind, placebo-controlled trial of bone marrow mononuclear stem cell administration in patients following ST-elevation myocardial infarction. Am Heart J 160(3): p. 428-34.
51. Valina, C., K. Pinkernell, et al. (2007). "Intracoronary administration of autologous adipose tissue-derived stem cells improves left ventricular function, perfusion, and remodelling after acute myocardial infarction." Eur Heart J 28(21): 2667-2677.
52. Wang, L., J. Deng, et al. (2009). "Adipose-derived stem cells are an effective cell candidate for treatment of heart failure: an MR imaging study of rat hearts." Am J Physiol Heart Circ Physiol 297(3): H1020-1031.
53. Zhang, H., P. Song, et al. (2007). "Injection of bone marrow mesenchymal stem cells in the borderline area of infarcted myocardium: heart status and cell distribution." J Thorac Cardiovasc Surg 134(5): 1234-1240.
54. Zhu, Y., T. Liu, et al. (2010). "Enhancement of adipose-derived stem cell differentiation in scaffolds with IGF-I gene impregnation under dynamic microenvironment." Stem Cells Dev 19(10): 1547-1556.

血管新生

1. Amos, P. J., H. Shang, et al. (2008). "IFATS collection: The role of human adipose-derived stromal cells in inflammatory microvascular remodeling and evidence of a perivascular phenotype." Stem Cells 26(10): 2682-2690.
2. Kachgal, S. and A. J. Putnam (2011). "Mesenchymal stem cells from adipose and bone marrow promote angiogenesis via distinct cytokine and protease expression mechanisms." Angiogenesis. 14(1):47-59.
3. Neels, J. G., T. Thinnes, et al. (2004). "Angiogenesis in an in vivo model of adipose tissue development." FASEB J 18(9): 983-985.
4. Rasmussen, J. G., O. Frobert, et al. (2011). "Prolonged hypoxic culture and trypsinization

increase the pro-angiogenic potential of human adipose tissue-derived stem cells." Cytotherapy. 13(3):318-28.
5. Rehman, J., D. Traktuev, et al. (2004). "Secretion of angiogenic and antiapoptotic factors by human adipose stromal cells." Circulation 109(10): 1292-1298.

下肢虚血性疾患

1. Comerota, A. J., A. Link, et al. (2010). "Upper extremity ischemia treated with tissue repair cells from adult bone marrow." J Vasc Surg 52(3): 723-729.
2. Guiducci, S., F. Porta, et al. (2010). "Autologous mesenchymal stem cells foster revascularization of ischemic limbs in systemic sclerosis: a case report." Ann Intern Med 153(10): 650-654.
3. Kajiguchi, M., T. Kondo, et al. (2007). "Safety and efficacy of autologous progenitor cell transplantation for therapeutic angiogenesis in patients with critical limb ischemia." Circ J 71(2): 196-201.
4. Kuo, Y. R., C. C. Chen, et al. (2011). "Prolongation of composite tissue allotransplant survival by treatment with bone marrow mesenchymal stem cells is correlated with T-cell regulation in a Swine hind-limb model." Plast Reconstr Surg 127(2): 569-579.
5. Lee HC et al. (2012). "Safety and Effect of Adipose Tissue-Derived Stem Cell Implantation in Patients With Critical Limb Ischemia– A Pilot Study –"Circ J. 76(7):1750-60.
6. Moon, M. H., S. Y. Kim, et al. (2006). "Human adipose tissue-derived mesenchymal stem cells improve postnatal neovascularization in a mouse model of hindlimb ischemia." Cell Physiol Biochem 17(5-6): 279-290.
7. Nakagami, H., K. Maeda, et al. (2005). "Novel autologous cell therapy in ischemic limb disease through growth factor secretion by cultured adipose tissue-derived stromal cells." Arterioscler Thromb Vasc Biol 25(12): 2542-2547.
8. Prochazka, V., J. Gumulec, et al. (2010). "Cell therapy, a new standard in management of chronic critical limb ischemia and foot ulcer." Cell Transplant 19(11): 1413-1424.

■神経系の再生能力

総論（神経分化等）

1. Bae, J. S., J. E. Carter, et al. (2010). "Adipose tissue-derived stem cells rescue Purkinje neurons and alleviate inflammatory responses in Niemann-Pick disease type C mice." Cell Tissue Res 340(2): 357-369.
2. Cristofanilli, M., V. K. Harris, et al. (2011). "Mesenchymal stem cells enhance the engraftment and myelinating ability of allogeneic oligodendrocyte progenitors in dysmyelinated mice."

Stem Cells Dev. Stem Cells Dev. 20(12):2065-76.
3. di Summa, P. G., P. J. Kingham, et al. (2010). "Adipose-derived stem cells enhance peripheral nerve regeneration." J Plast Reconstr Aesthet Surg 63(9): 1544-1552.
4. Egusa, H., F. E. Schweizer, et al. (2005). "Neuronal differentiation of bone marrow-derived stromal stem cells involves suppression of discordant phenotypes through gene silencing." J Biol Chem 280(25): 23691-23697.
5. Goldman, S. A. and M. S. Windrem (2006). "Cell replacement therapy in neurological disease." Philos Trans R Soc Lond B Biol Sci 361(1473): 1463-1475.
6. Kim, Y. J., H. J. Park, et al. (2009). "Neuroprotective effects of human mesenchymal stem cells on dopaminergic neurons through anti-inflammatory action." Glia 57(1): 13-23.
7. Kompisch, K. M., C. Lange, et al. (2010). "Neurogenic transdifferentiation of human adipose-derived stem cells? A critical protocol reevaluation with special emphasis on cell proliferation and cell cycle alterations." Histochem Cell Biol 134(5): 453-468.
8. Santiago, L. Y., J. Clavijo-Alvarez, et al. (2009). "Delivery of adipose-derived precursor cells for peripheral nerve repair." Cell Transplant 18(2): 145-158.
9. Sharp, J. and H. S. Keirstead (2009). "Stem cell-based cell replacement strategies for the central nervous system." Neurosci Lett 456(3): 107-111.
10. Taupin, P. (2008). "Adult neurogenesis, neuroinflammation and therapeutic potential of adult neural stem cells." Int J Med Sci 5(3): 127-132.
11. Wei, Y., K. Gong, et al. (2010). "Schwann-like cell differentiation of rat adipose-derived stem cells by indirect co-culture with Schwann cells in vitro." Cell Prolif 43(6): 606-616.

脊髄損傷

1. Abematsu, M., K. Tsujimura, et al. (2010). "Neurons derived from transplanted neural stem cells restore disrupted neuronal circuitry in a mouse model of spinal cord injury." J Clin Invest 120(9): 3255-3266.
2. Ding, Y., Q. Yan, et al. (2009). "Electro-acupuncture promotes survival, differentiation of the bone marrow mesenchymal stem cells as well as functional recovery in the spinal cord-transected rats." BMC Neurosci 10: 35.
3. Kang, S. K., M. J. Shin, et al. (2006). "Autologous adipose tissue-derived stromal cells for treatment of spinal cord injury." Stem Cells Dev 15(4): 583-594.
4. Ko, K. S, I. W. Lee, et al. (2007). Differentiation of Human Adult Adipose Derived Stem Cell in vitro and Immunohistochemical Study of Adipose Derived Stem Cell after Intracerebral Transplantation in Rats. J Korean Neurosurg Soc. 42(2):118-124.
5. Lee, T. H. (2005). Transplantation of Human Adipose-derived Stromal Cells Promotes Functional Recovery of Rat Spinal Cord Injury. Korean J Anat 38(5):461-468.
6. Park, W. B., S. Y. Kim, et al. (2010). "The effect of mesenchymal stem cell transplantation on the recovery of bladder and hindlimb function after spinal cord contusion in rats." BMC

Neurosci 11: 119.
7. Ryu, H. H., J. H. Lim, et al. (2009). "Functional recovery and neural differentiation after transplantation of allogenic adipose-derived stem cells in a canine model of acute spinal cord injury." J Vet Sci 10(4): 273-284.
8. Yan, Q., J. W. Ruan, et al. (2011). "Electro-acupuncture promotes differentiation of mesenchymal stem cells, regeneration of nerve fibers and partial functional recovery after spinal cord injury." Exp Toxicol Pathol 63(1-2): 151-156.

脳卒中（脳梗塞、脳出血）

1. Bang, O. Y., J. S. Lee, et al. (2005). "Autologous mesenchymal stem cell transplantation in stroke patients." Ann Neurol 57(6): 874-882.
2. Chen, J., Y. Li, et al. (2003). "Intravenous bone marrow stromal cell therapy reduces apoptosis and promotes endogenous cell proliferation after stroke in female rat." J Neurosci Res 73(6): 778-786.
3. Chu, K., M. Kim, et al. (2004). "Human neural stem cells improve sensorimotor deficits in the adult rat brain with experimental focal ischemia." Brain Res 1016(2): 145-153.
4. Goldman, S. A., S. Schanz, et al. (2008). "Stem cell-based strategies for treating pediatric disorders of myelin." Hum Mol Genet 17(R1): R76-83.
5. Ikegame, Y., K. Yamashita, et al. (2011). "Comparison of mesenchymal stem cells from adipose tissue and bone marrow for ischemic stroke therapy." Cytotherapy. Cytotherapy. 13(6):675-85.
6. Jang, K. S., K. S. Lee, et al. (2010). "In vivo Tracking of Transplanted Bone Marrow-Derived Mesenchymal Stem Cells in a Murine Model of Stroke by Bioluminescence Imaging." J Korean Neurosurg Soc 48(5): 391-398.
7. Jeong, S. W., K. Chu, et al. (2003). "Human neural stem cell transplantation promotes functional recovery in rats with experimental intracerebral hemorrhage." Stroke 34(9): 2258-2263.
8. Kameda, M., T. Shingo, et al. (2007). "Adult neural stem and progenitor cells modified to secrete GDNF can protect, migrate and integrate after intracerebral transplantation in rats with transient forebrain ischemia." Eur J Neurosci 26(6): 1462-1478.
9. Kang, S. K., D. H. Lee, et al. (2003). "Improvement of neurological deficits by intracerebral transplantation of human adipose tissue-derived stromal cells after cerebral ischemia in rats." Exp Neurol 183(2): 355-366.
10. Kim, J. M., S. T. Lee, et al. (2007). "Systemic transplantation of human adipose stem cells attenuated cerebral inflammation and degeneration in a hemorrhagic stroke model." Brain Res 1183: 43-50.
11. Kim, S. U. (2004). "Human neural stem cells genetically modified for brain repair in neurological disorders." Neuropathology 24(3): 159-171.

12. Komatsu, K., O. Honmou, et al. (2010). "Therapeutic time window of mesenchymal stem cells derived from bone marrow after cerebral ischemia." Brain Res 1334: 84-92.
13. Kondziolka, D. and L. Wechsler (2008). "Stroke repair with cell transplantation: neuronal cells, neuroprogenitor cells, and stem cells." Neurosurg Focus 24(3-4): E13.
14. Lee, H. J., K. S. Kim, et al. (2007). "Brain transplantation of immortalized human neural stem cells promotes functional recovery in mouse intracerebral hemorrhage stroke model." Stem Cells 25(5): 1204-1212.
15. Lee, J. S., J. M. Hong, et al. (2010). "A long-term follow-up study of intravenous autologous mesenchymal stem cell transplantation in patients with ischemic stroke." Stem Cells 28(6): 1099-1106.
16. Lee, S. T., K. Chu, et al. (2008). "Anti-inflammatory mechanism of intravascular neural stem cell transplantation in haemorrhagic stroke." Brain 131(Pt 3): 616-629.
17. Lee, T. H. and J. G. Yoon (2008). "Intracerebral transplantation of human adipose tissue stromal cells after middle cerebral artery occlusion in rats." J Clin Neurosci 15(8): 907-912.
18. Leu, S., Y. C. Lin, et al. (2010). "Adipose-derived mesenchymal stem cells markedly attenuate brain infarct size and improve neurological function in rats." J Transl Med 8: 63.
19. Li, J., H. Zhu, et al. (2010). "Human mesenchymal stem cell transplantation protects against cerebral ischemic injury and upregulates interleukin-10 expression in Macacafascicularis." Brain Res 1334: 65-72.
20. Perasso, L., C. E. Cogo, et al. (2010). "Systemic Administration of Mesenchymal Stem Cells Increases Neuron Survival after Global Cerebral Ischemia In Vivo (2VO)." Neural Plast 2010: 534925.
21. Safford, K. M. and H. E. Rice (2005). "Stem cell therapy for neurologic disorders: therapeutic potential of adipose-derived stem cells." Curr Drug Targets 6(1): 57-62.
22. Savitz, S. I., J. H. Dinsmore, et al. (2004). "Cell therapy for stroke." NeuroRx 1(4): 406-414.
23. Walker, P. A., S. K. Shah, et al. (2009). "Progenitor cell therapies for traumatic brain injury: barriers and opportunities in translation." Dis Model Mech 2(1-2): 23-38.
24. Yang, Y. C., B. S. Liu, et al. (2011). "Transplantation of adipose tissue-derived stem cells for treatment of focal cerebral ischemia." Curr Neurovasc Res 8(1): 1-13.

脑性麻痹

1. Lee, J. A., B. I. Kim, et al. (2010). "Mesenchymal stem-cell transplantation for hypoxic-ischemic brain injury in neonatal rat model." Pediatr Res 67(1): 42-46.
2. Lee, J. A., B. I. Kim, et al. (2010). "Mesenchymal stem-cell transplantation for hypoxic-ischemic brain injury in neonatal rat model." Pediatr Res 67(1): 42-46.
3. van Velthoven, C. T., A. Kavelaars, et al. (2010). "Mesenchymal stem cell treatment after neonatal hypoxic-ischemic brain injury improves behavioral outcome and induces neuronal and oligodendrocyte regeneration." Brain Behav Immun 24(3): 387-393.

4. van Velthoven, C. T., A. Kavelaars, et al. (2010). "Repeated mesenchymal stem cell treatment after neonatal hypoxia-ischemia has distinct effects on formation and maturation of new neurons and oligodendrocytes leading to restoration of damage, corticospinal motor tract activity, and sensorimotor function." J Neurosci 30(28): 9603-9611.
5. Yang, J., J. Liu, et al. (2009). "In vivo MRI of endogenous stem/progenitor cell migration from subventricular zone in normal and injured developing brains." Neuroimage 48(2): 319-328.

アルツハイマー病

1. Kim S, K. A. Chang et al. (2012) "Preventive and therapeutic effects of intravenous human adipose-derived stem cells in Alzheimer's disease mice." PLoS One. 2012;7(9):e45757.
2. Lee, J. K., H. K. Jin, et al. (2010). "Bone marrow-derived mesenchymal stem cells attenuate amyloid beta-induced memory impairment and apoptosis by inhibiting neuronal cell death." Curr Alzheimer Res 7(6): 540-548.
3. Lee, J. K., H. K. Jin, et al. (2009). "Bone marrow-derived mesenchymal stem cells reduce brain amyloid-beta deposition and accelerate the activation of microglia in an acutely induced Alzheimer's disease mouse model." Neurosci Lett 450(2): 136-141.
4. Sugaya, K. and C. L. Brannen (2001). "Stem cell strategies for neuroreplacement therapy in Alzheimer's disease." Med Hypotheses 57(6): 697-700.

パーキンソン病

1. Blandini, F., L. Cova, et al. (2010). "Transplantation of undifferentiated human mesenchymal stem cells protects against 6-hydroxydopamine neurotoxicity in the rat." Cell Transplant 19(2): 203-217.
2. Bouchez, G., L. Sensebe, et al. (2008). "Partial recovery of dopaminergic pathway after graft of adult mesenchymal stem cells in a rat model of Parkinson's disease." Neurochem Int 52(7): 1332-1342.
3. Chao, Y. X., B. P. He, et al. (2009). "Mesenchymal stem cell transplantation attenuates blood brain barrier damage and neuroinflammation and protects dopaminergic neurons against MPTP toxicity in the substantia nigra in a model of Parkinson's disease." J Neuroimmunol 216(1-2): 39-50.
4. Cova, L., M. T. Armentero, et al. (2010). "Multiple neurogenic and neurorescue effects of human mesenchymal stem cell after transplantation in an experimental model of Parkinson's disease." Brain Res 1311: 12-27.
5. Danielyan, L., R. Schafer, et al. (2011). "Therapeutic Efficacy of Intranasally Delivered Mesenchymal Stem Cells in a Rat Model of Parkinson Disease." Rejuvenation Res. 14(1):3-16.

6. Fu, Y. S., Y. C. Cheng, et al. (2006). "Conversion of human umbilical cord mesenchymal stem cells in Wharton's jelly to dopaminergic neurons in vitro: potential therapeutic application for Parkinsonism." Stem Cells 24(1): 115-124.
7. Guo, J., J. K. Shen, et al. (2010). "In Vivo Evaluation of Cerebral Transplantation of Resovist-Labeled Bone Marrow Stromal Cells in Parkinson's Disease Rats Using Magnetic Resonance Imaging." Appl Biochem Biotechnol. 163(5):636-48.
8. Jackson, J., C. Chapon, et al. (2009). "In vivo multimodal imaging of stem cell transplantation in a rodent model of Parkinson's disease." J Neurosci Methods 183(2): 141-148.
9. Kim, Y. J., H. J. Park, et al. (2009). "Neuroprotective effects of human mesenchymal stem cells on dopaminergic neurons through anti-inflammatory action." Glia 57(1): 13-23.
10. Lindvall, O. and Z. Kokaia (2009). "Prospects of stem cell therapy for replacing dopamine neurons in Parkinson's disease." Trends Pharmacol Sci 30(5): 260-267.
11. Park, H. J., P. H. Lee, et al. (2008). "Mesenchymal stem cells therapy exerts neuroprotection in a progressive animal model of Parkinson's disease." J Neurochem 107(1): 141-151.
12. Shi, D., G. Chen, et al. (2011). "The effect of lentivirus-mediated TH and GDNF genetic engineering mesenchymal stem cells on Parkinson's disease rat model." Neurol Sci 32(1): 41-51.
13. Suon, S., M. Yang, et al. (2006). "Adult human bone marrow stromal spheres express neuronal traits in vitro and in a rat model of Parkinson's disease." Brain Res 1106(1): 46-51.
14. Venkataramana, N. K., S. K. Kumar, et al. (2010). "Open-labeled study of unilateral autologous bone-marrow-derived mesenchymal stem cell transplantation in Parkinson's disease." Transl Res 155(2): 62-70.
15. Xiong, N., X. Cao, et al. (2010). "Long-term efficacy and safety of human umbilical cord mesenchymal stromal cells in rotenone-induced hemiparkinsonian rats." Biol Blood Marrow Transplant 16(11):1519-1529.

多系統萎縮症

1. Lee, P. H. and H. J. Park (2009). "Bone marrow-derived mesenchymal stem cell therapy as a candidate disease-modifying strategy in Parkinson's disease and multiple system atrophy." J Clin Neurol 5(1): 1-10.
2. Lee, P. H., J. W. Kim, et al. (2008). "Autologous mesenchymal stem cell therapy delays the progression of neurological deficits in patients with multiple system atrophy." Clin Pharmacol Ther 83(5): 723-730.

ハンチントン病

1. Bantubungi, K., D. Blum, et al. (2008). "Stem cell factor and mesenchymal and neural stem cell transplantation in a rat model of Huntington's disease." Mol Cell Neurosci 37(3): 454-470.

2. Clelland, C. D., R. A. Barker, et al. (2008). "Cell therapy in Huntington disease." Neurosurg Focus 24(3-4): E9.
3. Kim, M., S. T. Lee, et al. (2008). "Stem cell-based cell therapy for Huntington disease: a review." Neuropathology 28(1): 1-9.
4. Lee, S. T., K. Chu, et al. (2009). "Slowed progression in models of Huntington disease by adipose stem cell transplantation." Ann Neurol 66(5): 671-681.

筋萎縮性側索硬化症

1. Badayan, I. and M. E. Cudkowicz (2008). "Is it too soon for mesenchymal stem cell trials in people with ALS?" Amyotroph Lateral Scler 9(6): 321-322.
2. Boucherie, C., S. Schafer, et al. (2009). "Chimerization of astroglial population in the lumbar spinal cord after mesenchymal stem cell transplantation prolongs survival in a rat model of amyotrophic lateral sclerosis." J Neurosci Res 87(9): 2034-2046.
3. Cho, G. W., M. Y. Noh, et al. (2010). "Bone marrow-derived stromal cells from amyotrophic lateral sclerosis patients have diminished stem cell capacity." Stem Cells Dev 19(7): 1035-1042.
4. Choi, M. R., H. Y. Kim, et al. (2010). "Selection of optimal passage of bone marrow-derived mesenchymal stem cells for stem cell therapy in patients with amyotrophic lateral sclerosis." Neurosci Lett 472(2): 94-98.
5. Kim H., J. Y. Paek et al. (2009). "Efficacy Safety of Autologous Bone Marrow-derived Mesenchymal Stem Cell Treatment in Patients With Amyotrophic Lateral Sclerosis" J Korean Neurol Assoc 27(2):163-169.
6. Kim, H., H. Y. Kim, et al. (2010). "Dose-dependent efficacy of ALS-human mesenchymal stem cells transplantation into cisterna magna in SOD1-G93A ALS mice." Neurosci Lett 468(3): 190-194.
7. Mazzini, L., I. Ferrero, et al. (2010). "Mesenchymal stem cell transplantation in amyotrophic lateral sclerosis: A Phase I clinical trial." Exp Neurol 223(1): 229-237.
8. Mazzini, L., K. Mareschi, et al. (2008). "Stem cell treatment in Amyotrophic Lateral Sclerosis." J Neurol Sci 265(1-2): 78-83.
9. Morita, E., Y. Watanabe, et al. (2008). "A novel cell transplantation protocol and its application to an ALS mouse model." Exp Neurol 213(2): 431-438.
10. Park, K. S., M. R. Choi, et al. (2008). "Diversity of ion channels in human bone marrow mesenchymal stem cells from amyotrophic lateral sclerosis patients." Korean J Physiol Pharmacol 12(6): 337-342.
11. Vercelli, A., O. M. Mereuta, et al. (2008). "Human mesenchymal stem cell transplantation extends survival, improves motor performance and decreases neuroinflammation in mouse model of amyotrophic lateral sclerosis." Neurobiol Dis 31(3): 395-405.

■腎臓損傷と幹細胞

1. Bussolati, B., C. Tetta, et al. (2008). "Contribution of stem cells to kidney repair." Am J Nephrol 28(5): 813-822.
2. Bussolati, B., P. V. Hauser, et al. (2009). "Contribution of stem cells to kidney repair." Curr Stem Cell Res Ther 4(1): 2-8.
3. Choi, S., M. Park, et al. (2009). "The role of mesenchymal stem cells in the functional improvement of chronic renal failure." Stem Cells Dev 18(3): 521-529.
4. Gatti, S., S. Bruno, et al. (2011). "Microvesicles derived from human adult mesenchymal stem cells protect against ischaemia-reperfusion-induced acute and chronic kidney injury." Nephrol Dial Transplant. 26(5):1474-83.
5. Humphreys, B. D. and J. V. Bonventre (2008). "Mesenchymal stem cells in acute kidney injury." Annu Rev Med 59: 311-325.
6. Kunter, U., S. Rong, et al. (2006). "Transplanted mesenchymal stem cells accelerate glomerular healing in experimental glomerulonephritis." J Am Soc Nephrol 17(8): 2202-2212.
7. Lange, C., F. Togel, et al. (2005). "Administered mesenchymal stem cells enhance recovery from ischemia/reperfusion-induced acute renal failure in rats." Kidney Int 68(4): 1613-1617.
8. Lin, F. (2006). "Stem cells in kidney regeneration following acute renal injury." Pediatr Res 59(4 Pt 2): 74R-78R.
9. Morigi, M., B. Imberti, et al. (2004). "Mesenchymal stem cells are renotropic, helping to repair the kidney and improve function in acute renal failure." J Am Soc Nephrol 15(7): 1794-1804.
10. Patschan, D., M. Plotkin, et al. (2006). "Therapeutic use of stem and endothelial progenitor cells in acute renal injury: ca ira." Curr Opin Pharmacol 6(2): 176-183.
11. Popp, F. C., E. Eggenhofer, et al. (2008). "Mesenchymal stem cells can induce long-term acceptance of solid organ allografts in synergy with low-dose mycophenolate." Transpl Immunol 20(1-2): 55-60.
12. Romagnani, P. and R. Kalluri (2009). "Possible mechanisms of kidney repair." Fibrogenesis Tissue Repair 2(1): 3.
13. Semedo, P., C. G. Palasio, et al. (2009). "Early modulation of inflammation by mesenchymal stem cell after acute kidney injury." Int Immunopharmacol 9(6): 677-682.
14. Semedo, P., P. M. Wang, et al. (2007). "Mesenchymal stem cells ameliorate tissue damages triggered by renal ischemia and reperfusion injury." Transplant Proc 39(2): 421-423.
15. Togel, F., K. Weiss, et al. (2007). "Vasculotropic, paracrine actions of infused mesenchymal stem cells are important to the recovery from acute kidney injury." Am J Physiol Renal Physiol 292(5): F1626-1635.
16. Togel, F., Z. Hu, et al. (2005). "Administered mesenchymal stem cells protect against ischemic acute renal failure through differentiation-independent mechanisms." Am J Physiol

Renal Physiol 289(1): F31-42.
17. Yeagy, B. A. and S. Cherqui (2011). "Kidney repair and stem cells: a complex and controversial process." Pediatr Nephrol. 26(9):1427-34.
18. Zhang, W., C. Qin, et al. (2007). "Mesenchymal stem cells modulate immune responses combined with cyclosporine in a rat renal transplantation model." Transplant Proc 39(10): 3404-3408.

■免疫系調節能力

自己免疫総論

1. Park YS et al. (2012). "Improved viability and activity of neutrophils differentiated from HL-60 cells by co-culture with adipose tissue-derived mesenchymal stem cells" Biochem Biophys Res Commun. 423(1):19-25.
2. Ra JC et al. (2011). "Stem cell treatment for patients with autoimmune disease by systemic infusion of culture-expanded autologous adipose tissue derived mesenchymal stem cells." J Trans Med 9(1):18.
3. Uccelli, A. and D. J. Prockop (2010). "Why should mesenchymal stem cells (MSCs) cure autoimmune diseases?" Curr Opin Immunol 22(6): 768-774.
4. Ye, Z., Y. Wang, et al. (2008). "Immunosuppressive effects of rat mesenchymal stem cells: involvement of CD4+CD25+ regulatory T cells." Hepatobiliary Pancreat Dis Int 7(6): 608-614.

アトピー性皮膚炎

1. Cho, K. S., H. K. Park, et al. (2009). "IFATS collection: Immunomodulatory effects of adipose tissue-derived stem cells in an allergic rhinitis mouse model." Stem Cells 27(1): 259-265.
2. Jang, H. J., K. S. Cho, et al. (2011). "Adipose tissue-derived stem cells for cell therapy of airway allergic diseases in mouse."Acta Histochem. 113(5):501-7.

関節リウマチ

1. Augello, A., R. Tasso, et al. (2007). "Cell therapy using allogeneic bone marrow mesenchymal stem cells prevents tissue damage in collagen-induced arthritis." Arthritis Rheum 56(4): 1175-1186.
2. Ben-Ami, E., S. Berrih-Aknin, et al. (2011). "Mesenchymal stem cells as an immunomodulatory therapeutic strategy for autoimmune diseases." Autoimmun Rev.
3. Chen, F. H. and R. S. Tuan (2008). "Mesenchymal stem cells in arthritic diseases." Arthritis Res Ther 10(5): 223.
4. Gonzalez-Rey, E., M. A. Gonzalez, et al. (2010). "Human adipose-derived mesenchymal

stem cells reduce inflammatory and T cell responses and induce regulatory T cells in vitro in rheumatoid arthritis." Ann Rheum Dis 69(1): 241-248.
5. Gonzalez, M. A., E. Gonzalez-Rey, et al. (2009). "Treatment of experimental arthritis by inducing immune tolerance with human adipose-derived mesenchymal stem cells." Arthritis Rheum 60(4): 1006-1019.
6. Ichim, T. E., R. J. Harman, et al. (2010). "Autologous stromal vascular fraction cells: a tool for facilitating tolerance in rheumatic disease." Cell Immunol 264(1): 7-17.
7. Jones, E., S. M. Churchman, et al. (2010). "Mesenchymal stem cells in rheumatoid synovium: enumeration and functional assessment in relation to synovial inflammation level." Ann Rheum Dis 69(2): 450-457.
8. Kim, K. C., I. H. Lee, et al. (2002). "Autologous stem cell transplantation in the treatment of refractory rheumatoid arthritis." J Korean Med Sci 17(1): 129-132.
9. Ringe, J. and M. Sittinger (2009). "Tissue engineering in the rheumatic diseases." Arthritis Res Ther 11(1): 211.
10. Tyndall, A. and K. LeBlanc (2006). "Stem cells and rheumatology: update on adult stem cell therapy in autoimmune diseases." Arthritis Rheum 55(4): 521-525.
11. Wulffraat, N. M. and W. Kuis (1999). "Autologous stem cell transplantation: a possible treatment for refractory juvenile chronic arthritis?" Rheumatology (Oxford) 38(8): 764-766.
12. Zhou B et al. (2011). "Administering human adipose-derived mesenchymal stem cells to prevent and treat experimental arthritis." Clin Immunol. 141(3):328-37.

全身性エリテマトーデス

1. Carrion, F., E. Nova, et al. (2010). "Autologous mesenchymal stem cell treatment increased T regulatory cells with no effect on disease activity in two systemic lupus erythematosus patients." Lupus 19(3): 317-322.
2. Choi EW et al. (2012). "Reversal of serological, immunological and histological dysfunction in systemic lupus erythematosus mice by long-term serial adipose tissue-derived mesenchymal stem cell transplantation." Arthritis Rheum. 64(1):243-53.
3. Gu, Z., K. Akiyama, et al. (2010). "Transplantation of umbilical cord mesenchymal stem cells alleviates lupus nephritis in MRL/lpr mice." Lupus 19(13): 1502-1514.
4. Liang, J., F. Gu, et al. (2010). "Mesenchymal stem cell transplantation for diffuse alveolar hemorrhage in SLE." Nat Rev Rheumatol 6(8): 486-489.
5. Liang, J., H. Zhang, et al. (2010). "Allogenic mesenchymal stem cells transplantation in refractory systemic lupus erythematosus: a pilot clinical study." Ann Rheum Dis 69(8): 1423-1429.
6. Nie, Y., C. Lau, et al. (2010). "Defective phenotype of mesenchymal stem cells in patients with systemic lupus erythematosus." Lupus 19(7): 850-859.
7. Schena, F., C. Gambini, et al. (2010). "Interferon-gamma-dependent inhibition of B cell

activation by bone marrow-derived mesenchymal stem cells in a murine model of systemic lupus erythematosus." Arthritis Rheum 62(9): 2776-2786.
8. Sun, L., K. Akiyama, et al. (2009). "Mesenchymal stem cell transplantation reverses multiorgan dysfunction in systemic lupus erythematosus mice and humans." Stem Cells 27(6): 1421-1432.
9. Zhang, H., X. Zeng, et al. (2010). "Allogenic bone-marrow-derived mesenchymal stem cells transplantation as a novel therapy for systemic lupus erythematosus." Expert Opin Biol Ther 10(5): 701-709.

移植拒絶（移植片対宿主病）

1. Baron, F., C. Lechanteur, et al. (2010). "Cotransplantation of mesenchymal stem cells might prevent death from graft-versus-host disease (GVHD) without abrogating graft-versus-tumor effects after HLA-mismatched allogeneic transplantation following nonmyeloablative conditioning." Biol Blood Marrow Transplant 16(6): 838-847.
2. De Martino, M., S. Zonta, et al. (2010). "Mesenchymal stem cells infusion prevents acute cellular rejection in rat kidney transplantation." Transplant Proc 42(4): 1331-1335.
3. Fang, B., Y. Song, et al. (2007). "Favorable response to human adipose tissue-derived mesenchymal stem cells in steroid-refractory acute graft-versus-host disease." Transplant Proc 39(10): 3358-3362.
4. Fang, B., Y. Song, et al. (2007). "Human adipose tissue-derived mesenchymal stromal cells as salvage therapy for treatment of severe refractory acute graft-vs.-host disease in two children." Pediatr Transplant 11(7): 814-817.
5. Fang, B., Y. Song, et al. (2007). "Using human adipose tissue-derived mesenchymal stem cells as salvage therapy for hepatic graft-versus-host disease resembling acute hepatitis." Transplant Proc 39(5): 1710-1713.
6. Fang, B., Y. Song, et al. (2009). "Mesenchymal stem cells for the treatment of refractory pure red cell aplasia after major ABO-incompatible hematopoietic stem cell transplantation." Ann Hematol 88(3): 261-266.
7. Joo, S. Y., K. A. Cho, et al. (2011). "Bioimaging to monitor the in vivo distribution of infused mesenchymal stem cells: in a mouse model of graft versus host disease." Cell Biol Int. 35(4):417-21.
8. Kebriaei, P. and S. Robinson (2011). "Treatment of graft-versus-host-disease with mesenchymal stromal cells." Cytotherapy 13(3):262-8.
9. Kebriaei, P., L. Isola, et al. (2009). "Adult human mesenchymal stem cells added to corticosteroid therapy for the treatment of acute graft-versus-host disease." Biol Blood Marrow Transplant 15(7): 804-811.
10. Lazarus, H. M., O. N. Koc, et al. (2005). "Cotransplantation of HLA-identical sibling culture-expanded mesenchymal stem cells and hematopoietic stem cells in hematologic malignancy

patients." Biol Blood Marrow Transplant 11(5): 389-398.
11. Le Blanc, K., H. Samuelsson, et al. (2007). "Transplantation of mesenchymal stem cells to enhance engraftment of hematopoietic stem cells." Leukemia 21(8): 1733-1738.
12. Muller, I., S. Kordowich, et al. (2008). "Application of multipotent mesenchymal stromal cells in pediatric patients following allogeneic stem cell transplantation." Blood Cells Mol Dis 40(1): 25-32.
13. Prasad, V. K., K. G. Lucas, et al. (2011). "Efficacy and Safety of Ex-vivo Cultured Adult Human Mesenchymal Stem Cells (Prochymal(TM)) in Pediatric Patients with Severe Refractory Acute Graft-Versus-Host Disease in a Compassionate Use study." Biol Blood Marrow Transplant. Biol Blood Marrow Transplant 17(4):534-41.
14. Ringden, O. and A. Keating (2011). "Mesenchymal stromal cells as treatment for chronic GVHD." Bone Marrow Transplant 46(2): 163-164.
15. Tian, Y., Y. B. Deng, et al. (2008). "Bone marrow-derived mesenchymal stem cells decrease acute graft-versus-host disease after allogeneic hematopoietic stem cells transplantation." Immunol Invest 37(1): 29-42.
16. Tolar, J., P. Villeneuve, et al. (2011). "Mesenchymal Stromal Cells for Graft-Versus-Host Disease." Hum Gene Ther. 22(3):257-62.
17. Weng, J. Y., X. Du, et al. (2010). "Mesenchymal stem cell as salvage treatment for refractory chronic GVHD." Bone Marrow Transplant 45(12): 1732-1740.
18. Yanez, R., M. L. Lamana, et al. (2006). "Adipose tissue-derived mesenchymal stem cells have in vivo immunosuppressive properties applicable for the control of the graft-versus-host disease." Stem Cells 24(11): 2582-2591.
19. Zhou, H., M. Guo, et al. (2010). "Efficacy of bone marrow-derived mesenchymal stem cells in the treatment of sclerodermatous chronic graft-versus-host disease: clinical report." Biol Blood Marrow Transplant 16(3): 403-412.

多発性硬化症

1. Bai, L., D. P. Lennon, et al. (2009). "Human bone marrow-derived mesenchymal stem cells induce Th2-polarized immune response and promote endogenous repair in animal models of multiple sclerosis." Glia 57(11): 1192-1203.
2. Chandran, S., D. Hunt, et al. (2008). "Myelin repair: the role of stem and precursor cells in multiple sclerosis." Philos Trans R Soc Lond B Biol Sci 363(1489): 171-183.
3. Constantin, G., S. Marconi, et al. (2009). "Adipose-derived mesenchymal stem cells ameliorate chronic experimental autoimmune encephalomyelitis." Stem Cells 27(10): 2624-2635.
4. Cristofanilli, M., V. K. Harris, et al. (2011). "Mesenchymal stem cells enhance the engraftment and myelinating ability of allogeneic oligodendrocyte progenitors in dysmyelinated mice." Stem Cells Dev. 20(12):2065-76.

5. Freedman, M. S., A. Bar-Or, et al. (2010). "The therapeutic potential of mesenchymal stem cell transplantation as a treatment for multiple sclerosis: consensus report of the International MSCT Study Group." Mult Scler 16(4): 503-510.
6. Gerdoni, E., B. Gallo, et al. (2007). "Mesenchymal stem cells effectively modulate pathogenic immune response in experimental autoimmune encephalomyelitis." Ann Neurol 61(3): 219-227.
7. Karussis, D., C. Karageorgiou, et al. (2010). "Safety and immunological effects of mesenchymal stem cell transplantation in patients with multiple sclerosis and amyotrophic lateral sclerosis." Arch Neurol 67(10): 1187-1194.
8. Kassis, I., N. Grigoriadis, et al. (2008). "Neuroprotection and immunomodulation with mesenchymal stem cells in chronic experimental autoimmune encephalomyelitis." Arch Neurol 65(6): 753-761.
9. Ko MS et al. (2011). "The ameliorative effects of human adipose tissue-derived mesenchymal stem cells (hAdMSCs) on MBP-induced experimental autoimmune encephalomyelitis (EAE) in Lewis rats." Neural Regen Res. 6(16):1205-1210.
10. Lanza, C., S. Morando, et al. (2009). "Neuroprotective mesenchymal stem cells are endowed with a potent antioxidant effect in vivo." J Neurochem 110(5): 1674-1684.
11. Liang, J., H. Zhang, et al. (2009). "Allogeneic mesenchymal stem cells transplantation in treatment of multiple sclerosis." Mult Scler 15(5): 644-646.
12. Mohyeddin Bonab, M., S. Yazdanbakhsh, et al. (2007). "Does mesenchymal stem cell therapy help multiple sclerosis patients? Report of a pilot study." Iran J Immunol 4(1): 50-57.
13. Riordan, N. H., T. E. Ichim, et al. (2009). "Non-expanded adipose stromal vascular fraction cell therapy for multiple sclerosis." J Transl Med 7: 29.
14. Siatskas, C., N. L. Payne, et al. (2010). "A consensus statement addressing mesenchymal stem cell transplantation for multiple sclerosis: it's time!" Stem Cell Rev 6(4): 500-506.
15. Witherick, J., A. Wilkins, et al. (2010). "Mechanisms of oxidative damage in multiple sclerosis and a cell therapy approach to treatment." Autoimmune Dis 2011: 164608.
16. Zappia, E., S. Casazza, et al. (2005). "Mesenchymal stem cells ameliorate experimental autoimmune encephalomyelitis inducing T-cell anergy." Blood 106(5): 1755-1761.

クローン病

1. Garcia-Bosch, O., E. Ricart, et al. (2010). "Review article: stem cell therapies for inflammatory bowel disease - efficacy and safety." Aliment Pharmacol Ther 32(8): 939-952.
2. Garcia-Olmo, D., D. Herreros, et al. (2009). "Treatment of enterocutaneous fistula in Crohn's Disease with adipose-derived stem cells: a comparison of protocols with and without cell expansion." Int J Colorectal Dis 24(1): 27-30.
3. Garcia-Olmo, D., D. Herreros, et al. (2010). "Adipose-derived stem cells in Crohn's

rectovaginal fistula." Case Report Med 2010: 961758.
4. Garcia-Olmo, D., M. Garcia-Arranz, et al. (2003). "Autologous stem cell transplantation for treatment of rectovaginal fistula in perianal Crohn's disease: a new cell-based therapy." Int J Colorectal Dis 18(5): 451-454.
5. Garcia-Olmo, D., M. Garcia-Arranz, et al. (2005). "A phase I clinical trial of the treatment of Crohn's fistula by adipose mesenchymal stem cell transplantation." Dis Colon Rectum 48(7): 1416-1423.
6. Gonzalez, M. A., E. Gonzalez-Rey, et al. (2009). "Adipose-derived mesenchymal stem cells alleviate experimental colitis by inhibiting inflammatory and autoimmune responses." Gastroenterology 136(3): 978-989.

自己免疫性甲状腺炎

1. Choi, E. W., I. S. Shin, et al. (2011). "Transplantation of CTLA4Ig gene-transduced adipose tissue-derived mesenchymal stem cells reduces inflammatory immune response and improves Th1/Th2 balance in experimental autoimmune thyroiditis." J Gene Med 13(1): 3-16.

■皮膚再生と幹細胞

シワ

1. Kim, W. S., B. S. Park, et al. (2009). "Antiwrinkle effect of adipose-derived stem cell: activation of dermal fibroblast by secretory factors." J Dermatol Sci 53(2): 96-102.
2. Lozito, T. P. and R. S. Tuan (2011). "Mesenchymal stem cells inhibit both endogenous and exogenous MMPs via secreted TIMPs." J Cell Physiol 226(2): 385-396.
3. Orciani, M., S. Gorbi, et al. (2010). "Oxidative stress defense in human-skin-derived mesenchymal stem cells versus human keratinocytes: Different mechanisms of protection and cell selection." Free Radic Biol Med 49(5): 830-838.
4. Song, S. Y., H. M. Chung, et al. (2010). "The pivotal role of VEGF in adipose-derived-stem-cell-mediated regeneration." Expert Opin Biol Ther 10(11): 1529-1537.
5. Song, S. Y., J. E. Jung, et al. (2011). "Determination of adipose-derived stem cell application on photo-aged fibroblasts, based on paracrine function." Cytotherapy. 13(3):378-84.

火傷と傷の治癒

1. Alexeev, V., J. Uitto, et al. (2011). "Gene expression signatures of mouse bone marrow-derived mesenchymal stem cells in the cutaneous environment and therapeutic implications for blistering skin disorder." Cytotherapy 13(1): 30-45.

2. Byun H. J., S. H. Lee, et al. (2008). "The Effects of Adipose Tissue-Derived Mesenchymal Stem Cells on the Formation ofEpidermis and Basement Membrane in Artificial Skin Models" Korean J Dermatol. 46(9):1186-1193.
3. Conget, P., F. Rodriguez, et al. (2010). "Replenishment of type VII collagen and re-epithelialization of chronically ulcerated skin after intradermal administration of allogeneic mesenchymal stromal cells in two patients with recessive dystrophic epidermolysis bullosa." Cytotherapy 12(3): 429-431.
4. Falanga, V., S. Iwamoto, et al. (2007). "Autologous bone marrow-derived cultured mesenchymal stem cells delivered in a fibrin spray accelerate healing in murine and human cutaneous wounds." Tissue Eng 13(6): 1299-1312.
5. Hocking, A. M. and N. S. Gibran (2010). "Mesenchymal stem cells: paracrine signaling and differentiation during cutaneous wound repair." Exp Cell Res 316(14): 2213-2219.
6. Hong, S. J., D. O. Traktuev, et al. (2010). "Therapeutic potential of adipose-derived stem cells in vascular growth and tissue repair." Curr Opin Organ Transplant 15(1): 86-91.
7. Kim, W. S., B. S. Park, et al. (2007). "Wound healing effect of adipose-derived stem cells: a critical role of secretory factors on human dermal fibroblasts." J Dermatol Sci 48(1): 15-24.
8. Liu, P., Z. Deng, et al. (2008). "Tissue-engineered skin containing mesenchymal stem cells improves burn wounds." Artif Organs 32(12): 925-931.
9. Luo, G., W. Cheng, et al. (2010). "Promotion of cutaneous wound healing by local application of mesenchymal stem cells derived from human umbilical cord blood." Wound Repair Regen 18(5): 506-513.
10. Nakagawa, H., S. Akita, et al. (2005). "Human mesenchymal stem cells successfully improve skin-substitute wound healing." Br J Dermatol 153(1): 29-36.
11. Neuss, S., E. Becher, et al. (2004). "Functional expression of HGF and HGF receptor/c-met in adult human mesenchymal stem cells suggests a role in cell mobilization, tissue repair, and wound healing." Stem Cells 22(3): 405-414.
12. Nie, C., D. Yang, et al. (2011). "Locally Administered Adipose-derived Stem Cells Accelerate Wound Healing through Differentiation and Vasculogenesis." Cell Transplant. 20(2):205-16.
13. Schneider, R. K., J. Anraths, et al. (2010). "The role of biomaterials in the direction of mesenchymal stem cell properties and extracellular matrix remodelling in dermal tissue engineering." Biomaterials 31(31): 7948-7959.
14. Smith, A. N., E. Willis, et al. (2010). "Mesenchymal stem cells induce dermal fibroblast responses to injury." Exp Cell Res 316(1): 48-54.
15. Tark, K. C., J. W. Hong, et al. (2010). "Effects of human cord blood mesenchymal stem cells on cutaneous wound healing in leprdb mice." Ann Plast Surg 65(6): 565-572.
16. Trottier, V., G. Marceau-Fortier, et al. (2008). "IFATS collection: Using human adipose-derived stem/stromal cells for the production of new skin substitutes." Stem Cells 26(10): 2713-2723.
17. Uysal, C. A., R. Ogawa, et al. (2010). "Effect of mesenchymal stem cells on skin graft to flap

prefabrication: an experimental study." Ann Plast Surg 65(2): 237-244.
18. Walter, M. N., K. T. Wright, et al. (2010). "Mesenchymal stem cell-conditioned medium accelerates skin wound healing: an in vitro study of fibroblast and keratinocyte scratch assays." Exp Cell Res 316(7): 1271-1281.
19. Watson, S. L., H. Marcal, et al. (2010). "The effect of mesenchymal stem cell conditioned media on corneal stromal fibroblast wound healing activities." Br J Ophthalmol 94(8): 1067-1073.
20. Wu, Y., R. C. Zhao, et al. (2010). "Concise review: bone marrow-derived stem/progenitor cells in cutaneous repair and regeneration." Stem Cells 28(5): 905-915.
21. Ye, J., K. Yao, et al. (2006). "Mesenchymal stem cell transplantation in a rabbit corneal alkali burn model: engraftment and involvement in wound healing." Eye (Lond) 20(4): 482-490.
22. Zhu, M., Z. Zhou, et al. (2010). "Supplementation of fat grafts with adipose-derived regenerative cells improves long-term graft retention." Ann Plast Surg 64(2): 222-228.
23. Zhuo, S., J. Chen, et al. (2010). "Monitoring dermal wound healing after mesenchymal stem cell transplantation using nonlinear optical microscopy." Tissue Eng Part C Methods 16(5): 1107-1110.

美白

1. Kim, W. S., S. H. Park, et al. (2008). "Whitening effect of adipose-derived stem cells: a critical role of TGF-beta 1." Biol Pharm Bull 31(4): 606-610.

脂肪移植時の生着増進

1. Ko MS et al. (2011). "Effects of Expanded Human Adipose Tissue-Derived Mesenchymal Stem Cells on the Viability of Cryopreserved Fat Grafts in the Nude Mouse." International Journal of Medical Sciences 8(3):231-238.
2. Koh KS et al. (2012). "Clinical application of human adipose tissue-derived mesenchymal stem cells in progressive hemifacial atrophy (parry-romberg disease) with microfat grafting techniques using 3-dimensional computed tomography and 3-dimensional camera.' Annals of Plastic Surgery 69:331–337.
3. Matsumoto, D., K. Sato, et al. (2006). "Cell-assisted lipotransfer: supportive use of human adipose-derived cells for soft tissue augmentation with lipoinjection." Tissue Eng 12(12): 3375-3382.
4. Yoshimura, K., K. Sato, et al. (2008). "Cell-assisted lipotransfer for cosmetic breast augmentation: supportive use of adipose-derived stem/stromal cells." Aesthetic Plast Surg 32(1): 48-55; discussion 56-47.
5. Yoshimura, K., K. Sato, et al. (2008). "Cell-assisted lipotransfer for facial lipoatrophy: efficacy of clinical use of adipose-derived stem cells." Dermatol Surg 34(9): 1178-1185.

リンパ管損傷時の再生

1. Hwang JH et al. (2011). "Therapeutic lymphangiogenesis using stem cell and VEGF-C hydrogel." Biomaterials. 32(19):4415-23.

■肝疾患と幹細胞

1. Aleem Khan, A., N. Parveen, et al. (2006). "Journey from hepatocyte transplantation to hepatic stem cells: a novel treatment strategy for liver diseases." Indian J Med Res 123(5): 601-614.
2. Allen, K. J., D. M. Cheah, et al. (2004). "The potential of bone marrow stem cells to correct liver dysfunction in a mouse model of Wilson's disease." Cell Transplant 13(7-8): 765-773.
3. Banas, A., T. Teratani, et al. (2008). "IFATS collection: in vivo therapeutic potential of human adipose tissue mesenchymal stem cells after transplantation into mice with liver injury." Stem Cells 26(10): 2705-2712.
4. Banas, A., T. Teratani, et al. (2008). "IFATS collection: in vivo therapeutic potential of human adipose tissue mesenchymal stem cells after transplantation into mice with liver injury." Stem Cells 26(10): 2705-2712.
5. Furst, G., J. Schulte am Esch, et al. (2007). "Portal vein embolization and autologous CD133+ bone marrow stem cells for liver regeneration: initial experience." Radiology 243(1): 171-179.
6. Gangadharan, B., E. T. Parker, et al. (2006). "High-level expression of porcine factor VIII from genetically modified bone marrow-derived stem cells." Blood 107(10): 3859-3864.
7. Gasbarrini, A., G. L. Rapaccini, et al. (2007). "Rescue therapy by portal infusion of autologous stem cells in a case of drug-induced hepatitis." Dig Liver Dis 39(9): 878-882.
8. Khariziha, P., P. M. Hellstrom, et al. (2009). "Improvement of liver function in liver cirrhosis patients after autologous mesenchymal stem cell injection: a phase I-II clinical trial." Eur J Gastroenterol Hepatol 21(10): 1199-1205.
9. Kuo, T. K., S. P. Hung, et al. (2008). "Stem cell therapy for liver disease: parameters governing the success of using bone marrow mesenchymal stem cells." Gastroenterology 134(7): 2111-2121, 2121 e2111-2113.
10. Lorenzini, S., S. Gitto, et al. (2008). "Stem cells for end stage liver disease: how far have we got?" World J Gastroenterol 14(29): 4593-4599.
11. Mohamadnejad, M., K. Alimoghaddam, et al. (2007). "Phase 1 trial of autologous bone marrow mesenchymal stem cell transplantation in patients with decompensated liver cirrhosis." Arch Iran Med 10(4): 459-466.
12. Okura, H., A. Saga, et al. (2011). "Transplantation of human adipose tissue-derived multilineage progenitor cells reduces serum cholesterol in hyperlipidemic watanabe rabbits." Tissue Eng Part C Methods 17(2): 145-154.

13. Okura, H., H. Komoda, et al. (2010). "Properties of hepatocyte-like cell clusters from human adipose tissue-derived mesenchymal stem cells." Tissue Eng Part C Methods 16(4): 761-770.
14. Popp, F. C., P. Renner, et al. (2009). "Mesenchymal stem cells as immunomodulators after liver transplantation." Liver Transpl 15(10): 1192-1198.
15. Salama, H., A. R. Zekri, et al. (2010). "Autologous CD34+ and CD133+ stem cells transplantation in patients with end stage liver disease." World J Gastroenterol 16(42): 5297-5305.
16. Sato, Y., H. Araki, et al. (2005). "Human mesenchymal stem cells xenografted directly to rat liver are differentiated into human hepatocytes without fusion." Blood 106(2): 756-763.
17. Son, K. R., S. Y. Chung, et al. (2010). "MRI of magnetically labeled mesenchymal stem cells in hepatic failure model." World J Gastroenterol 16(44): 5611-5615.
18. Stieger, B., R. Peters, et al. (2006). "Hepatocyte transplantation: potential of hepatocyte progenitor cells and bone marrow derived stem cells." Swiss Med Wkly 136(35-36): 552-556.
19. van Poll, D., B. Parekkadan, et al. (2008). "Mesenchymal stem cell-derived molecules directly modulate hepatocellular death and regeneration in vitro and in vivo." Hepatology 47(5): 1634-1643.
20. Wan, C. D., R. Cheng, et al. (2008). "Immunomodulatory effects of mesenchymal stem cells derived from adipose tissues in a rat orthotopic liver transplantation model." Hepatobiliary Pancreat Dis Int 7(1): 29-33.
21. Wang, M., H. Pei, et al. (2010). "Hepatogenesis of adipose-derived stem cells on poly-lactide-co-glycolide scaffolds: in vitro and in vivo studies." Tissue Eng Part C Methods 16(5): 1041-1050.
22. Yadav, N., S. Kanjirakkuzhiyil, et al. (2009). "The therapeutic effect of bone marrow-derived liver cells in the phenotypic correction of murine hemophilia A." Blood 114(20): 4552-4561.
23. Zhao, D. C., J. X. Lei, et al. (2005). "Bone marrow-derived mesenchymal stem cells protect against experimental liver fibrosis in rats." World J Gastroenterol 11(22): 3431-3440.

■骨格系疾患と幹細胞

変形性関節症（軟骨再生）

1. Ge, Z., Y. Hu, et al. (2006). "Osteoarthritis and therapy." Arthritis Rheum 55(3): 493-500.
2. Hollander, A. P., S. C. Dickinson, et al. (2006). "Maturation of tissue engineered cartilage implanted in injured and osteoarthritic human knees." Tissue Eng 12(7): 1787-1798.
3. Jaing, T. H., S. H. Hsia, et al. (2008). "Successful unrelated cord blood transplantation in a girl with malignant infantile osteopetrosis." Chin Med J (Engl) 121(13): 1245-1246.
4. Jorgensen, C., D. Noel, et al. (2001). "Stem cells for repair of cartilage and bone: the next challenge in osteoarthritis and rheumatoid arthritis." Ann Rheum Dis 60(4): 305-309.
5. Kafienah, W., S. Mistry, et al. (2007). "Three-dimensional cartilage tissue engineering using

adult stem cells from osteoarthritis patients." Arthritis Rheum 56(1): 177-187.
6. Lee, K. B., J. H. Hui, et al. (2007). "Injectable mesenchymal stem cell therapy for large cartilage defects--a porcine model." Stem Cells 25(11): 2964-2971.
7. Mahmoudifar, N. and P. M. Doran (2010). "Extent of cell differentiation and capacity for cartilage synthesis in human adult adipose-derived stem cells: comparison with fetal chondrocytes." Biotechnol Bioeng 107(2): 393-401.
8. Murphy, J. M., D. J. Fink, et al. (2003). "Stem cell therapy in a caprine model of osteoarthritis." Arthritis Rheum 48(12): 3464-3474.
9. Murphy, J. M., D. J. Fink, et al. (2003). "Stem cell therapy in a caprine model of osteoarthritis." Arthritis Rheum 48(12): 3464-3474.
10. Natesan, S., D. G. Baer, et al. (2010). "Adipose-derived stem cell delivery into collagen gels using chitosan microspheres." Tissue Eng Part A 16(4): 1369-1384.
11. Sekiya, I., J. T. Vuoristo, et al. (2002). "In vitro cartilage formation by human adult stem cells from bone marrow stroma defines the sequence of cellular and molecular events during chondrogenesis." Proc Natl Acad Sci U S A 99(7): 4397-4402.
12. Wakitani, S., T. Okabe, et al. (2011). "Safety of autologous bone marrow-derived mesenchymal stem cell transplantation for cartilage repair in 41 patients with 45 joints followed for up to 11 years and 5 months." J Tissue Eng Regen Med. 5(2):146-50.
13. Winter, A., S. Breit, et al. (2003). "Cartilage-like gene expression in differentiated human stem cell spheroids: a comparison of bone marrow-derived and adipose tissue-derived stromal cells." Arthritis Rheum 48(2): 418-429.

骨形成

1. Alwattar, B. J., R. Schwarzkopf, et al. (2011). "Stem cells in orthopaedics and fracture healing." Bull NYU Hosp Jt Dis 69(1): 6-10.
2. Choi HJ et al. (2011). "Establishment of Efficacy and Safety Assessment of Human Adipose Tissue-Derived Mesenchymal Stem Cells (hATMSCs) in a Nude Rat Femoral segmental Defect Model." Korean Med Sci 2011; 26: 482-491.
3. Cowan, C. M., Y. Y. Shi, et al. (2004). "Adipose-derived adult stromal cells heal critical-size mouse calvarial defects." Nat Biotechnol 22(5): 560-567.
4. Di Bella, C., P. Farlie, et al. (2008). "Bone regeneration in a rabbit critical-sized skull defect using autologous adipose-derived cells." Tissue Eng Part A 14(4): 483-490.
5. Dragoo, J. L., G. Carlson, et al. (2007). "Healing full-thickness cartilage defects using adipose-derived stem cells." Tissue Eng 13(7): 1615-1621.
6. Fickert, S., U. Schroter-Bobsin, et al. (2011). "Human mesenchymal stem cell proliferation and osteogenic differentiation during long-term ex vivo cultivation is not age dependent." J Bone Miner Metab. 29(2):224-35.
7. Hattori, H., K. Masuoka, et al. (2006). "Bone formation using human adipose tissue-derived

stromal cells and a biodegradable scaffold." J Biomed Mater Res B Appl Biomater 76(1): 230-239.
8. Jeon, O., J. W. Rhie, et al. (2008). "In vivo bone formation following transplantation of human adipose-derived stromal cells that are not differentiated osteogenically." Tissue Eng Part A 14(8): 1285-1294.
9. Lee, K., H. Kim, et al. (2011). "Systemic transplantation of human adipose-derived stem cells stimulates bone repair by promoting osteoblast and osteoclast function." J Cell Mol Med 15(10):2082-94.
10. Lendeckel, S., A. Jodicke, et al. (2004). "Autologous stem cells (adipose) and fibrin glue used to treat widespread traumatic calvarial defects: case report." J Craniomaxillofac Surg 32(6): 370-373.
11. Levi, B. and M. T. Longaker (2011). "Adipose Derived Stromal Cells for Skeletal Regenerative Medicine." Stem Cells. 29(4):576-82.
12. Levi, B., A. W. James, et al. (2011). "Human adipose-derived stromal cells stimulate autogenous skeletal repair via paracrine hedgehog signaling with calvarial osteoblasts." Stem Cells Dev 20(2): 243-257.
13. Oh, C. H., S. J. Hong, et al. (2010). "Development of robotic dispensed bioactive scaffolds and human adipose-derived stem cell culturing for bone tissue engineering." Tissue Eng Part C Methods 16(4): 561-571.
14. Pieri, F., E. Lucarelli, et al. (2010). "Dose-dependent effect of adipose-derived adult stem cells on vertical bone regeneration in rabbit calvarium." Biomaterials 31(13): 3527-3535.
15. Rada, T., T. C. Santos, et al. (2012). "Osteogenic differentiation of two distinct subpopulations of human adipose-derived stem cells: an in vitro and in vivo study." J Tissue Eng Regen Med. 6(1):1-11.
16. Rhee, S. C., Y. H. Ji, et al. (2011). "In vivo evaluation of mixtures of uncultured freshly isolated adipose-derived stem cells and demineralized bone matrix for bone regeneration in a rat critically sized calvarial defect model." Stem Cells Dev 20(2): 233-242.
17. Shafiee, A., E. Seyedjafari, et al. (2011). "A comparison between osteogenic differentiation of human unrestricted somatic stem cells and mesenchymal stem cells from bone marrow and adipose tissue." Biotechnol Lett. 33(6):1257-64.
18. Shoji, T., M. Ii, et al. (2010). "Local transplantation of human multipotent adipose-derived stem cells accelerates fracture healing via enhanced osteogenesis and angiogenesis." Lab Invest 90(4): 637-649.
19. Tohma, Y., Y. Dohi, et al. (2012). "Osteogenic activity of bone marrow-derived mesenchymal stem cells (BMSCs) seeded on irradiated allogenic bone." J Tissue Eng Regen Med 6(2):96-102.
20. Wang, Y., L. Zhao, et al. (2010). "Support of human adipose-derived mesenchymal stem cell multipotency by a poloxamer-octapeptide hybrid hydrogel." Biomaterials 31(19): 5122-5130.

大腿骨頭虚血性壊死症

1. Xu, M. and D. Peng (2011). "Mesenchymal stem cells cultured on tantalum used in early-stage avascular necrosis of the femoral head." Med Hypotheses 76(2): 199-200.

靭帯損傷

1. Gulotta, L. V., D. Kovacevic, et al. (2011). "Bone Marrow-Derived Mesenchymal Stem Cells Transduced With Scleraxis Improve Rotator Cuff Healing in a Rat Model." Am J Sports Med 39(6):1282-9.
2. Nourissat, G., A. Diop, et al. (2010). "Mesenchymal stem cell therapy regenerates the native bone-tendon junction after surgical repair in a degenerative rat model." PLoS One 5(8): e12248.
3. Nourissat, G., A. Diop, et al. (2010). "Mesenchymal stem cell therapy regenerates the native bone-tendon junction after surgical repair in a degenerative rat model." PLoS One 5(8): e12248.
4. Wei, X., Z. Mao, et al. (2011). "Local administration of TGFbeta-1/VEGF(165) gene-transduced bone mesenchymal stem cells for Achilles allograft replacement of the anterior cruciate ligament in rabbits."Biochem Biophys Res Commun 406(2):204-10.

椎間板ヘルニア

1. Ganey, T., W. C. Hutton, et al. (2009). "Intervertebral disc repair using adipose tissue-derived stem and regenerative cells: experiments in a canine model." Spine (Phila Pa 1976) 34(21): 2297-2304.
2. Jeong, J. H., J. H. Lee, et al. (2010). "Regeneration of intervertebral discs in a rat disc degeneration model by implanted adipose-tissue-derived stromal cells." Acta Neurochir (Wien) 152(10): 1771-1777.
3. Richardson, S. M., J. A. Hoyland, et al. (2010). "Mesenchymal stem cells in regenerative medicine: opportunities and challenges for articular cartilage and intervertebral disc tissue engineering." J Cell Physiol 222(1): 23-32.
4. Yoshikawa, T., Y. Ueda, et al. (2010). "Disc regeneration therapy using marrow mesenchymal cell transplantation: a report of two case studies." Spine (Phila Pa 1976) 35(11): E475-480.

骨格筋の異常（筋ジストロフィー）

1. Davies, K. E. and M. D. Grounds (2006). "Treating muscular dystrophy with stem cells?" Cell 127(7): 1304-1306.

2. Di Rocco, G., M. G. Iachininoto, et al. (2006). "Myogenic potential of adipose-tissue-derived cells." J Cell Sci 119(Pt 14): 2945-2952.
3. Rodriguez, A. M., D. Pisani, et al. (2005). "Transplantation of a multipotent cell population from human adipose tissue induces dystrophin expression in the immunocompetent mdx mouse." J Exp Med 201(9): 1397-1405.
4. Ichim, T. E., D. T. Alexandrescu, et al. (2010). "Mesenchymal stem cells as anti-inflammatories: implications for treatment of Duchenne muscular dystrophy." Cell Immunol 260(2): 75-82.
5. Shabbir, A., D. Zisa, et al. (2009). "Muscular dystrophy therapy by nonautologous mesenchymal stem cells: muscle regeneration without immunosuppression and inflammation." Transplantation 87(9): 1275-1282.
6. Torrente, Y., G. Camirand, et al. (2003). "Identification of a putative pathway for the muscle homing of stem cells in a muscular dystrophy model." J Cell Biol 162(3): 511-520.
7. Vieira, N. M., C. R. Bueno, Jr., et al. (2008). "SJL dystrophic mice express a significant amount of human muscle proteins following systemic delivery of human adipose-derived stromal cells without immunosuppression." Stem Cells 26(9): 2391-2398.

■肺疾患と幹細胞

1. Alvarez, P. D., M. Garcia-Arranz, et al. (2008). "A new bronchoscopic treatment of tracheomediastinal fistula using autologous adipose-derived stem cells." Thorax 63(4): 374-376.
2. Bitencourt, C. S., P. A. Pereira, et al. (2011). "Hyaluronidase recruits mesenchymal-like cells to the lung and ameliorates fibrosis." Fibrogenesis Tissue Repair 4(1): 3.
3. Bonfield, T. L., M. T. Nolan Koloze, et al. (2010). "Defining human mesenchymal stem cell efficacy in vivo." J Inflamm (Lond) 7: 51.
4. Chistiakov, D. A. (2010). "Endogenous and exogenous stem cells: a role in lung repair and use in airway tissue engineering and transplantation." J Biomed Sci 17: 92.
5. Giangreco, A., E. N. Arwert, et al. (2009). "Stem cells are dispensable for lung homeostasis but restore airways after injury." Proc Natl Acad Sci U S A 106(23): 9286-9291.
6. Gupta, N., X. Su, et al. (2007). "Intrapulmonary delivery of bone marrow-derived mesenchymal stem cells improves survival and attenuates endotoxin-induced acute lung injury in mice." J Immunol 179(3): 1855-1863.
7. Ingenito, E. P., L. Tsai, et al. (2012). "Autologous lung-derived mesenchymal stem cell transplantation in experimental emphysema." Cell Transplant. 21(1):175-89.
8. Jang, H. J., K. S. Cho, et al. (2010). "Adipose tissue-derived stem cells for cell therapy of airway allergic diseases in mouse." Acta Histochem.
9. Jun, D. H., C. Garat, et al. (2011). "The Pathology of Bleomycin Induced Fibrosis is Associated with Loss of Resident Lung Mesenchymal Stem Cells Which Regulate Effector T-Cell Proliferation." Stem Cells 29(4):725-35.

10. Lee, J. W., X. Fang, et al. (2009). "Allogeneic human mesenchymal stem cells for treatment of E. coli endotoxin-induced acute lung injury in the ex vivo perfused human lung." Proc Natl Acad Sci U S A 106(38): 16357-16362.
11. Loebinger, M. R. and S. M. Janes (2007). "Stem cells for lung disease." Chest 132(1): 279-285.
12. Martin, U. (2008). "Methods for studying stem cells: adult stem cells for lung repair." Methods 45(2): 121-132.
13. Matthay, M. A., B. T. Thompson, et al. (2010). "Therapeutic potential of mesenchymal stem cells for severe acute lung injury." Chest 138(4): 965-972.
14. Neuringer, I. P. and S. H. Randell (2004). "Stem cells and repair of lung injuries." Respir Res 5: 6.
15. Ortiz, L. A., F. Gambelli, et al. (2003). "Mesenchymal stem cell engraftment in lung is enhanced in response to bleomycin exposure and ameliorates its fibrotic effects." Proc Natl Acad Sci U S A 100(14): 8407-8411.
16. Rock, J. R., S. H. Randell, et al. (2010). "Airway basal stem cells: a perspective on their roles in epithelial homeostasis and remodeling." Dis Model Mech 3(9-10): 545-556.
17. Rojas, M., J. Xu, et al. (2005). "Bone marrow-derived mesenchymal stem cells in repair of the injured lung." Am J Respir Cell Mol Biol 33(2): 145-152.
18. Roomans, G. M. (2010). "Tissue engineering and the use of stem/progenitor cells for airway epithelium repair." Eur Cell Mater 19: 284-299.
19. Schweitzer, K. S., B. H. Johnstone, et al. (2011). "Adipose stem cell treatment in mice attenuates lung and systemic injury induced by cigarette smoking." Am J Respir Crit Care Med 183(2): 215-225.
20. Serikov, V. B., B. Popov, et al. (2007). "Evidence of temporary airway epithelial repopulation and rare clonal formation by BM-derived cells following naphthalene injury in mice." Anat Rec (Hoboken) 290(9): 1033-1045.
21. Shigemura, N., M. Okumura, et al. (2006). "Autologous transplantation of adipose tissue-derived stromal cells ameliorates pulmonary emphysema." Am J Transplant 6(11): 2592-2600.
22. Siniscalco, D., N. Sullo, et al. (2008). "Stem cell therapy: the great promise in lung disease." Ther Adv Respir Dis 2(3): 173-177.
23. van Haaften, T., R. Byrne, et al. (2009). "Airway delivery of mesenchymal stem cells prevents arrested alveolar growth in neonatal lung injury in rats." Am J Respir Crit Care Med 180(11): 1131-1142.
24. Warburton, D., L. Perin, et al. (2008). "Stem/progenitor cells in lung development, injury repair, and regeneration." Proc Am Thorac Soc 5(6): 703-706.
25. Yamada, M., H. Kubo, et al. (2004). "Bone marrow-derived progenitor cells are important for lung repair after lipopolysaccharide-induced lung injury." J Immunol 172(2): 1266-1272.

■糖尿病と成体幹細胞

1. Dinarvand, P., S. M. Hashemi, et al. (2010). "Effect of transplantation of mesenchymal stem cells induced into early hepatic cells in streptozotocin-induced diabetic mice." Biol Pharm Bull 33(7): 1212-1217.
2. Ezquer, F. E., M. E. Ezquer, et al. (2008). "Systemic administration of multipotent mesenchymal stromal cells reverts hyperglycemia and prevents nephropathy in type 1 diabetic mice." Biol Blood Marrow Transplant 14(6): 631-640.
3. Han, S. K., H. R. Kim, et al. (2010). "The treatment of diabetic foot ulcers with uncultured, processed lipoaspirate cells: a pilot study." Wound Repair Regen 18(4): 342-348.
4. Jung, K. H., S. U. Song, et al. (2011). "Human Bone Marrow-Derived Clonal Mesenchymal Stem Cells Inhibit Inflammation and Reduce Acute Pancreatitis in Rats." Gastroenterology 140(3):998-1008.
5. Lin, G., G. Wang, et al. (2009). "Treatment of type 1 diabetes with adipose tissue-derived stem cells expressing pancreatic duodenal homeobox 1." Stem Cells Dev 18(10): 1399-1406.
6. Shibata, T., K. Naruse, et al. (2008). "Transplantation of bone marrow-derived mesenchymal stem cells improves diabetic polyneuropathy in rats." Diabetes 57(11): 3099-3107.
7. Trivedi, H. L., A. V. Vanikar, et al. (2008). "Human adipose tissue-derived mesenchymal stem cells combined with hematopoietic stem cell transplantation synthesize insulin." Transplant Proc 40(4): 1135-1139.
8. Volarevic, V., N. Arsenijevic, et al. (2011). "Concise review: mesenchymal stem cell treatment of the complications of diabetes mellitus." Stem Cells 29(1): 5-10.
9. Xu, Y. X., L. Chen, et al. (2008). "Mesenchymal stem cell therapy for diabetes through paracrine mechanisms." Med Hypotheses 71(3): 390-393.
10. Yang, Z., K. Li, et al. (2010). "Amelioration of diabetic retinopathy by engrafted human adipose-derived mesenchymal stem cells in streptozotocin diabetic rats." Graefes Arch Clin Exp Ophthalmol 248(10): 1415-1422.
11. Zhu, S., Y. Lu, et al. (2009). "Effects of Intrahepatic Bone-Derived Mesenchymal Stem Cells Autotransplantation on the Diabetic Beagle Dogs." J Surg Res.

■がんと幹細胞

1. Aquino, J. B., M. F. Bolontrade, et al. (2010). "Mesenchymal stem cells as therapeutic tools and gene carriers in liver fibrosis and hepatocellular carcinoma." Gene Ther 17(6): 692-708.
2. Ayuzawa, R., C. Doi, et al. (2009). "Naive human umbilical cord matrix derived stem cells significantly attenuate growth of human breast cancer cells in vitro and in vivo." Cancer Lett 280(1): 31-37.
3. Cavarretta, I. T., V. Altanerova, et al. (2010). "Adipose tissue-derived mesenchymal stem cells expressing prodrug-converting enzyme inhibit human prostate tumor growth." Mol Ther

18(1): 223-231.
4. Ciavarella, S., M. Dominici, et al. (2011). "Mesenchymal stem cells: a new promise in anticancer therapy." Stem Cells Dev 20(1): 1-10.
5. Cousin, B., E. Ravet, et al. (2009). "Adult stromal cells derived from human adipose tissue provoke pancreatic cancer cell death both in vitro and in vivo." PLoS One 4(7): e6278.
6. Dwyer, R. M., S. Khan, et al. (2010). "Advances in mesenchymal stem cell-mediated gene therapy for cancer." Stem Cell Res Ther 1(3): 25.
7. El-Haibi, C. P. and A. E. Karnoub (2010). "Mesenchymal stem cells in the pathogenesis and therapy of breast cancer." J Mammary Gland Biol Neoplasia 15(4): 399-409.
8. Gao, Y., A. Yao, et al. (2010). "Human mesenchymal stem cells overexpressing pigment epithelium-derived factor inhibit hepatocellular carcinoma in nude mice." Oncogene 29(19): 2784-2794.
9. Grisendi, G., R. Bussolari, et al. (2010). "Adipose-derived mesenchymal stem cells as stable source of tumor necrosis factor-related apoptosis-inducing ligand delivery for cancer therapy." Cancer Res 70(9): 3718-3729.
10. Herr, I., A. Groth, et al. (2007). "Adult stem cells in progression and therapy of hepatocellular carcinoma." Int J Cancer 121(9): 1875-1882.
11. Joshi, S. S., S. R. Tarantolo, et al. (2000). "Antitumor therapeutic potential of activated human umbilical cord blood cells against leukemia and breast cancer." Clin Cancer Res 6(11): 4351-4358.
12. Jung, E. J., S. C. Kim, et al. (2011). "Bone marrow-derived mesenchymal stromal cells support rat pancreatic islet survival and insulin secretory function in vitro." Cytotherapy 13(1): 19-29.
13. Khakoo, A. Y., S. Pati, et al. (2006). "Human mesenchymal stem cells exert potent antitumorigenic effects in a model of Kaposi's sarcoma." J Exp Med 203(5): 1235-1247.
14. Kidd, S., L. Caldwell, et al. (2010). "Mesenchymal stromal cells alone or expressing interferon-beta suppress pancreatic tumors in vivo, an effect countered by anti-inflammatory treatment." Cytotherapy 12(5): 615-625.
15. Kleintjes, W. G. (2010). "Treatment of basal cell carcinoma with autogenous growth factors and adipose-derived stem cells." Plast Reconstr Surg 126(6): 312e-313e.
16. Kucerova, L., V. Altanerova, et al. (2007). "Adipose tissue-derived human mesenchymal stem cells mediated prodrug cancer gene therapy." Cancer Res 67(13): 6304-6313.
17. Maestroni, G. J., E. Hertens, et al. (1999). "Factor(s) from nonmacrophage bone marrow stromal cells inhibit Lewis lung carcinoma and B16 melanoma growth in mice." Cell Mol Life Sci 55(4): 663-667.
18. Maurya, D. K., C. Doi, et al. (2010). "Therapy with un-engineered naive rat umbilical cord matrix stem cells markedly inhibits growth of murine lung adenocarcinoma." BMC Cancer 10: 590.
19. Ohlsson, L. B., L. Varas, et al. (2003). "Mesenchymal progenitor cell-mediated inhibition of

tumor growth in vivo and in vitro in gelatin matrix." Exp Mol Pathol 75(3): 248-255.
20. Placencio, V. R., X. Li, et al. (2010). "Bone marrow derived mesenchymal stem cells incorporate into the prostate during regrowth." PLoS One 5(9): e12920.
21. Qiao, L., Z. Xu, et al. (2008). "Suppression of tumorigenesis by human mesenchymal stem cells in a hepatoma model." Cell Res 18(4): 500-507.
22. Rejto, L., A. Schlammadinger, et al. (2010). "Treatment of mantle cell lymphoma with autologous stem-cell transplantation in a patient with severe congenital haemophilia-A and chronic (B and C virus) hepatitis." Haemophilia 16(4): 706-707.
23. Rosland, G. V., A. Svendsen, et al. (2009). "Long-term cultures of bone marrow-derived human mesenchymal stem cells frequently undergo spontaneous malignant transformation." Cancer Res 69(13): 5331-5339.
24. Seo KW et al. (2011). "Antitumor effects of canine adipose tissue-derived mesenchymal stromal cell-based interferon-_ gene therapy and cisplatin in a mouse melanoma model." Cytotherapy. 13(8):944-55.
25. Studeny, M., F. C. Marini, et al. (2004). "Mesenchymal stem cells: potential precursors for tumor stroma and targeted-delivery vehicles for anticancer agents." J Natl Cancer Inst 96(21): 1593-1603.
26. Sun, B., K. H. Roh, et al. (2009). "Therapeutic potential of mesenchymal stromal cells in a mouse breast cancer metastasis model." Cytotherapy 11(3): 289-298, 281 p following 298.

■その他

眼科疾患

1. Arnalich-Montiel, F., S. Pastor, et al. (2008). "Adipose-derived stem cells are a source for cell therapy of the corneal stroma." Stem Cells 26(2): 570-579.
2. Dahlmann-Noor, A., S. Vijay, et al. (2010). "Current approaches and future prospects for stem cell rescue and regeneration of the retina and optic nerve." Can J Ophthalmol 45(4): 333-341.
3. Du, Y., E. C. Carlson, et al. (2009). "Stem cell therapy restores transparency to defective murine corneas." Stem Cells 27(7): 1635-1642.
4. Espinosa-Heidmann, D. G., A. Caicedo, et al. (2003). "Bone marrow-derived progenitor cells contribute to experimental choroidal neovascularization." Invest Ophthalmol Vis Sci 44(11): 4914-4919.
5. Gu, S., C. Xing, et al. (2009). "Differentiation of rabbit bone marrow mesenchymal stem cells into corneal epithelial cells in vivo and ex vivo." Mol Vis 15: 99-107.
6. Huang, Y., V. Enzmann, et al. (2011). "Stem Cell-Based Therapeutic Applications in Retinal Degenerative Diseases." Stem Cell Rev. 7(2):434-45.
7. Jiang, T. S., L. Cai, et al. (2010). "Reconstruction of the corneal epithelium with induced marrow mesenchymal stem cells in rats." Mol Vis 16: 1304-1316.

8. Johnson, T. V., N. D. Bull, et al. (2010). "Identification of barriers to retinal engraftment of transplanted stem cells." Invest Ophthalmol Vis Sci 51(2): 960-970.
9. Johnson, T. V., N. D. Bull, et al. (2010). "Neuroprotective effects of intravitreal mesenchymal stem cell transplantation in experimental glaucoma." Invest Ophthalmol Vis Sci 51(4): 2051-2059.
10. Nakamura, T., F. Ishikawa, et al. (2005). "Characterization and distribution of bone marrow-derived cells in mouse cornea." Invest Ophthalmol Vis Sci 46(2): 497-503.
11. Oh, J. Y., M. K. Kim, et al. (2009). "Cytokine secretion by human mesenchymal stem cells cocultured with damaged corneal epithelial cells." Cytokine 46(1): 100-103.
12. Wang, S., B. Lu, et al. (2010). "Non-invasive stem cell therapy in a rat model for retinal degeneration and vascular pathology." PLoS One 5(2): e9200.
13. Yang, X., N. I. Moldovan, et al. (2008). "Reconstruction of damaged cornea by autologous transplantation of epidermal adult stem cells." Mol Vis 14: 1064-1070.
14. Zhang, X., X. Ren, et al. (2011). "Mesenchymal Stem Cells Ameliorate Experimental Autoimmune Uveoretinitis by Comprehensive Modulation of systemic autoimmunity." Invest Ophthalmol Vis Sci 52(6):3143-52.

毛髪関連

1. Park, B. S., W. S. Kim, et al. (2010). "Hair growth stimulated by conditioned medium of adipose-derived stem cells is enhanced by hypoxia: evidence of increased growth factor secretion." Biomed Res 31(1): 27-34.
2. Won, C. H., H. G. Yoo, et al. (2010). "Hair growth promoting effects of adipose tissue-derived stem cells." J Dermatol Sci 57(2): 134-137.

放射線調査による損傷回復

1. Abdel-Mageed, A. S., A. J. Senagore, et al. (2009). "Intravenous administration of mesenchymal stem cells genetically modified with extracellular superoxide dismutase improves survival in irradiated mice." Blood 113(5): 1201-1203.
2. Akita, S., K. Akino, et al. (2010). "Mesenchymal stem cell therapy for cutaneous radiation syndrome." Health Phys 98(6): 858-862.
3. An, Y. S., E. Lee, et al. (2011). "Substance P stimulates the recovery of bone marrow after the irradiation." J Cell Physiol 226(5):1204-13.
4. Cao, X., X. Wu, et al. (2011). "Irradiation induces bone injury by damaging bone marrow microenvironment for stem cells." Proc Natl Acad Sci U S A 108(4): 1609-1614.
5. Feng, W., Y. Cui, et al. (2010). "Prevention of premature ovarian failure and osteoporosis induced by irradiation using allogeneic ovarian/bone marrow transplantation." Transplantation 89(4): 395-401.Greenberger, J. S. and M. Epperly (2009). "Bone marrow-derived stem cells

and radiation response." Semin Radiat Oncol 19(2): 133-139.
6. Hu, K. X., Q. Y. Sun, et al. (2010). "The radiation protection and therapy effects of mesenchymal stem cells in mice with acute radiation injury." Br J Radiol 83(985): 52-58.
7. Ikebe, T., Y. Miyazaki, et al. (2010). "Successful treatment of refractory enteropathy-associated T-cell lymphoma using high-dose chemotherapy and autologous stem cell transplantation." Intern Med 49(19): 2157-2161.
8. Konoplyannikov, A. G., V. M. Petriev, et al. (2008). "Effects of (60)co whole-body gamma-irradiation in different doses on the distribution of (188)Re-labeled autologous mesenchymal stem cells in wistar rats after intravenous (systemic) transplantation during different periods after exposure." Bull Exp Biol Med 145(4): 520-525.
9. Kudo, K., Y. Liu, et al. (2010). "Transplantation of mesenchymal stem cells to prevent radiation-induced intestinal injury in mice." J Radiat Res (Tokyo) 51(1): 73-79.
10. Kursova, L. V., A. G. Konoplyannikov, et al. (2009). "Possibilities for the use of autologous mesenchymal stem cells in the therapy of radiation-induced lung injuries." Bull Exp Biol Med 147(4): 542-546.
11. Lange, C., B. Brunswig-Spickenheier, et al. (2011). "Radiation rescue: mesenchymal stromal cells protect from lethal irradiation." PLoS One 6(1): e14486.
12. Li, J., D. L. Kwong, et al. (2007). "The effects of various irradiation doses on the growth and differentiation of marrow-derived human mesenchymal stromal cells." Pediatr Transplant 11(4): 379-387.
13. Mouiseddine, M., S. Francois, et al. (2007). "Human mesenchymal stem cells home specifically to radiation-injured tissues in a non-obese diabetes/severe combined immunodeficiency mouse model." Br J Radiol 80 Spec No 1: S49-55.
14. Semont, A., M. Mouiseddine, et al. (2010). "Mesenchymal stem cells improve small intestinal integrity through regulation of endogenous epithelial cell homeostasis." Cell Death Differ 17(6): 952-961.
15. Sumita, Y., Y. Liu, et al. (2011). "Bone marrow-derived cells rescue salivary gland function in mice with head and neck irradiation." Int J Biochem Cell Biol 43(1): 80-87.
16. Zhang, J., J. F. Gong, et al. (2008). "Effects of transplanted bone marrow mesenchymal stem cells on the irradiated intestine of mice." J Biomed Sci 15(5): 585-594.
17. Zielske, S. P., D. L. Livant, et al. (2009). "Radiation increases invasion of gene-modified mesenchymal stem cells into tumors." Int J Radiat Oncol Biol Phys 75(3): 843-853.

听力

1. Kamiya, K., Y. Fujinami, et al. (2007). "Mesenchymal stem cell transplantation accelerates hearing recovery through the repair of injured cochlear fibrocytes." Am J Pathol 171(1): 214-226.
2. Zhou Y et al. (2011). "The therapeutic efficacy of human adipose tissue-derived mesenchymal

stem cells on experimental autoimmune hearing loss in mice." Immunology. 2011, 133(1):133-40.

尿失禁

1. Fu, Q., X. F. Song, et al. (2010). "Myoblasts differentiated from adipose-derived stem cells to treat stress urinary incontinence." Urology 75(3): 718-723.
2. Lin, G., G. Wang, et al. (2010). "Treatment of stress urinary incontinence with adipose tissue-derived stem cells." Cytotherapy 12(1): 88-95.
3. Mitterberger, M., G. M. Pinggera, et al. (2008). "Adult stem cell therapy of female stress urinary incontinence." Eur Urol 53(1): 169-175.
4. Roche, R., F. Festy, et al. (2010). "Stem cells for stress urinary incontinence: the adipose promise." J Cell Mol Med 14(1-2): 135-142.
5. Strasser, H., R. Marksteiner, et al. (2007). "Transurethral ultrasonography-guided injection of adult autologous stem cells versus transurethral endoscopic injection of collagen in treatment of urinary incontinence." World J Urol 25(4): 385-392
6. Yamamoto, T., M. Gotoh, et al. (2010). "Periurethral injection of autologous adipose-derived stem cells for the treatment of stress urinary incontinence in patients undergoing radical prostatectomy: report of two initial cases." Int J Urol 17(1): 75-82.
7. Zhao, W., C. Zhang, et al. (2011). "Periurethral Injection of Autologous Adipose-Derived Stem Cells with Controlled-Release Nerve Growth Factor for the Treatment of Stress Urinary Incontinence in a Rat Model." Eur Urol. 59(1):155-63.
8. Zhu, W. D., Y. M. Xu, et al. (2010). "Bladder reconstruction with adipose-derived stem cell-seeded bladder acellular matrix grafts improve morphology composition." World J Urol 28(4): 493-498.

勃起不全

1. Abdel Aziz, M. T., S. El-Haggar, et al. (2010). "Effect of mesenchymal stem cell penile transplantation on erectile signaling of aged rats." Andrologia 42(3): 187-192.
2. Albersen, M., T. M. Fandel, et al. (2010). "Injections of adipose tissue-derived stem cells and stem cell lysate improve recovery of erectile function in a rat model of cavernous nerve injury." J Sex Med 7(10): 3331-3340.
3. Bahk, J. Y., J. H. Jung, et al. (2010). "Treatment of diabetic impotence with umbilical cord blood stem cell intracavernosal transplant: preliminary report of 7 cases." Exp Clin Transplant 8(2): 150-160.
4. Bivalacqua, T. J., W. Deng, et al. (2007). "Mesenchymal stem cells alone or ex vivo gene modified with endothelial nitric oxide synthase reverse age-associated erectile dysfunction." Am J Physiol Heart Circ Physiol 292(3): H1278-1290.

5. Bunnell, B. A., W. Deng, et al. (2005). "Potential application for mesenchymal stem cells in the treatment of cardiovascular diseases." Can J Physiol Pharmacol 83(7): 529-539.
6. Garcia, M. M., T. M. Fandel, et al. (2010). "Treatment of erectile dysfunction in the obese type 2 diabetic ZDF rat with adipose tissue-derived stem cells." J Sex Med 7(1 Pt 1): 89-98.
7. Gur, S., P. J. Kadowitz, et al. (2008). "A review of current progress in gene and stem cell therapy for erectile dysfunction." Expert Opin Biol Ther 8(10): 1521-1538.
8. Harraz, A., A. W. Shindel, et al. (2010). "Emerging gene and stem cell therapies for the treatment of erectile dysfunction." Nat Rev Urol 7(3): 143-152.
9. Lin, G., L. Banie, et al. (2009). "Potential of adipose-derived stem cells for treatment of erectile dysfunction." J Sex Med 6 Suppl 3: 320-327.
10. Qiu, X., C. Sun, et al. (2012). "Combined Strategy of Mesenchymal Stem Cells Injection with VEGF Gene Therapy for the Treatment of Diabetes Associated Erectile Dysfunction." J Androl. 33(1):37-44.
11. Qiu, X., H. Lin, et al. (2011). "Intracavernous transplantation of bone marrow-derived mesenchymal stem cells restores erectile function of streptozocin-induced diabetic rats." J Sex Med 8(2): 427-436.
12. Song, Y. S., J. H. Ku, et al. (2007). "Magnetic resonance evaluation of human mesenchymal stem cells in corpus cavernosa of rats and rabbits." Asian J Androl 9(3): 361-367.

著者・監訳者・翻訳者

●著者：羅廷燦（ラ・ジョンチャン）
・ソウル大学獣医科学部卒業
・獣医学博士
・アメリカ・ベルヘブン大学名誉博士課修了
・株式会社 アールエヌエル・バイオ代表取締役・会長
・ベテスダ病院理事長
・ソウル大学獣医科学部兼任教授
・モンゴル・ウランバートル大学財団理事
・財団法人 韓国キリスト教学術院理事
・Febc極東放送監事

・2003　ベンチャー企業大賞国務総理賞受賞
・2007　大韓民国技術大賞受賞
・2009　チャン・ヨンシル韓国科学技術大賞受賞
・2010　毎日経済新聞社優秀ベンチャー企業大賞受賞
・2011　韓国キリスト教学術賞受賞
・2012　5.16民族賞科学技術開発部門受賞

●監訳：中間健（なかま・けん）
1961年福岡県出身。韓国中央大学医学部、ウエスタンオーストラリア大学、東京医科大学付属病院を経て、2009年より幹細胞治療にあたる。
現在、日本下肢救済・足病学会会員。日本再生医療学会会員。日本アンチエージング外科学会理事。

●翻訳：石巻豊（いしまき・ゆたか）
翻訳家。現在、ソウル在住。ノンフィクション、小説、韓流ドラマ原作などの翻訳を通じて、韓国の社会・文化を幅広く日本に紹介している。

ありがとう幹細胞
韓流再生医療　感動の体験

2013年2月14日　初版第1刷

著者＊羅廷燦（ラ・ジョンチャン）

監訳＊中間健
翻訳＊石巻豊

編集・本文デザイン＊風工房（岡本有佳）
装丁＊追川恵子

発行　御茶の水書房
発行人　橋本盛作
〒113-0033 東京都文京区本郷5-30-20
TEL03-5684-0751　FAX03-5684-0753
印刷・製本　㈱タスプ

定価（本体2200円＋税）
落丁・乱丁本はおとりかえします。
ISBN978-4-275-01018-6 C3047 ￥2200E